AF318616

AFFECTIONS DU NEZ

DU TRAITEMENT OPÉRATOIRE RADICAL

DE CERTAINES FORMES

DE

MIGRAINE, ASTHME, FIÈVRE DE FOIN

AINSI QUE

D'UN GRAND NOMBRE DE MANIFESTATIONS CONNEXES

PAR

Le Docteur GUILLAUME HACK

PROFESSEUR A L'UNIVERSITÉ DE FRIBOURG EN BRISGAU

TRADUIT DE L'ALLEMAND

Par le Docteur Auguste MULLER-SCHIRMER de Mulhouse (Alsace)

PARIS

GEORGES CARRÉ, ÉDITEUR

112, BOULEVARD SAINT-GERMAIN, 112

1887

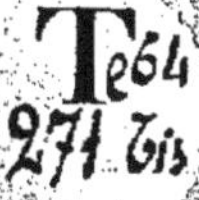
Te64
271 bis

DU TRAITEMENT OPÉRATOIRE RADICAL

DE CERTAINES FORMES

DE

MIGRAINE, ASTHME, FIÈVRE DE FOIN

AINSI QUE

D'UN GRAND NOMBRE DE MANIFESTATIONS CONNEXES

Te 64 271 Bis

DU TRAITEMENT OPÉRATOIRE RADICAL

DE CERTAINES FORMES

DE

MIGRAINE, ASTHME, FIÈVRE DE FOIN

AINSI QUE

D'UN GRAND NOMBRE DE MANIFESTATIONS CONNEXES

PAR

Le Docteur GUILLAUME HACK

PROFESSEUR A L'UNIVERSITÉ DE FRIBOURG EN BRISGAU

TRADUIT DE L'ALLEMAND

Par le Docteur Auguste MULLER-SCHIRMER de Mulhouse (Alsace)

PARIS

GEORGES CARRÉ, ÉDITEUR

112, BOULEVARD SAINT-GERMAIN, 112

1887

AVANT-PROPOS DE L'AUTEUR

Il est incontestable que l'étude des maladies du nez, après avoir été longtemps négligée, inspire, depuis ces dernières années, beaucoup plus d'intérêt aux praticiens. La cause d'un pareil revirement est certainement dans ce fait, démontré par des études plus récentes, que les maladies de la cavité nasale donnent lieu non seulement à des manifestations locales, mais encore à des symptômes nerveux extrêmement fréquents qui, comme l'asthme et la migraine, peuvent avoir leur siège dans des régions plus éloignées. Une bonne thérapeutique est de la plus haute importance; par un traitement bien dirigé de ces affections nasales non seulement on guérit le mal local, mais encore on réussit à faire disparaître les affections nerveuses.

On comprend aisément que, sur un terrain récemment ouvert à l'action de la thérapeutique, il reste encore bien des points à éclaircir et que l'abondance des observations nouvelles enlève à beaucoup de conclusions tirées des premières expériences leur valeur et leur portée générale. J'en ai moi-même fait l'expérience, je l'avoue, avec mes propres observations dont le chiffre s'élève jusqu'à présent à près de 1500. Les cas multiples que j'ai eu l'occasion d'étudier récemment m'ont fait voir que le domaine des névroses dépendant des affections nasales était beaucoup plus étendu que mes premières expériences ne me l'avaient fait présumer. J'ai vu des manifestations nerveuses de l'estomac et du cœur causées par une affection du nez. La même cause produisit, dans quelques-unes de mes observations, des accès d'asthme peu développés se manifestant sous forme d'angoisses pendant le jour, et ne disparaissant qu'après guérison de l'affection nasale. Un cas des plus intéressants, tant au point de vue théorique que pratique, est celui d'un goitre exophthalmique, existant depuis l'enfance, qui disparut brusquement avec

tous ses symptômes, malgré leur ancienneté, après le traitement opératoire de la maladie nasale.

La publication que j'offre aujourd'hui au public médical
français comprend d'abord une monographie sur les réflexes nerveux du nez que j'ai publiée fin 1883, puis une série
de brochures que j'ai publiées par la suite sur le même sujet.
Pour les motifs exposés plus haut, j'ai tenu à ajouter à mon
premier travail mes publications postérieures qui contiennent certaines modifications dans mon opinion première et
comblent, eu égard aux travaux des autres auteurs parus depuis lors, certaines lacunes qui subsistaient encore dans la
question qui nous occupe.

Assurément, malgré le développement de plus en plus
large de ces idées, il faut se garder d'un fol enthousiasme et
ne pas revendiquer pour les affections nasales le privilège
exclusif de la production des névroses. Une pareille assertion
serait aussi fausse qu'exclusive. La corrélation par voie des
nerfs que nous observons entre la muqueuse du nez et
celle de régions très éloignées n'est certainement pas l'apa-
nage exclusif de l'organe nasal, mais seulement une pro-
priété dont il jouit conjointement avec d'autres organes.

Cependant, il ne faut pas non plus se refuser à reconnaître
que l'importance des questions traitées dans le présent ouvrage est trop généralement méconnue par les praticiens. En
publiant cette édition française, je réitère ici les vœux que
j'exprimais lors de la première publication de mon travail et
qui sont :

« *De trouver des collaborateurs pour la culture de ce champ
si négligé, mais dont la fertilité, pourtant, peut être dès à
présent envisagée dans toute son étendue : tel est le principal
objet de ce travail.* »

*Puisse ce but auquel tendent mes efforts être atteint, et ce
vœu s'accomplir !*

Professeur HACK.

Fribourg-en-Brisgau, 26 janvier 1887.

INTRODUCTION

On peut observer tous les jours qu'un grand nombre de personnes, sans être particulièrement prédisposées au rhume de cerveau, souffrent momentanément d'un amoindrissement de la perméabilité des cavités nasales. Cette affection peut prendre un développement si rapide que ceux qui en sont atteints croient pouvoir, en se mouchant fréquemment, écarter aussitôt l'obstacle soudain qui s'oppose à la respiration par les narines. De même, elle peut disparaître aussi rapidement après un temps plus ou moins long, sans qu'il en résulte dans le moment une modification locale quelconque. Lorsqu'on essaie de déterminer la nature de cette obstruction par l'examen de la narine, on échoue fréquemment par suite d'une circonstance toute particulière : chez les personnes peu courageuses, la crainte seule de l'introduction d'instruments dans le nez suffit pour faire disparaître tout d'un coup ces manifestations, quel qu'en ait été le degré. La respiration par le nez redevient alors tout-à-fait libre, et l'examen rhinoscopique ne permet pas de découvrir le plus petit obstacle au courant respiratoire, tellement l'influence purement nerveuse peut puissamment agir sur les phénomènes en question. Dans ce cas, il faut réitérer l'examen jusqu'à ce qu'on arrive à éviter le trouble psychique et à atteindre ainsi fortuitement le résultat que donnerait, chez des personnes courageuses, le premier examen rhinoscopique.

On observe que la lumière de la cavité nasale est obstruée par une boursoufflure excessive de la muqueuse qui tapisse l'extrémité antérieure du cornet inférieur. On remarque en outre que le tissu même de la muqueuse ne participe en aucune façon à ce gonflement. La muqueuse se montre le plus souvent tout-à-fait normale, à peine un peu plus rouge ; elle est même manifestement anémiée dans bien des cas, par suite de la grande tension du tissu. On doit plutôt chercher la cause de ce gonflement dans les parties sous-jacentes de la muqueuse, et notamment dans les espaces caverneux qui, en se tuméfiant, font saillir la muqueuse non-altérée. Si l'on vient à comprimer, à l'aide d'une sonde, la région gonflée, on a la sensation qu'on éprouverait en pressant un kyste médiocrement rempli ; en comprimant davantage, on arrive à vider les parties remplies de sang et à faire disparaître ainsi tout gonflement. Dès que la pression cesse, ces parties se remplissent à nouveau. Le degré du gonflement est très variable. Dans certains cas, les parties tuméfiées font saillie jusqu'à la cloison, de telle sorte que la perméabilité du nez se trouve presque entièrement supprimée ; dans d'autres cas on n'observe qu'une faible proéminence ne gênant que modérément la respiration par le nez. Il est évident que, chez les individus dont les fosses nasales sont très larges, un gonflement même considérable du cornet inférieur n'entraînera qu'une gêne respiratoire peu appréciable. Fréquemment le degré du gonflement varie dans chaque narine ; quelquefois ce gonflement ne se manifeste que d'un côté.

Ce gonflement de l'extrémité antérieure du cornet inférieur n'apparaît d'ordinaire, chez les personnes bien portantes, qu'à la suite d'excitations relativement violentes. Le séjour dans un air vicié par la poussière ou la fumée d'une lampe peut fort bien provoquer cet état qui peut aussi disparaître avec la cause qui l'a produit. On se trouve donc, à l'origine, en présence d'un phénomène d'obstruction mécanique, purement physiologique, capable de protéger jusqu'à un certain point les narines contre les influences délétères d'agents extérieurs. Mais, lorsque ces mêmes causes se reproduisent fréquemment, provoquant ainsi le retour fréquent de ces gonflements, on voit souvent naître finalement à leur suite des états pathologiques nouveaux.

Tout d'abord, le gonflement arrive à se produire avec une facilité de plus en plus grande, même à la suite d'excitations beaucoup moins violentes ; son intensité augmente, sa durée surtout se prolonge. A ce moment, un facteur bien plus important entre en scène. Les malades, éprouvant de plus en plus le besoin de désobstruer leurs narines, contractent l'habitude de chasser violemment l'air à travers leurs narines, en reniflant et en se mouchant. Or, c'est précisément cette expiration violente qui, rendant plus laborieux le dégorgement du sang veineux, entretient et augmente le gonflement. On ne s'étonne nullement que, chez l'individu qui a pris l'habitude de renifler, le gonflement puisse devenir à la fin permanent. Tel est l'enchaînement de ces manifestations. Mais dans leurs déclarations, les malades ont très souvent l'habitude d'intervertir l'ordre des facteurs, et prétendent que ce n'est qu'en reniflant fréquemment qu'ils réussissent à maintenir la perméabilité de leurs narines.

Lorsque l'affection en est arrivée à ce degré, l'obstacle qu'elle oppose à la respiration par le nez est tout autant sinon plus grave que pour un catarrhe chronique hyperplastique. Cependant ces deux états, qui ont été jusqu'à présent identifiés par la plupart des spécialistes, sont absolument distincts. Le catarrhe hyperplastique chronique consiste évidemment dans l'épaississement inflammatoire chronique de la membrane muqueuse proprement dite et du tissu conjonctif sous-jacent. Le tissu résiste à la pression de la sonde et ne peut être que peu ou point déplacé ou déprimé. La prolifération de la membrane muqueuse a pour conséquence une **augmentation de la sécrétion** muqueuse. Il est clair que des influences nerveuses ne peuvent pas faire disparaître l'obstruction des narines ainsi produite. Au contraire, dans la **première** des affections qui nous occupent, même à ses degrés les plus élevés, la pression de la sonde est toujours capable de déprimer complètement la muqueuse qui, n'étant nullement épaissie, cède facilement. Les malades se plaignent surtout d'une sensation gênante de **sécheresse permanente dans le nez**, et comme nous l'avons dit, des influences nerveuses, notamment des modifications psychiques, sont capables de rendre subitement au nez sa perméabilité, alors même qu'il a été bouché plus ou moins longtemps.

Mais les deux affections qui nous occupent diffèrent encore par une particularité bien plus intéressante. Dans la rhinite hyperplastique chronique, l'obstruction matérielle et la production exagérée du mucus constituent l'obstacle principal à la perméabilité. Rarement la muqueuse du nez est sensible, plus rarement encore d'autres manifestations nerveuses accompagnent cette affection. Il en est tout autrement de l'obstruction du nez occasionnée par la réplétion des corps caverneux à l'extrémité antérieure du cornet inférieur. Le plus souvent la muqueuse, extraordinairement tuméfiée, est très sensible, et le malade accuse, comme une sensation très désagréable, le moindre attouchement par la sonde. Or, il est de la plus haute importance de pouvoir prouver que ces parties tuméfiées deviennent fréquemment le point de départ de manifestations nerveuses dans les régions du corps les plus diverses. Ces manifestations peuvent être combattues directement et disparaître totalement si l'on traite par une opération les régions qui en sont le point de départ.

Toutefois, ce n'est pas toujours à des agents extérieurs qu'il faut attribuer la production première de ces tuméfactions : on peut établir que, dans certaines circonstances déterminées, des altérations pathologiques de l'intérieur de la cavité nasale elle-même peuvent entretenir un état d'excitation capable de se manifester par la réplétion exagérée des cavités caverneuses. Sans vouloir anticiper sur la discussion des circonstances mentionnées, je tiens à énoncer un fait qui servira à éclairer à priori la question jusqu'à l'évidence. Il est manifeste que seuls les processus pathologiques qui ne s'opposent pas par eux-mêmes à une semblable réplétion sont susceptibles d'être accompagnés d'un gonflement de l'extrémité antérieure du cornet inférieur. Ce qui veut dire, en d'autres termes, que des processus de moindre importance et strictement localisés sont plus souvent accompagnés de ces phénomènes de réplétion, et **par conséquent des manifestations nerveuses mentionnées ci-dessus,** que ne le sont des processus intenses et diffus, du genre de la rhinite chronique et hyperplastique. Lorsque le processus est unilatéral, le gonflement l'est d'ordinaire aussi. Quand les modifications pathologiques sont de date récente, il n'est pas rare de voir leur disparition coïncider avec celle du gonflement auquel elles ont donné naissance. Si l'affection est de date plus ancienne, il arrive fréquemment qu'entretenu par d'autres influences le gonflement persiste, même après l'éloignement des foyers primitifs du mal, et ne disparaît complètement qu'après un traitement chirurgical.

Je me propose d'appuyer sur une série d'observations l'opinion que je viens d'émettre, et d'établir avant tout la corrélation évidente qui existe entre un très grand nombre de symptômes nerveux et les conditions énoncées plus haut. La classification de mes nombreuses observations sera basée sur les symptômes nerveux les plus manifestes. Toutefois cette classification ne saurait être absolue attendu qu'un grand nombre de mes malades se plaignaient de plusieurs de ces névroses réflexes à la fois. On voudra bien me pardonner d'avoir restreint au strict nécessaire la publication de mes observations et d'avoir fait un choix dans l'abondance des matériaux dont je dispose.

I. OBSERVATIONS

I. CAUCHEMAR ET ASTHME

Dans une observation précédemment publiée (1), j'attirai l'attention sur la possibilité d'un rapport entre le cauchemar et les affections du nez. Il s'agissait d'un cas de spasme de la glotte respiratoire apparaissant la nuit; ces spasmes étaient précédés de nuits au cours desquelles le malade souffrait habituellement de cauchemars d'une grande intensité. Les accidents disparurent après l'application d'astringents à la muqueuse des arrière-fosses nasales manifestement hypérémiée : ils se reproduisirent, lorsqu'à la suite d'une angine catarrhale, l'hypérémie se manifesta de nouveau.

Alors déjà il ne me parut pas trop risqué d'admettre que le cauchemar et le spasme de la glotte pouvaient être éveillés par un phénomène réflexe procédant d'une **seule et même cause**; que les deux affections, du moins en ce cas et eu égard à leur état particulier, ne pouvaient être différenciées que par leur **degré d'intensité**. Cette hypothèse, étrange de prime abord, paraîtra plus plausible par la considération suivante.

Le symptôme « **inspiration pénible** » était commun aux deux états, quoique à un degré très différent. Dans l'accès spasmodique complet, la dyspnée était telle que le malade se réveillait au milieu du plus profond sommeil, en proie à une soif d'air extrême. Une fois complètement éveillé, le malade continuait à lutter péniblement pendant quelques secondes contre le manque d'air, jusqu'au moment où l'accès se dissipait de lui-même. Dans le cauchemar, la difficulté de l'inspiration n'était pas assez intense pour interrompre complètement

(1) Reflexneurosen und Nasenleiden. Rhinochirurgische Beiträge. Berl. klin. Wochenschr. N° 25, 1882. Fall 10.

le sommeil, mais assez violente pour attirer l'attention de l'entourage sur cet état. Quant au malade lui-même il n'avait, pendant cette période de demi-sommeil pénible, que des notions confuses de son état, et ses rêves tournaient au tragique comme chacun en a pu faire l'expérience.

On serait tenté d'admettre que les deux modes de gêne respiratoire étaient occasionnés par une excitation réflexe des constricteurs de la glotte sur le trajet des rameaux moteurs du nerf vague.

L'effet de l'excitation, la contraction musculaire réflexe, devait être d'intensité différente dans les deux cas. Tandis que, dans l'accès spasmodique franchement exprimé, la contraction des constricteurs allait probablement jusqu'à l'occlusion de la glotte, il est possible que, dans les accès de moindre intensité, la difficulté respiratoire produite par l'action prépondérante des constricteurs n'engendrât qu'un rétrécissement de l'ouverture physiologique de la glotte, ainsi que cela s'observe fréquemment pour les hystériques présentant de la dysphée inspiratoire ou pour des opérés du croup chez lesquels l'activité des dilatateurs a été affaiblie.

Des circonstances étrangères m'empêchèrent d'approfondir le cas, mais il devint le point de départ d'une préoccupation constante. Ne se pourrait-il pas que des états pathologiques s'accompagnant **d'expiration difficile** puissent influencer péniblement le sommeil d'une façon identique ? ou bien, pour poser la question plus concrètement : Si l'asthme nerveux doit être attribué réellement à des contractions pathologiques des muscles bronchiques, contractions d'une intensité telle que l'obstacle à l'expiration persiste même après le réveil, serait-il invraisemblable d'admettre qu'une contraction spasmodique de moindre intensité puisse amener une gêne de l'expiration trop faible pour rompre le sommeil, mais suffisante pour troubler le rêve? Cela étant admis ! **Ne se pourrait-il pas que des contractions amoindries de la musculature bronchique puissent tout aussi bien dériver par réflexe d'affections du nez, comme dans beaucoup de cas l'accès complet d'asthme lui-même en dérive?**

Il n'était pas facile d'éclaircir ces questions. Ces sortes d'infirmités, très répandues, ne sont pas considérées par les malades comme dignes d'être mentionnées, étant donnée l'inefficacité reconnue de toute intervention thérapeutique. Pendant que j'observai ces points dans ma clientèle avec toute la persévérance possible, il m'arriva peu à peu une série de sujets d'étude susceptibles d'étayer mes hypothèses. Ils me parurent d'autant plus concluants que **mon intervention rhinochirurgicale fut capable d'y remédier d'une façon définitive.**

Le premier cas déjà offrit un intérêt majeur, puisque le cauchemar y alternait avec des accès d'asthme.

1° M**lle** N..., nerveuse à un haut degré, me fut adressée par le conseiller médical Würth pour une légère pharyngite granuleuse avec sensation de corps étranger dans l'arrière-gorge et de gêne dans la déglutition. Ces accidents, qui s'amendèrent rapidement par suite de la cautérisation superficielle, attirèrent moins mon attention que ce fait anamnestique signalé par la malade. Elle souffrait très souvent de terreurs pendant son sommeil, et ces terreurs étaient si fortes qu'elle se réveillait en sursaut au milieu de la plus profonde angoisse. Ordinairement, après le réveil, une sensation **d'oppression intense accompagnée d'expiration pénible** succédait à l'étreinte des angoisses qui l'oppressaient pendant le sommeil. Tous les autres symptômes que j'omets, pour abréger, permirent de diagnostiquer sans le moindre doute un asthme nerveux survenant par accès. Un examen approfondi du nez me fit découvrir à droite deux polypes de la grosseur d'un pois, siégeant au cornet moyen, et enclavés entre celui-ci et la cloison, si petits qu'il ne pouvait être nullement question d'une oblitération de la narine par ceux-ci. Toutefois la malade **m'avoua avoir fréquemment souffert d'obstruction passagère de cette narine.** Je touchai ces petites tumeurs avec le galvano-cautère et je parvins ainsi à éloigner la prédisposition locale au gonflement de la membrane pituitaire. Par suite, plus de cauchemar ni d'asthme. Comme la dysphagie basée sur une paresthésie hystérique ramena la malade chez moi, je suis en mesure d'affirmer la guérison radicale des autres accidents.

2° M. H. de B... avait été débarrassé, depuis neuf mois, par un confrère spécialiste, d'une série de polypes du nez dont la présence n'avait en aucune façon gêné la respiration par le nez. Craignant une récidive, le malade vint me trouver. Je découvris dans les deux narines, siégeant particulièrement au cornet moyen, un semis de jeunes polypes n'obstruant en aucune façon la lumière de la narine. Malgré cela, le malade se plaignait de souffrir chaque nuit d'obstruction du nez. Les anamnestiques fournirent de très intéressants renseignements. Le patient, un homme vigoureux, très robuste, d'une quarantaine d'années, sans la moindre prédisposition nerveuse, déclara qu'avant la première intervention chirurgicale il souffrait pendant son sommeil d'angoisses si violentes qu'il réveillait sa famille par des cris alarmants. Après l'opération, cet état de choses avait disparu et ne s'était reproduit que dans ces derniers temps. Je détruisis les petites tumeurs au galvano-cautère, j'en cautérisai la base à fond et j'eus la satisfaction de faire disparaître du même coup la prédisposition passagère à l'obstruction du nez et les accidents nocturnes.

3° Mᵐᵉ F. K..., de cette ville, s'adressa également à moi pour une gêne légère qu'elle ressentait en avalant, et occasionnée également par une pharyngite granuleuse. Les manifestations qu'elle me signala spontanément me parurent moins importantes que d'autres qu'elle ne me communiqua que sur mes questions. La malade souffrait très fréquemment de troubles dans le sommeil, si intenses qu'elle se réveillait baignée de sueur après avoir longuement lutté dans un demi-sommeil. Dans ce cas encore il se produisait des accès simulant l'asthme. La malade était forcée pendant des heures entières d'être assise dans son lit jusqu'au moment où la respiration devenait plus libre. Dans ce cas aussi la cavité nasale était obstruée des deux côtés par un gonflement de la muqueuse tellement violent que la malade ne respirait que par la bouche. Au bout de quelques heures, les narines redevenaient subitement perméables et tous les accidents prenaient fin. À l'examen rhinoscopique, je pus constater un gonflement considérable de la muqueuse des deux cornets inférieurs. Je détruisis ces parties à l'aide du galvano-cautère et fis disparaître ainsi complètement les accidents. L'opération eut en outre une action favorable sur les manifestations de la gorge, puisqu'elle fit cesser pendant le sommeil la respiration par la bouche ouverte, écartant ainsi l'action excitatrice de la sécrétion desséchée sur le pharynx.

4° M. R..., meunier, qui me fut adressé par l'obligeance de M. le Dʳ Schmidt de Lahr, me consulta pour une sensation pervertie de la gorge et une sécrétion exagérée de mucosités, accidents qui trouvèrent leur explication dans des granulations des piliers latéraux se prolongeant jusque dans la cavité naso-pharyngienne. L'examen rhinoscopique fit découvrir un gonflement léger de la muqueuse des deux cornets inférieurs tel que le simple attouchement de ces régions par la sonde suffisait pour boucher le nez. Le malade me fit part qu'il souffrait très souvent de cette obstruction sèche et passagère du nez, qu'elle se produisait fréquemment dans la nuit pendant le sommeil et surtout lorsqu'il avait respiré pendant la journée beaucoup de poussière de farine. Il lui arrivait alors de ne pouvoir respirer que la bouche ouverte, et son sommeil était troublé par les rêves les plus désagréables compliqués d'une sensation d'oppression des plus terribles. Je détruisis au galvano-cautère les parties gonflées des cornets inférieurs et dans ce cas encore les accidents disparurent.

5° M. le lieutenant de U... fut débarrassé par moi, il y a dix-huit mois, d'une « amygdale pharyngée » très développée, dont la présence gênait considérablement la respiration par le nez et rendait la voix sourde et nasillarde. La cavité nasale elle-même était tout à fait normale, de sorte que le malade, après l'opération, fut capable de respirer librement par le nez. L'automne suivant, pendant les grandes manœuvres, il fut pris d'un violent rhume de cerveau, accompagné d'un fort gonflement de la membrane pituitaire, ce qui provoqua chez lui l'habitude de renifler fréquemment. Il en résulta que, l'inflammation catarrhale de la muqueuse guérie, la sécrétion tarie, il n'en subsista pas moins un obstacle très grand à la respiration par le nez. Ce ne fut que l'obstacle mécanique qui gêna le malade. D'abord comme la voix avait repris son timbre nasal, il crut qu'il s'agissait d'une récidive de son affection du pharynx. Mais peu à peu il vit se développer les manifestations nerveuses suivantes : il était, pendant la nuit, tourmenté par des rêves extraordinairement pénibles et se réveillait ordinairement avec une sensation d'oppression extrême qui persistait quelque temps après son réveil. L'examen rhinoscopique me fit découvrir, des deux côtés, la muqueuse des cornets inférieurs fortement proéminente, mais tout à fait normale. Cette proéminence pouvait être facilement déprimée par la sonde, opération qui rendait immédiatement plus libre la respiration par le nez. A part cela, rien d'anormal ne fut constaté dans la cavité nasale, aucune trace de rhinite chronique. Il me fut facile de détruire les régions affectées à l'aide du galvano-cautère. Non seulement le timbre nasillard se perdit, mais les cauchemars prirent fin également.

Je possède encore trois observations, pouvant se rapporter au sujet qui nous occupe, dans lesquelles l'accident cauchemar paraît également lié au gonflement de la muqueuse du cornet inférieur, et dans lesquelles le traitement opératoire de la muqueuse fut suivi d'un succès qui confirma de même mon hypothèse. Comme les malades en question présentaient encore d'autres troubles nerveux, je reviendrai ailleurs sur leurs observations avec plus de développement.

Il est à peine nécessaire de déclarer ici que les angoisses nocturnes, désignées sous le nom de « cauchemar », peuvent fort souvent trouver leur origine dans toute autre cause que celles relatées ci-dessus. Chacun sait que toute incommodité, sans être assez forte pour interrompre le sommeil, par exemple une position vicieuse au lit, une digestion pénible, est néanmoins susceptible de donner aux rêves un tour désagréable. Toutefois, il est important de savoir qu'il existe aussi des cas, plus nombreux peut-être qu'on ne croit, dans lesquels une intervention opératoire peut faire disparaître cet élément perturbateur du sommeil. Nous n'insisterons pas davantage sur l'importance que l'étude de ces conditions pourrait avoir pour la psychopathologie.

Dans les observations rapportées par moi, il m'a semblé que c'était le degré de profondeur du sommeil qui permettait de déterminer si l'on est en présence du cauchemar ou de l'asthme. Chez tous les individus robustes, à sommeil normal, une gêne de la respiration, même accentuée, ne parvient pas à rompre le sommeil et n'a d'autres résultats que d'influencer les rêves, tandis que les sujets nerveux, à sommeil léger, peuvent être réveillés par une gêne respiratoire même modérée, gêne dont ils peuvent ainsi d'autant plus facilement se rendre compte.

Ce serait peut-être ici le lieu de mentionner les observations que j'ai faites sur l'asthme nerveux lui-même et sur sa subordination aux affections du nez. Avant tout je me suis convaincu de ce fait, signalé aussi par d'autres auteurs (Schäffer, Fränkel, Bresgen) qu'en somme l'asthme bronchique ne complique que très rarement la présence dans le nez de **gros polypes obstruant fortement les narines.** Dans une série considérable de faits de ce genre je n'ai observé que quatre cas d'accidents asthmatiques. La plupart du temps les malades sont exempts de troubles nerveux de ce genre. **Ils en sont d'autant plus affranchis que l'obstruction de la cavité nasale est plus complète.** C'est l'accessibilité de la membrane pituitaire aux excitations en question qui paraît, avant tout, favoriser le développement de semblables névroses. Cette opinion, je puis l'appuyer sur un cas très remarquable (emprunté à un ordre d'idées étranger à notre sujet) que je dois à mon confrère Meister, de notre ville.

Il s'agit d'une malade, âgée de vingt-deux ans, chez laquelle les polypes étaient probablement **congénitaux.** Ni la malade ni ses proches ne pouvaient se rappeler qu'elle ait jamais pu respirer par le nez. Quoique débarrassée complètement par l'extirpation de huit gros polypes du nez, la malade ne pouvait pas se moucher, car elle manquait d'habitude pour cet acte physiologique. Il se passa des semaines avant qu'elle apprît, tout comme un enfant, à mettre en jeu les muscles concourant à cet acte. Aussi longtemps que ces polypes avaient obstrué la cavité nasale, les névroses réflexes avaient fait défaut; mais à peine la muqueuse en fut-elle débarrassée par l'opération, qu'il se développa une tendance à des douleurs de tête et de dents qui ne disparut qu'après le traitement par des astringents de cette muqueuse trop impressionnable.

Je vais donner maintenant le résumé de dix observations dans lesquelles il était évident que l'asthme nerveux très-développé trouvait son point de départ dans la muqueuse nasale. Je commence par les quatre cas, cités plus haut, dans lesquels la présence de nombreux

polypes dans le nez a été signalée. Tout en me réservant de faire, dans
un chapitre ultérieur, une étude plus approfondie de certaines déductions que je tire précisément de ces cas, je tiens, dès à présent, à
affirmer que je suis **très opposé à l'opinion régnante** qui veut
que la présence de ces néoplasmes **favorise** le développement de
l'asthme nerveux.

1° Une villageoise m'est adressée par le Dr Rehmann de Lörrach. La
malade souffre depuis plusieurs années de polypes ; nulle tentative opératoire n'a été faite jusqu'à présent. Les accidents asthmatiques sont très
pénibles, la malade est prise presque chaque nuit d'une dyspnée très
violente et se voit forcée de passer plusieurs heures hors de son lit.
L'examen rhinoscopique me montra la narine droite remplie de gros
polypes s'avançant jusqu'à son orifice. A gauche, les polypes ne sont pas
aussi proéminents et laissent **libre la moitié antérieure du cornet
inférieur.** La muqueuse était manifestement tuméfiée, vivement injectée,
normale du reste. Lors de l'extraction des polypes siégeant dans la narine
gauche, je fus obligé de refouler les parties gonflées afin de pouvoir jeter
un coup d'œil dans la profondeur du nez. Il est surtout intéressant de
noter qu'après l'opération, qui fut faite avec l'anse galvano-caustique, une
diminution notable du gonflement de la muqueuse put être constatée.
Les accidents asthmatiques cessèrent aussitôt après l'opération.

2° Chez M. H..., se présentèrent des circonstances analogues. Il existait
une forte déviation de la cloison vers la droite. Dans cette narine droite
ainsi rétrécie, les polypes étaient directement visibles en avant, un polype
aplati apparaissait entre la cloison et le cornet inférieur. Dans la narine
gauche beaucoup plus large, les néoplasmes avaient laissé libre la moitié
antérieure de la cavité. L'examen du cornet inférieur à travers la muqueuse,
fortement tuméfiée, luisante, tendue, mais tout à fait normale, était rendu
très difficile. Ce gonflement était si considérable qu'il débordait de chaque
côté de la sonde qui le déprimait et rendait presque impossible le contrôle des instruments dont l'introduction pouvait être nécessitée par l'opération. Je résolus, par conséquent, de modifier par le galvano-cautère le
gonflement de la narine gauche et de n'attaquer les polypes qu'après la
guérison des surfaces cautérisées. Le résultat de cette intervention fut
surprenant. **Les accès d'asthme qui d'habitude se produisaient très
fréquemment, cessèrent malgré la présence persistante des polypes
dans la cavité nasale.** Quelques temps après, j'extirpai aussi les néoplasmes qui rendaient presque impossible la respiration par les narines.

3° Chez Madame K..., qui m'avait été adressée par le Dr Haussmann
de Tilsitt, la moitié antérieure des deux narines était tout à fait libre
de polypes. La malade, avant de venir me trouver, avait, dans une ville
d'eaux très fréquentée, consulté un praticien jouissant d'une réputation
méritée. Elle lui avait demandé directement si l'obstruction du nez dont

elle souffrait depuis neuf ans ne devait pas être attribuée à la présence
de polypes. Le gonflement des parties situées à l'extrémité antérieure
du cornet inférieur avait rendu tellement difficile l'examen des parties
plus profondes que le confrère déclara ne pouvoir découvrir aucune
trace de polypes. Dans mon diagnostic, je déclarai que de chaque
côté, dans la profondeur, les narines étaient remplies de néoplasmes.
Je me heurtai tout d'abord à un doute formel qui se dissipa seulement quand j'eus commencé l'extirpation des polypes avec l'anse galvano-caustique. Ici le mal siégeait des deux côtés, tandis que dans les
cas précédents il n'en occupait qu'un seul. J'eusse pu faire ici sans doute
la même expérience, avec le même succès que dans l'observation précédemment rapportée. Mais, comme dans le cas actuel les parties tuméfiées pouvaient être facilement déprimées par le spéculum (ce qui n'avait
pas été aussi facile dans le cas précédent), et n'empêchaient pas la sur-
veillance des instruments introduits, je ne me crus naturellement pas
autorisé à entreprendre une opération qui aurait entraîné une certaine
perte de temps. Après avoir débarrassé le nez de la malade de plus de
vingt polypes dont l'extirpation, vu la sensibilité extrême de l'opérée,
nécessita plusieurs séances, je vis disparaître le gonflement des cornets
inférieurs; en même temps les accès d'asthme devinrent beaucoup plus
faibles et plus rares. Mais comme ils se renouvelaient cependant de temps
à autre, je crus devoir détruire plus tard par le galvano-cautère le gonflement peu important des cornets inférieurs. Cette opération fut également
suivie d'une amélioration mais non d'une disparition complète des accès.
La patiente, qui s'observait avec soin, en arriva d'elle-même à penser
que ces accès d'asthme, moins fréquents, pouvaient bien ne plus provenir
du nez dont la perméabilité était alors absolue. Elle fit cette remarque que
les accidents nocturnes se produisaient toujours lorsque, dans la journée, elle avait souffert de digestion pénible, et s'aperçut qu'elle échappait
aux accès par un choix judicieux dans son alimentation. Il ne me parut
pas invraisemblable d'admettre que, dans ce cas, l'asthme avait son point
de départ dans deux foyers d'excitation appartenant à des fonctions différentes. Afin d'agir également contre ce second foyer présumé d'irritation,
je conseillai à cette dame, pour sa dyspepsie, une cure à Ems. Malheureusement, je n'ai aucun renseignement sur le résultat de cette cure.

4° M. G..., négociant à Innsbruck, trente-trois ans, bien portant du
reste, me fut adressé par le Dr Greill, de ladite ville. Le malade avait dix
ans environ, lorsque, pour la première fois, en mai et juin, l'asthme se
manifesta chez lui précédé de forts éternuements. Les mois suivants, le
malade fut épargné, mais il persista une certaine sensibilité de la membrane pituitaire. Le malade souffrait fréquemment d'un écoulement liquide
par le nez. L'année suivante, exactement pendant les mois de mai et de
juin, nouveaux accès d'asthme; on put établir qu'il se développait en
coïncidence avec l'époque de la floraison du foin, de sorte que cette maladie
avait une analogie frappante avec l'asthme des foins. Il en fut de même
pendant sept années. A partir de la dix-septième année, les attaques se

montrèrent manifestement plus faibles, sans toutefois disparaître complètement pendant les mois typiques en question. Voilà qu'en décembre 1870, à la suite d'un refroidissement, survint soudain un accès d'asthme particulièrement violent, et à dater de ce moment les accès se montrèrent de plus en plus fréquents et longs, non seulement pendant la nuit mais encore pendant le jour, si bien qu'en fin de compte le malade, devenu tout à fait incapable de marcher, par suite d'une dyspnée continuelle, dut se faire véhiculer. A cette époque survint une gêne toujours croissante de la respiration par le nez, gêne qui, jusqu'au commencement de 1878, suivit une marche ascendante parallèle aux progrès de la maladie nerveuse, lorsque tout à coup l'asthme disparut de lui-même juste au moment où l'obstruction du nez était arrivée à son plus haut degré. L'impossibilité complète de respirer par le nez détermina le malade à se faire examiner, et il fut constaté que la cavité du nez était complètement bouchée par des polypes. Involontairement on éprouvait cette impression que le développement progressif des polypes avait coupé l'asthme. Les néoplasmes furent extirpés avec la pince, mais récidivèrent si rapidement qu'ils durent pour ce fait être opérés très fréquemment, presque tous les six mois, sans que leur présence ou leur absence fût accompagnée d'asthme, et cela jusqu'en août 1882. Alors un nouvel accès survint qui, dès lors, reparut chaque nuit avec une régularité gênante. Comme il se trouvait précisément des polypes dans le nez, on les extirpa radicalement. Mais l'opération n'eut pas la moindre influence sur l'asthme qui augmenta au contraire d'intensité. Après avoir de nouveau atrocement souffert pendant des mois et cherché inutilement du secours ailleurs, le malade vint me trouver. Je découvris la muqueuse du cornet moyen hypertrophiée de chaque côté et occupée par de jeunes polypes commençant à se développer ; du côté gauche pendait du cornet inférieur un polype développé, de la grosseur d'une noisette. Le diagnostic de cet état fut encore rendu beaucoup plus difficile par le gonflement de la muqueuse des deux côtés. Toutefois, cette dernière se laissa facilement déprimer et se montra absolument normale, abstraction faite de sa violente tension. L'attouchement par la sonde était particulièrement douloureux et suivi chaque fois d'un violent **accès de toux spasmodique,** parfois même d'éternuement. Le patient me raconta que des accès de toux identiques accompagnaient d'ordinaire chaque accès d'asthme. Je commençai d'abord le traitement en attaquant le cornet **moyen** gauche. J'éloignai avec l'anse galvano-caustique le polype mentionné et détruisis, à l'aide du cautère plat, la surface de la muqueuse hypertrophiée. La nuit suivante, le malade fut pris d'un accès d'asthme tout particulièrement violent qui ne se termina que dans la matinée du lendemain. Un accès à peine moins violent se manifesta lorsque, dans la séance suivante, j'attaquai la muqueuse du cornet moyen droit. Par contre, le résultat n'en fut que plus frappant, après que les parties tuméfiées du cornet inférieur eurent été profondément détruites. Au début, cette opération n'avait pu être entreprise que dans des séances très courtes : d'abord à cause de la toux convulsive très violente qui se manifestait, ensuite parce que le moindre attouchement de la muqueuse du cornet inférieur par le galvano-cautère provoquait instantanément un accès de migraine du même côté, accès qui cessait d'ailleurs aussitôt que l'instrument était éloigné. Le résultat final de cette opération fut le suivant : il ne s'est plus produit depuis d'accès d'asthme complet. Un seul phénomène persista encore au début. Tandis qu'une série de nuits se passaient complètement sans aucune trace d'asthme, il y en eut cependant d'autres pendant lesquelles le patient eut comme des réminiscences de son asthme. Il se réveillait au moment précis où l'asthme avait auparavant coutume de se montrer, avec une sensation angoissante d'oppression et de pesanteur sur la poitrine, sans que, pour ce motif, le séjour au lit lui ait été insupportable. Après une courte durée, cette oppression disparaissait d'elle-même et le reste de la nuit s'écoulait normalement.

J'étais en droit de faire espérer au malade qu'après la guérison complète des surfaces cautérisées, ces réminiscences elles-mêmes deviendraient plus rares et que des nuits complètement libres se montreraient plus fréquentes. Je congédiai le malade dont l'état général s'était considérablement amélioré. Dans ses lettres il me confirma la réalisation de mon pronostic de la façon la plus rassurante.

Il serait très difficile, dans ce cas, de vouloir attribuer à la présence des polypes la production des accès d'asthme. L'asthme existait longtemps avant qu'il y eût des polypes dans la cavité nasale et il disparut précisément quand les polypes eurent atteint le maximum de leur développement : il reparut et persista après et malgré l'ablation des polypes. Je tirerai plus tard de ce fait d'autres conclusions, et je me contente ici de rappeler que j'ai opéré ce malade précisément à l'époque de la fièvre de foin (fin mai).

5° Le lieutenant de B... fut d'abord atteint d'éternuements très fréquents et très violents ainsi que d'un peu de larmoiement. Après quelques années de cet état, très gênant pour un militaire, survinrent des attaques d'asthme qui, le plus souvent, étaient précédées d'éternuements spasmodiques. Les accès d'asthme arrivèrent bientôt à un degré tel que le patient passait plusieurs heures de la nuit courbé sur le dossier d'une chaise, luttant péniblement contre la dyspnée. Les moyens ordonnés par différents médecins, tels que le séjour à Reichenhall et beaucoup d'autres encore, étaient restés sans résultat ou n'avaient amélioré la situation que d'une façon passagère. A l'examen rhinoscopique, énorme gonflement de la muqueuse, d'ailleurs normale, des cornets inférieurs ; aux cornets moyens la muqueuse épaissie, granulée à la superficie, fortement œdématiée dans les régions voisines de la cloison. De plus, épaississement dans les choanes (1), de chaque côté de la cloison. Cet état avait eu pour résultat une sténose considérable de la cavité nasale. Toutefois, le patient pouvait encore respirer, quoique péniblement, par les deux narines. L'effort continuel

(1) Choanes : — Orifices postérieurs des fosses nasales (N. d. T.)

qu'il faisait pour surmonter ces obstacles lui fit contracter, malgré lui, l'habitude de renifler. Asthme et éternuement disparurent immédiatement après le traitement galvano-caustique des anomalies de la muqueuse. J'attribue également la cessation des accidents à l'éloignement des parties tuméfiées des cornets inférieurs. Malheureusement le malade cessa le traitement après la disparition des accidents nerveux, avant que j'eusse pu obtenir la perméabilité complète du nez. Il s'en suivit que le patient continua de prendre l'habitude de renifler continuellement. Le nez s'obstrua de plus en plus, et au bout d'une année les éternuements reparurent fréquents. L'examen rhinoscopique fit constater un nouveau gonflement des cornets inférieurs. Après la cautérisation, les éternuements cessèrent de nouveau. Cette fois-ci encore le malade indocile ne put se résoudre à se faire opérer radicalement, se contentant de la disparition momentanée des accidents nerveux. Comme il n'était pas capable de résister à son reniflement continuel, je ne serais pas étonné de voir reparaître plus tard le gonflement des cornets inférieurs, ainsi que les névroses dont il a été question.

6° M. E..., fabricant, me fut adressé par le Dr Hauser de Triberg. Depuis une série d'années il souffrait de fréquents accès d'asthme nocturne précédés et accompagnés de **toux convulsive**. Toute excitation et irritation de la muqueuse nasale, la déambulation dans la poussière ou le vent, provoquaient immédiatement un accès ou du moins en favorisaient l'éclosion en ce sens que, pendant la nuit suivante, l'accès typique devenait particulièrement intense. Le malade était réduit alors à passer la moitié de la nuit à sa fenêtre ouverte, toussant et gémissant. L'examen rhinoscopique ne montra qu'un gonflement évident de la muqueuse modérément rougie du cornet inférieur. Du reste, la cavité nasale était absolument normale, pas de polypes, **pas la moindre trace d'un catarrhe chronique**. Le gonflement n'était pas même proportionné à l'angoisse incroyable du malade. La muqueuse de cette région était très sensible à l'attouchement de la sonde, **et chaque tentative d'intervention provoquait un accès de violente toux convulsive**. La cautérisation profonde des parties tuméfiées suffit pour faire cesser complètement l'asthme et la toux. Mon intervention eut dans ce cas encore une conséquence d'un autre genre et assez importante. Le malade, ayant voulu précédemment contracter une assurance sur la vie pour une assez forte somme, la Compagnie ne consentit à l'assurer que pour une somme beaucoup moins élevée, attendu qu'il souffrait manifestement d'une maladie chronique. Mais, après que le malade eût été radicalement guéri, la Compagnie revint sur ses réserves et accepta l'assurance sur les bases proposées.

7° M. M..., conseiller provincial à Marienwerder, me fut adressé par le médecin en chef d'état-major, le Dr Muller, de Posen. De la longue histoire pathologique de ce malade je me borne à relater ce qui suit. Pour la première fois, en 1868, l'asthme apparut accompagné également ici de toux fréquente, et précédé d'une prédisposition au rhume de cerveau. Toutefois, les accès ne se montraient plus que rarement, à quelques mois d'intervalle. Dans telles localités, ils ne se produisaient pas du tout, tandis que dans d'autres ils apparaissaient sans cause déterminée. Dix mois environ avant que le malade vînt me voir, les accès se présentaient à des intervalles plus rapprochés : à peine une nuit se passait-elle sans accident. Ce n'était plus alors une toux convulsive, mais une violente attaque d'éternuements avec sécrétion profuse qui indiquait l'approche des accès. Je trouvai chez ce malade la muqueuse nasale tout à fait normale, sans néoplasme ni **trace d'épaississement catharrhal chronique.** Seulement, la muqueuse, vers le bord antérieur des cornets inférieurs, était violemment déjetée et modérément rougie. Le gonflement était facilement dépressible; l'attouchement avec la sonde provoquait tantôt une **toux convulsive,** tantôt de l'éternuement. Dans une série de séances je détruisis les masses tuméfiées et j'eus la satisfaction de voir cesser complètement les accès d'asthme. Le malade, pour se remettre, entreprit un voyage de quatre mois en Italie, voyage au cours duquel il s'exposa fort souvent et impunément à des influences qui autrefois n'auraient pas manqué de provoquer son asthme. Cependant vers la fin de son voyage, survint, par suite d'un refroidissement, une attaque faible et de courte durée qui le détermina à revenir me trouver. Je constatai sur les cornets inférieurs des restes de muqueuse manifestement tuméfiés, très sensibles quoique peu importants, dont la cautérisation provoqua même un accès d'asthme assez violent. Mais j'obtins ce résultat qu'à dater de ce jour aucun accès typique ne se reproduisit plus, quoique le malade fût retourné à Marienwerder, localité dont le séjour, à cet égard, lui était particulièrement nuisible. Les surfaces cautérisées ne se cicatrisèrent que très lentement après cette dernière quoique très discrète intervention, peut-être parce que le malade, une fois congédié, se ménageait moins. A cette époque survint un accident semblable à celui relaté au nº 4. Le patient se réveilla la nuit avec une sensation de pesanteur et de gêne de courte durée. Souvent sa famille remarqua qu'il respirait un peu plus péniblement, sans que toutefois son sommeil en eût été interrompu.

8º Mlle K... de cette ville m'a été adressée par le Dr Engesser. Cette jeune dame souffrait depuis nombre d'années d'asthme nocturne violent **ne survenant qu'à l'époque de sa menstruation.** Ordinairement, au début des menstrues, la cavité nasale avait coutume de se boucher, et la nuit suivante apparaissait un violent accès. Dans l'intervalle la malade était complètement débarrassée de son asthme; toutefois, elle observa que son nez restait bouché, mais moins profondément. L'examen rhinoscopique me fit voir la muqueuse des cornets inférieurs fortement proéminente, **nettement anémiée,** modérément sensible à l'attouchement. Sauf cela, rien d'anormal dans la cavité nasale. Destruction galvano-caustique des parties gonflées. A la période menstruelle suivante, alors que la cicatrisation des surfaces cautérisées n'était pas encore achevée, survint un léger accès. A partir de ce moment, les règles se passèrent sans aucun accident.

9º Servante envoyée par M. le professeur Thomas. Depuis plusieurs années, asthme nocturne qui détériorait de plus en plus l'état général du sujet et finit par la rendre incapable de continuer son service. Rhinoscopiquement: gonflement manifeste de la muqueuse à l'extrémité antérieure du cornet inférieur, la superficie de la muqueuse **fortement anémiée** par suite de l'extrême tension. Une première cautérisation superficielle n'eut pour résultat qu'une amélioration insignifiante. Une cautérisation à fond entreprise plus tard supprima définitivement les accès.

10° Sujet très digne d'intérêt, envoyé tout récemment par le Dr Fröhlich, de Neustadt. La malade, une fillette de sept ans, avait eu quelque temps auparavant une scarlatine grave; à l'époque de la convalescence qui dura fort longtemps, survinrent les manifestations nerveuses suivantes. L'enfant était fréquemment atteinte de dyspnée violente allant parfois presque jusqu'à l'asphyxie. Souvent il semblait qu'un obstacle dans le larynx gênait la respiration; quelquefois l'obstacle paraissait siéger plus profondément dans les voies aériennes. Le plus souvent, les accès étaient accompagnés de toux convulsive violente. Mon confrère avait observé surtout que l'enfant tenait sa bouche obstinément fermée et respirait par le nez aussi bien pendant les accès que pendant les intervalles libres: elle toussait même par le nez sans ouvrir la bouche. L'enfant se présenta également chez moi la bouche close. Je pus établir facilement qu'alors même que la bouche était ouverte, le courant respiratoire passait exclusivement par le nez. Un bruit sténotique manifeste, perceptible à distance, était produit en grande partie dans le nez; toutefois *en partie* seulement, car lorsque je maintenais le nez bouché, la respiration devenait, il est vrai, beaucoup plus libre, mais un bruit plus faible continuait à se faire entendre synchroniquement avec chaque inspiration. A l'examen laryngoscopique, je trouvai les cordes vocales animées d'un mouvement convulsif: à l'inspiration elles se rapprochaient à contre-sens mais ne se bouchaient pas complètement. Dans le nez, je découvris un gonflement considérable de la muqueuse du cornet inférieur qui était, en outre, vivement colorée. Comme je ne jugeai pas opportun d'entreprendre une opération sur le nez d'une enfant très nerveuse et anémique, je me décidai à intervenir de la façon suivante. Le gonflement du nez était certainement entretenu et augmenté par la difficulté du passage de l'air. Il ne me parut pas improbable d'admettre que le gonflement céderait de lui-même dès que l'on empêcherait pour quelque temps la respiration par les narines, par exemple, à l'aide d'un tamponnement antérieur qui, convenablement appliqué, pouvait agir en même temps par compression sur le gonflement. J'essayai d'agir dans ce sens; mais à peine eus-je touché la muqueuse du cornet inférieur d'un côté avec le tampon de ouate, qu'il se manifesta un violent accès. Après des quintes de toux sèche, spasmodique, il se développa une dyspnée intense qui rendait l'inspiration aussi bien que l'expiration extrêmement difficile, prolongée, retentissante. Tout le courant respiratoire passait alors par la narine libre, la bouche restant absolument close. En comprimant la narine dans le but de supprimer le bruit sténotique nasal, je pus établir que l'inspiration prolongée était accompagnée d'un bruit sonore de roucoulement dans la région du larynx, tandis que l'expiration prolongée était accompagnée d'un sifflement manifeste dans tout le poumon. Ainsi parut se justifier l'hypothèse que j'avais fait naître une action réflexe dans la muqueuse des cornets, provoquant non seulement **un spasme partiel des muscles constricteurs de la glotte, mais encore de toute la musculature bronchique.** La suppression du courant respiratoire par le nez parut le meilleur moyen d'abréger l'accès, lequel cessa de lui-même après quelques minutes, malgré son début violent qui avait fait craindre à la mère de l'enfant une durée plus longue des accidents. Je parvins par ce résultat à tranquilliser cette enfant très éveillée au point qu'il me fut possible de tamponner également l'autre narine. Ici encore l'attouchement de la muqueuse provoqua un accès, mais de plus courte durée. Je pus pendant ce temps examiner l'enfant au laryngoscope et m'assurer que les cordes vocales étaient très rapprochées de la ligne médiane et se maintenaient dans cette position, abstraction faite de contractions tout isolées. Quoique, à la suite de cet examen, l'extirpation des parties gonflées des cornets inférieurs me parût particulièrement indiquée, j'y renonçai provisoirement pour les motifs ci-dessus énoncés. Je comptai, grâce au tamponnement, sur une amélioration passagère ; il devait être pratiqué à l'aide de tampons enduits d'un corps gras, afin d'éviter autant que possible toute excitation de cette muqueuse particulièrement irritable. Dans le reste de mes prescriptions, je visai l'amélioration de l'état général. Ce n'est que dans le choix de la préparation ferrugineuse à prescrire que je tins compte des troubles locaux. Je prescrivis l'iodure de fer, parce que je voulais utiliser l'action anti-asthmatique de l'iode, partageant en cela l'opinion de B. Fränkel, que peut-être l'action modificatrice de l'iode sur la muqueuse nasale pourrait arrêter le développement par réflexe de l'asthme, en vertu d'un processus que nous ne connaissons pas encore. Je ne puis pas fournir de renseignements sur le succès de cette médication, car l'expérience que j'en ai faite ne date pas d'assez loin.

Pour moi, j'ai constaté, dans ce cas, avec un intérêt tout particulier qu'un spasme incomplet de la glotte pouvait dépendre accidentellement de la muqueuse nasale, opinion dont j'étais déjà partisan quoique pour d'autres motifs.

2. TOUX

J'ai observé assez souvent que la toux pouvait dépendre de la muqueuse nasale.

J'ai déjà parlé ailleurs du rapport qui existe entre ce symptôme et l'asthme bronchique, et j'ai démontré que les deux accidents pouvaient être guéris par une opération. L'attaque de toux, avec un caractère essentiellement convulsif, se produisait d'habitude en même temps que l'accès d'asthme et durait ordinairement aussi longtemps que lui. La quantité des masses expectorées n'était pas en proportion avec l'effort imposé au malade. Malgré l'élimination de la secrétion, le chatouillement provocateur de la toux continuait à subsister. Il me paraît important de faire observer qu'immédiatement après l'opération ayant pour effet de supprimer la toux irritatrice, la quantité de la secrétion diminuait rapidement.

Dans la série des cas qui ont trait à ces manifestations, je considère comme spécialement importantes les observations dans lesquelles la fatigue causée par la toux fournit le sujet principal de la plainte du malade. Manifestement on s'exposait à porter un faux diagnostic. Afin d'éclaircir la question, je vais rapporter les trois cas les plus frappants.

1° M. le notaire M..., de Mahlberg, atteint de toux convulsive et opiniâtre, me fut adressé jadis par M. le Conseiller médical Kast, pour être examiné au laryngoscope. La maladie durait depuis plusieurs années déjà. Les accès se présentaient le plus souvent la nuit, avec une intensité telle que le malade se consumait en efforts pendant des heures entières. Cette privation extrême du repos de la nuit eut les conséquences les plus défavorables sur l'état général du patient, qui dépérit visiblement et chercha de tous côtés un remède à ses souffrances. Il avait inutilement fréquenté un certain nombre de stations balnéaires et sanitaires. Je ne trouvai pas dans la muqueuse du larynx, modérément injectée, une explication satisfaisante des accidents. Cependant je badigeonnai le larynx à différentes reprises avec des astringents, parceque je ne pouvais pas rejeter complètement l'idée qu'il pût se trouver dans l'hypérémie de cet organe une légère irritation réflexe. Tout fut inutile. Rien ne paraissait indiquer une affection du nez. Toutefois le malade me fit part que fort souvent, la nuit, il souffrait d'un amoindrissement de la perméabilité du nez, principalement de la narine droite, accident qui disparaissait de lui-même; mais à cette époque je n'étais pas encore à même d'apprécier toute l'importance de ce symptôme. Ce fut plutôt par habitude que pour des motifs fondés que j'entrepris l'examen des cavités nasales, et je découvris un polype de la grosseur d'un pois environ siégeant au cornet moyen droit et frottant contre la cloison à chaque mouvement respiratoire. J'enlevai le polype avec l'anse galvanocaustique et la toux irritative disparut aussitôt. Le malade resta pendant des mois débarrassé de son mal; quand il récidiva, il se fit examiner de nouveau. Comme je le présumais, je trouvai au même endroit un nouveau petit polype dont la présence provoquait de nouveau la toux convulsive. Cette fois-ci je ne me contentai pas de l'extirpation du polype, mais j'en cautérisai à fond la base. La guérison, cette fois, persista plus d'une année. Lorsque le malade revint me voir, j'avais dans l'intervalle appris à faire plus de cas de ces sortes de gonflement siégeant au cornet inférieur. Je pus m'assurer qu'il en existait un semblable du côté droit du cornet inférieur concurremment avec une récidive de moindre importance, et que l'attouchement par la sonde des parties tuméfiées provoquait un accès de toux convulsive. Après que j'eus extirpé le polype récidiviste et détruit radicalement sa base, le gonflement disparut de lui-même. Depuis cette époque, dix-huit mois se sont passés pendant lesquels j'eus à différentes reprises des nouvelles satisfaisantes de la santé du malade.

2° Madame G..., de cette ville, atteinte d'accès de toux convulsive violente me fut adressée par mon confrère Grossmann pour être examinée au laryngoscope. Cet examen fournit le renseignement suivant. Rougeur modérée des cordes vocales, le repli interaryténoïdien très-rouge et gonflé. Il y a peu d'années, je me serais contenté de cette découverte et j'aurais cherché la guérison du mal dans le traitement du repli. Mais des expériences plus récentes m'avaient appris que des états de ce genre sont souvent le résultat et non la cause de la toux. Je fis donc l'examen rhinoscopique et trouvai un gonflement intense, accompagné d'hypérémie, de la muqueuse du cornet inférieur droit : le moindre attouchement de cette région par la sonde suffisait pour amener immédiatement un violent accès de toux convulsive. La destruction galvano-caustique de cette région fut difficile. L'excitabilité des parties en question ne me permit qu'une application momentanée du galvanocautère, application qui était chaque fois suivie d'un violent accès de toux. Finalement je réussis en deux séances à produire la destruction, et la toux qui avait duré des mois entiers disparut. Mais en même temps disparut aussi un autre symptôme dont la malade me parla plus tard. Avant l'opération, elle souffrait la nuit de fréquents accès de gêne respiratoire accompagnés de sifflements si aigus et si sonores, que le repos de son entourage en était troublé, tandis qu'elle-même continuait à dormir profondément. Il lui arrivait fréquemment aussi de parler à haute voix et de crier pendant son sommeil, sans qu'à son réveil elle en eût le moindre souvenir. Depuis l'opération, rien de tout cela ne s'était plus montré. J'en conclus naturellement que des accès de contraction convulsive des muscles bronchiques étaient la conséquence d'une action réflexe de l'affection du nez. A raison de la profondeur du sommeil, ces accès se passaient dans le cas présent, sans que la malade eût conscience des inconvénients subjectifs qui en résultent d'ordinaire.

Huit mois après, la patiente vint me trouver m'annonçant qu'à la suite d'un refroidissement les accidents primitifs s'étaient peu à peu reproduits, aussi bien les accès de toux que les cauchemars nocturnes. Je constatai que le côté droit n'était redevenu le siège d'aucun gonflement, tandis que du côté gauche apparaissait un gonflement manifeste du cornet inférieur dont l'attouchement par la sonde provoquait par réflexe des accès de toux.

Une nouvelle cautérisation profonde dissipa également ici tous les accidents.

3° M. V..., envoyé par le D' Schäfer de Lörrach, souffrait depuis seize ans d'une toux violente qui diminuait par intervalles mais revenait ensuite avec une intensité plus vive. Dès les premières années, il s'était fréquemment manifesté des accès d'asthme, qui se dissipèrent de nouveau tandis que la toux prenait de plus en plus un caractère convulsif. Le malade avait tout essayé pour se guérir. Il avait été à différentes reprises à Langenbrücken et à Ems, il avait fait pendant sept années consécutives un séjour à Heustrich, fréquenté des établissements d'hydrothérapie, pris l'avis de toute une série de médecins, mais sans aucun résultat définitif pour la guérison de son mal. A l'examen au laryngoscope, je trouvai un fort gonflement du repli interaryténoïdien et une hypérémie de toutes les parties du larynx. L'examen rhinoscopique me fit voir à gauche une tension énorme et une hyperémie de la muqueuse du cornet inférieur; à droite la muqueuse du cornet inférieur était également gonflée quoique à un degré moindre. Ici encore l'attouchement de ces régions par la sonde, quoique très-délicatement entrepris, provoquait immédiatement un accès de toux. Dans le pharynx je constatai une pharyngite modérément granuleuse. La sonde y provoquait également des accès de toux. Il fallut plusieurs séances pour me permettre de diminuer par une cautérisation superficielle la sensibilité exagérée des surfaces, parce que chaque tentative d'intervention était suivie d'une attaque de toux convulsive de la durée d'une minute. Alors seulement il me fut possible de procéder à la modification des parties profondes. Même après la destruction des tissus malades du nez, il persista encore un peu d'excitation à la toux. Ce n'est qu'après que j'eus détruit la muqueuse pharyngienne épaissie que toute excitation à la toux cessa. Six mois environ plus tard, le malade se présenta de nouveau chez moi pour une certaine tendance à la toux convulsive qui commençait à revenir plus fréquemment, quoiqu'à un degré déjà beaucoup plus faible qu'autrefois. Une nouvelle cautérisation du cornet inférieur où siégeaient encore quelques restes échappés à la cautérisation précédente fit disparaître la récidive (1).

L'observation ci-dessus mentionnée et les faits qui y ont été rapportés prouvent que l'excitation à la toux peut être provoquée aussi

(1) Deux cas analogues à ceux que je viens de mentionner ont été récemment publiés par Charles Seiler. (*Two cases of laryngeal cough due to irritation of the nasal mucous membrane.* Arch. of Lar. III. 3.) Dans ces deux circonstances la toux convulsive avait déjà duré assez longtemps. L'examen rhinoscopique constata une hypertrophie de la partie antérieure du cornet inférieur. Chaque essai d'introduction du spéculum occasionna un accès de toux. Après l'extirpation, c'est-à-dire après le traitement local de l'hypertrophie, les accès disparurent. Il me semble que Seiler désigne, comme on a encore généralement coutume de le faire, par hypertrophie, cet état de gonflement que je considère simplement comme une réplétion plus forte des espaces caverneux.

Dans différentes circonstances, j'ai d'ailleurs observé des cas où l'attouchement de la muqueuse gonflée avec des instruments produisait toujours une violente toux convulsive sans par les affections du pharynx. Ceci m'autorise à faire cette profession de foi qui pourrait sembler peu orthodoxe : je crois qu'une semblable « toux pharyngée » se rencontre très fréquemment. En exprimant cette opinion je crois pouvoir m'attribuer le mérite d'une certaine indépendance, parce que je partageais autrefois avec Störk l'avis que le repli interaryténoïdien constitue le « foyer originel de la toux » et que la toux dite pharyngienne n'est provoquée que par la sécrétion de la muqueuse pharyngienne enflammée. Cette opinion, j'avais cherché à l'étayer par la publication d'observations (1) y ayant trait. Aujourd'hui je ne puis plus la soutenir parcequ'elle est trop exclusive, quoique je ne révoque pas en doute la grande fréquence d'une « toux laryngienne » exempte de complications. Une longue série d'observations récentes m'a fourni la preuve que des réflexes divers peuvent avoir pour point de départ la muqueuse du pharynx, siège d'une inflammation chronique et altérée par des granulations. Ces réflexes, qui consistent, dans la plupart des cas, en phénomènes d'étranglement et de vomissement, ne sont pas pris du reste en assez sérieuse considération par les praticiens (2) et donnent encore toujours lieu à des erreurs de diagnostic, parce qu'on ne les connaît pas assez.

Dans d'autres cas, ils consistent en étranglement et en toux, dans quelques autres assez fréquents en toux seule.

que le malade fût sujet d'habitude à la toux. Le cas suivant, qui offre en même temps de l'intérêt sous le rapport du diagnostic, confirme ce que je viens d'énoncer, Th. W., âgé de dix ans, avait été six semaines auparavant atteint de diphtérie grave. Cette maladie s'était compliquée d'une parésie des parties molles du palais telle que les boissons revenaient très facilement par le nez et que la parole avait pris un timbre nasillard. Au moment de la convalescence, la déglutition redevint normale mais le nasonnement persista et augmenta même si bien qu'on était tenté de diagnostiquer, quoique à tort, une paralysie persistante du palais. Je trouvai la muqueuse de l'extrémité antérieure du cornet inférieur très gonflée : cet état était évidemment le résultat de l'irritation produite par le retour des aliments par le nez et plus tard il avait été entretenu par de fréquents reniflements ; par ce fait même la perméabilité des fosses nasales avait été considérablement diminuée. Chaque attouchement des parties tuméfiées au moyen de la sonde produisit un accès très prononcé de toux convulsive, tandis qu'il n'existait aucune prédisposition à la toux. L'attouchement avec le galvano-cautère produisait le même effet. Après la destruction des parties gonflées, la perméabilité des fosses nasales se rétablit et le nasonnement disparut complètement.

Le fait que la toux peut quelquefois provenir de la muqueuse du nez a été également constaté par Bresgen (Berl. Klin. Wochenschr, 1882, n° 36).

(1) Ueber Kehlkopfhusten. Aerzll. Mittheilungen, Baden 1881.

(2) Récemment, j'ai eu à traiter un cas probant de ce genre. Le patron d'une brasserie de cette ville souffrait depuis fort longtemps d'envies de vomir si violentes qu'elles se déclaraient à la moindre occasion. Comme il y avait aussi de la pituite le matin, les premiers médecins consultés supposèrent qu'il n'avait pas toujours eu la force de résister à la tentation de goûter sa propre bière et ne manquèrent pas de prescrire un régime diététique. Le mal ne s'améliora pas pour cela, mais disparut d'un coup après que j'eusse cautérisé son pharynx fortement granuleux.

Que les accès de toux violente et incessante irritent le repli intérarythénoïdien ; que, par suite de l'irritation de ce repli, la situation se complique, cela est aussi évident que le fait qu'il est possible de diminuer quelque peu l'irritation de la toux par le traitement du repli tuméfié. Je dis **diminuer** seulement, car si les succès surprenants qu'on a coutume d'obtenir par ce traitement font défaut, cela prouve précisément que la toux a encore d'autres foyers d'irritation. Ce fait peut être souvent constaté avec la plus grande évidence. Dans ces cas, la toux se déclare dès que certaines régions de la muqueuse pharyngienne (et toutes ne sont pas également excitables) sont touchées avec une sonde. La toux suit le moindre attouchement de ces régions par le galvano-cautère et disparaît le plus souvent après l'opération pour ne plus reparaître. Une fois que l'excitation de la toux a cessé, on voit diminuer très rapidement l'abondante secrétion trachéale et bronchique qu'on rendait à tort responsable de tous les accidents ; ainsi on prend souvent ici l'effet pour la cause.

3. MIGRAINE

C'est dans la mesure la plus satisfaisante que mes observations se sont multipliées depuis mes dernières publications, et elles démontrent jusqu'à l'évidence, je le crois du moins, que la migraine peut aussi avoir son point de départ dans la membrane pituitaire. Je passe d'abord sous silence ce fait connu et que j'ai fréquemment constaté, que le rhume de cerveau peut être accompagné de ce phénomène désagréable (la migraine) ainsi que les conclusions ultérieures que j'ai pu tirer de mes observations, pour me borner à citer ici les faits observés plus récemment.

1° P..., élève de gymnase, âgé de dix-sept ans, me fut adressé par mon collègue Basler d'Offenbourg pour l'examen rhinoscopique, à cause d'une grande disposition à des érysipèles de visage circonscrits, lesquels avaient toujours leur origine dans le nez ; je reviendrai encore ailleurs sur cette dernière circonstance. En outre, j'appris que le patient souffrait depuis six ans d'une violente douleur au côté droit de la tête, douleur qui revenait chaque semaine sans aucune cause extérieure, et qui durait quelquefois un ou deux jours. Cette douleur était quelquefois si intense, que le patient en devenait incapable de toute occupation. Par l'examen rhinoscopique, je pus constater ceci : la muqueuse, au-dessus des deux cornets inférieurs, était sensiblement gonflée et rougie ; du côté droit, la muqueuse du cornet moyen n'était plus qu'une tumeur très tendue et très rouge, de la grosseur d'un œuf de pigeon. Cette tumeur ne causait au patient aucune incommodité locale, le nez restait presque toujours perméable, abstraction faite d'un coryza accidentel, non périodique, et qui n'influait même pas sur les accès de migraine. L'attouchement de la tumeur avec la sonde provoqua une excitation à la toux, un fort larmoiement de l'œil droit et une faible douleur de tête du même côté. La destruction galvano-caustique des parties extérieures de la tumeur se fit sans accident ; tout au plus l'excitation à la toux causa-t-elle de légères interruptions. Mais quand je touchai avec le galvano-cautère les points situés vers le milieu, un violent accès de migraine se manifesta tout-à-coup du côté droit, accompagné de rubéfaction du même côté du visage et d'une très-forte injection de la conjonctive droite. J'ai négligé de constater s'il y avait une modification de la pupille. En outre, et sans que le galvano-cautère ait touché cet endroit, un fort gonflement et une rubéfaction de la peau se développèrent à l'entrée du nez du côté droit, et s'étendirent sur l'aile du nez et la partie avoisinante de la peau. Le patient eut assez d'énergie pour me permettre d'achever l'opération dans la même séance, malgré ces accidents. L'accès de migraine dura encore une heure et demie après l'opération ; avec lui disparut aussi l'injection de la conjonctive ; quant à l'inflammation de la peau à l'entrée du nez, elle persista pendant plusieurs jours.

Comme le patient se trouvait délivré de toute douleur de tête, je me contentai du résultat acquis et renonçai à la cautérisation des parties gonflées des cornets inférieurs. Il revint à des intervalles de plusieurs semaines, toujours parfaitement exempt de migraine. Mais sept semaines plus tard, il vint me déclarer que la migraine était revenue depuis quelques jours, plus faible, il est vrai, mais bilatérale et quotidienne. Je trouvai cette fois des parties de muqueuse tapissant les cornets inférieurs beaucoup plus gonflés qu'auparavant. Quand je détruisis ces parties au galvano-cautère, il se produisit de chaque côté un léger mal de tête, une injection modérée des conjonctives sans modification des pupilles, et des larmes abondantes. Mais ces phénomènes cessèrent aussitôt après la séance. A dater de ce jour, le patient resta pendant cinq mois exempt de migraine ; après cette époque, un nouvel accès de migraine se manifesta du côté gauche, et le patient revint me trouver. Je constatai au cornet inférieur gauche le début d'un nouveau gonflement que la cautérisation fit disparaître aisément, ainsi que toutes les autres manifestations. Depuis lors trois mois se sont passés sans qu'aucun accès se soit produit.

2° Mme F..., de Neustadt, me fut adressée jadis par mon collègue Bürkle de cette ville, pour quelques accidents pharyngiens. Comme il n'y avait pas alors le moindre symptôme d'affection du nez, je négligeai, contrairement à mon habitude, d'entreprendre l'examen rhinoscopique. Quand la patiente revint plus tard chez moi pour le contrôle, je procédai à l'examen du nez, et fus très surpris de découvrir un gonflement très prononcé de la muqueuse du cornet inférieur gauche. Je demandai aussitôt à la malade si elle ne souffrait pas de migraine du côté gauche. La patiente, femme très intelligente, répondit affirmativement, ajoutant qu'elle avait appris à faire une distinction entre ses maux de tête ; tantôt elle souffrait d'une pression douloureuse au sommet de la tête, pression qui demeurait fixe à peu de chose près ; tantôt, ce qui lui était beaucoup plus désagréable, elle avait à souffrir pendant une journée entière d'hémicranie, se répétant toutes les quatre semaines, en coïncidence avec les règles. Je lui proposai alors de détruire le gonflement dont il a été question plus haut. Pendant l'opération, il se produisit encore ici un léger accès de migraine du côté gauche, mais qui disparut rapidement. Depuis lors, la patiente me manda par lettres qu'il ne s'était plus jamais produit d'accès de migraine, mais que la sensation du « clou » au sommet de la tête persistait sans modification.

3° M. K.... me fut adressé par mon collègue M. Basler d'Offenbourg. Il souffrait d'obstruction fréquente de la narine gauche, obstruction qui, le plus souvent, ne disparaissait qu'à la suite d'un abondant saignement de nez, se produisant spontanément ; en outre, de fréquentes douleurs au front se manifestaient tantôt d'un côté, tantôt de l'autre. L'examen rhinoscopique en fournit l'explication. A gauche, la muqueuse du cornet inférieur était fortement tendue, et gonflée au point qu'elle bouchait presque entièrement l'entrée de la narine ; avec cela, une pléthore telle qu'il était aisé de comprendre que la moindre cause (telle que des reniflements fréquents, etc.) pouvait amener une rupture des vaisseaux distendus outre mesure. A droite, je ne pus constater qu'une hyperémie diffuse de tout le revêtement muqueux. Je cautérisai le gonflement considérable à gauche, et je promenai à droite le galvano-cautère sur la surface des régions hyperémiées. Pendant l'opération, le patient ressentit une légère douleur frontale. Je réussis encore ici à faire disparaître tous les accidents. Le patient revint encore une fois pour le contrôle, satisfait à tous égards de son état, en promettant de revenir à la moindre apparition de son mal. Il ne revint plus, apparemment parce qu'il ne survint rien de nouveau.

4° M. S. de Z... s'était décidé à venir me voir en apprenant le succès du traitement relaté au n° 1. A droite, migraine débutant le plus souvent par des accès d'éternuement, fort gonflement du cornet inférieur droit.

L'opération fut quelque peu entravée par les éternuements qu'elle provoquait ; par contre, il ne s'en suivit pas de migraine. Toutefois, comme dans le premier cas, un gonflement et une rougeur de la peau à l'entrée du nez se montrèrent du côté droit. Ici encore, l'opération fit disparaître les accès d'hémicranie.

5° Mme D..., de Gernsbach, me fut adressée par le professeur Kaltenbach, pour un petit polype du larynx siégeant à la corde vocale gauche. En outre, je trouvai, à l'examen rhinoscopique, sur le cornet moyen gauche, une tumeur de la grosseur d'un grand œuf de pigeon. Les anamnestiques me fournirent cette donnée intéressante que la malade souffrait alternativement d'accès d'asthme et de migraine du côté gauche. Lorsque, pendant la nuit, sa dyspnée la forçait de rester assise des heures entières, elle se trouvait pendant le jour exempte du mal de tête; au contraire, quand elle souffrait du mal de tête pendant le jour, elle passait une nuit tranquille. Ces accidents avaient toujours été attribués à son état d'anémie; mais la médication ferrugineuse n'avait pas eu plus de résultat contre les manifestations nerveuses qu'un séjour de six semaines à Langenbrücken n'en avait eu contre son enrouement. Cette dame, assez craintive, qui avait déjà, par l'extirpation du polype laryngien, recouvré la clarté de la voix, ne put se résoudre d'abord à subir l'opération du nez; elle ne s'y résigna que plus tard, par suite de l'accroissement continuel des souffrances devenues très violentes. Je cautérisai d'abord la tumeur du cornet moyen gauche. Je ne remarquai jamais aucun gonflement considérable au cornet inférieur. Cependant la patiente déclarait que très souvent elle souffrait d'une obstruction passagère, principalement du côté gauche du nez. C'est pourquoi je cautérisai aussi la muqueuse du cornet gauche inférieur, et j'eus la satisfaction de voir l'asthme aussi bien que la migraine disparaître complètement (1).

6° Dans ce cas, les accès de migraine débutèrent par des excitations à éternuer. C'était une dame mariée, Mme H..., qui depuis plus de vingt ans, souffrait d'accès se produisant spontanément. Ces accès revenaient tous les jours et commençaient par soixante, quatre-vingts éternuements se succédant sans interruption. Les maux de tête ne se faisaient sentir qu'après que les éternuements avaient cessé, et duraient ensuite plusieurs heures à un degré très violent. Les médecins qu'elle avait consultés avaient déclaré que le mal était de nature hystérique, et ne s'en étaient plus occupés. La malade ne consulta plus de médecin, et ce n'est que par hasard qu'elle me parla de son mal. A part l'obstruction nasale passagère, il n'y avait aucun autre symptôme qui indiquât une affection du nez. Cependant je trouvai à droite la muqueuse du cornet moyen transformée en une tumeur épaisse et injectée à divers degrés. L'attouchement avec la sonde ne produisit que des éternuements isolés, mais aucun accès de durée. Après une cautérisation superficielle de la tumeur dans une première séance, les maux de tête cessèrent aussi, en même temps que les éternuements. Je revis cette dame il y a quelque temps, et je pus me convaincre que depuis un an et demi la guérison s'est maintenue.

7° Un collègue de mes amis, qui s'intéresse lui-même vivement à ces questions, éprouvait souvent depuis un certain temps des accès d'hémicranie du côté gauche. A l'examen rhinoscopique, je découvris, du côté gauche, une hypérémie diffuse du revêtement muqueux des cornets moyens et inférieurs. L'attouchement superficiel de ces parties à l'aide du galvano-cautère suffit pour faire disparaître les accès.

8° Le boulanger St, de cette ville, me fut adressé par M. le Dr Weil. Il souffrait depuis l'année 1869, c'est-à-dire depuis quatorze ans, des accidents

(1) Il y a neuf mois de cela, et je viens d'apprendre par cette dame que depuis lors les accidents ne se sont jamais reproduits.

suivants. Toutes les fois qu'il travaillait dans la poussière de farine, —
son état naturellement l'y obligeait chaque jour, — il en résultait une sécrétion du nez abondante et fluide accompagnée d'accès d'éternuement
allant jusqu'au nombre de cent, et suivis presque toujours de maux
de tête. Aussitôt que le malade sortait de l'atmosphère farineuse, la sécrétion nasale et les éternuements cessaient, les maux de tête diminuaient
d'abord et bientôt cessaient aussi. Rhinoscopiquement, il n'y avait qu'une
hypérémie modérée de la muqueuse, principalement des cornets inférieurs.
Une seule cautérisation superficielle de ces parties suffit encore cette fois
à faire disparaître tous les accidents.

9° Mlle E. B... me fut adressée par M. le professeur Maas, qu'elle
avait consulté au sujet d'une obstruction nasale. Cette dame, bien portante, très fortement développée, avait toujours été jusqu'à l'an dernier,
exempte de toute souffrance nerveuse. A cette époque, elle se refroidit,
et fut prise d'un rhume de cerveau violent, qui dura très longtemps,
accompagné d'une forte obstruction nasale. Même après que la sécrétion
nasale eût cessé, le nez demeura bouché. La patiente éprouvait une
sensation telle que son nez lui semblait encore toujours rempli de mucosités dont elle cherchait à le débarrasser en se mouchant très souvent,
mais sans succès. Au commencement, elle ne s'était senti gênée que par
la difficulté de respirer par le nez; mais bientôt s'y ajoutèrent une
fréquente douleur de tête au front et une sensation de vertige. En outre,
la malade remarqua que le sens de l'odorat diminuait peu à peu. La douleur au front survenait d'abord d'une manière irrégulière; mais peu à peu
elle commença à se faire sentir régulièrement d'une manière typique aux
heures de la matinée, accompagnée de la même sensation de vertige,
pour disparaître d'elle-même vers midi.

Les accès étaient plus particulièrement violents à l'époque des règles.
Je ne constatai qu'un gonflement intense à la partie antérieure des deux
cornets inférieurs, et en plusieurs séances je cautérisai ces parties. Là-
dessus, migraine et vertige cessèrent, la faculté de respirer librement
par le nez revint ainsi que l'odorat.

10° Le brigadier de gendarmerie H..., de cette ville, me fut également
adressé par M. le professeur Maas. Depuis dix mois, d'abord rhume
de cerveau violent, puis obstruction du nez augmentant toujours, vive douleur et sensation de pression au front; en outre, douleurs rhumatismales dans la nuque, s'étendant vers l'occiput, d'une intensité variable, tantôt à peine sensibles, tantôt si violentes que le patient pouvait à
peine tourner la tête. Je constatai encore ici un gonflement considérable
du cornet inférieur, gonflement que je fis disparaître à l'aide du galvano-
cautère en plusieurs séances. Le patient fut délivré complètement aussi
bien des douleurs au front que de celles à la nuque; et ce succès dure
depuis huit mois, comme j'ai eu plusieurs fois l'occasion de m'en assurer. Je discuterai d'une manière plus détaillée l'effet intéressant de
cette opération sur les douleurs rhumatismales de la nuque.

11° Mme H..., de Mulhouse, me fut recommandée par M. le professeur

Kallenbach. Cette dame, parfaitement bien portante d'ailleurs, mariée avec un homme bien portant, avait des enfants bien portants ; il n'y avait donc aucune raison d'admettre une affection syphilitique, quoique des données postérieures aient quelque peu éveillé cette pensée. Les douleurs de tête s'étaient fait sentir pour la première fois, il y avait deux ans, sans que la malade pût en indiquer la cause. Au commencement, c'était par accès et d'une manière diffuse ; plus tard, elles se concentrèrent toujours davantage sur un côté ou l'autre ; pendant la dernière année, elles se bornaient exclusivement au côté gauche, et la douleur se prolongeait jour et nuit, à part quelques interruptions. Une de ces interruptions fut accompagnée d'une circonstance singulière : la lèvre supérieure commença à rougir et à se gonfler, ce gonflement général dura quelques jours, puis se concentra sur un point déterminé de la lèvre, de sorte que l'on aurait dit une piqûre d'insecte. Mais cette rougeur ainsi circonscrite dura plusieurs semaines ; au-dessous le tissu cutané s'épaissit, et enfin il resta sur la peau un petit bouton ferme et dur ; quand on le pressait avec le doigt, on croyait sentir un fibrome gros comme un pois. Il dépassait à peine le niveau de la peau qui, à cet endroit, paraissait d'un rouge vif, tandis que tout autour la couleur restait parfaitement normale. Ce processus singulier s'était répété jusque-là trois fois, et chaque fois les douleurs de tête avaient cessé dès que la lèvre commençait à se gonfler, pour recommencer sitôt que la formation du fibrome était parfaite. La dernière fois, le processus se développa sous la peau ; le bouton n'était pas visible, mais on le sentait dur comme la pierre, en pressant la lèvre avec les doigts. Quant aux tumeurs, une fois formées, elles ne s'étaient plus développées davantage. Les accidents du nez consistaient en une obstruction fréquente de la cavité, en éternuements répétés, et dans l'impossibilité d'éloigner les mucosités en se mouchant : il fallait toujours les faire passer par la bouche. Je n'y trouvai d'autre explication que dans un gonflement considérable des cornets inférieurs ; celui du côté gauche était plus développé que l'autre. Je fis disparaître d'abord ce gonflement ; puis comme la patiente ne voulut point se soumettre à une opération au bistouri, et demandait cependant à être débarrassée des petites tumeurs à la lèvre, je détruisis celles-ci à l'aide du galvano-cautère ; dans cette opération, je m'attachai, pour des raisons d'esthétique, à faire à la peau l'incision la plus petite possible. Le tissu cicatriciel, formé à cet endroit, fut assurément plus souple que ne l'avaient été les tumeurs. Mais la vanité de la patiente n'en fut point satisfaite. Par contre, elle fut très heureuse de se voir entièrement délivrée de ses douleurs de tête. Elle revint plusieurs fois dans ces derniers mois pour le contrôle, toujours exempte d'accidents hémicraniques. — Y a-t-il ici une connexion entre la cessation des accès hémicraniques et le développement de ces petits fibromes, et de quelle nature est-elle ? Je n'ose décider la question. La chose est si singulière que la possibilité d'une coïncidence fortuite ne peut pas être rejetée, quelque remarquable que paraisse le triple retour de cette coïncidence.

12° A. S., jeune garçon de quatorze ans, d'Emmendingen, me fut envoyé par M. le professeur Thomas à la policlinique duquel il s'était présenté pour les accidents suivants. Depuis plus d'un an et demi, il souffrait de vives douleurs de tête, le plus souvent localisées du côté droit mais ressenties quelquefois des deux côtés, commençant presque toujours au front au-dessus des yeux, pour s'étendre vers le sommet de la tête. Ces douleurs duraient presque toujours longtemps, et la nuit elles étaient si fortes que le patient ne pouvait trouver que difficilement le sommeil. Les accès ne se distinguaient que par l'augmentation ou la diminution de leur intensité. A droite, l'extrémité antérieure du cornet inférieur était transformée en une tumeur énorme, visible même sans speculum, au seul soulèvement du bout du nez. A gauche, gonflement insignifiant, la cloison tordue vers la droite. Dans le pharynx, une tonsille pharyngée descendant de la voûte supérieure et ne recouvrant pas entièrement les choanes. Il était intéressant, dans ce cas, de déterminer si les douleurs de tête ne provenaient peut-être pas plutôt de la présence de l'amygdale que du gonflement du cornet. J'opérai donc en deux fois, et détruisis d'abord seulement le gonflement du cornet droit inférieur. La douleur de tête ne disparut pas encore complètement, mais il y eut des répits de plusieurs jours pendant lesquels aucune migraine ne se manifesta; les accès survenus dans l'intervalle ne duraient que quelques heures et étaient le plus souvent moins intenses que précédemment; mais ils ne cessèrent pas encore. Un mois plus tard, j'opérai l'amygdale avec l'anse galvano-caustique. Ce n'est qu'à partir de ce moment que la migraine disparut complètement, ainsi que le patient, revenu plusieurs fois pour le contrôle, me l'assurait plein de joie.

13° Mᵐᵉ N. de Mulhouse. Affection principale : migraine du côté droit. Dans la cavité nasale gauche, **un polype de la grosseur d'une noisette**, partant du cornet moyen et descendant vers la partie antérieure, fortement gonflée, des cornets inférieurs. A droite, gonflement moins considérable. Après l'extraction du polype, soulagement bien marqué, mais non disparition complète de la migraine. Quelques semaines plus tard, destruction du gonflement des cornets inférieurs, et dès ce moment, cessation entière des accès.

14° Mᵐᵉ W... me fut adressée par mon collègue Wörner de Haslach. La patiente se plaignait principalement d'une forte entrave à l'écoulement muqueux du nez. Elle ne pouvait se débarrasser du mucus qu'en l'aspirant vers le pharynx. En outre, elle souffrait d'un mal de tête incessant au front, s'étendant vers les tempes. Les personnes de la famille remarquaient aussi qu'elle respirait très péniblement par le nez, comme si elle souffrait continuellement de rhume du cerveau. Tous ces accidents s'étaient développés pendant les six derniers mois. A l'examen rhinoscopique : gonflement des deux cornets inférieurs, bouchant l'ouverture inférieure du nez. D'accidents catarrhaux point de traces. Dès la destruction du gonflement du côté droit, les douleurs de tête disparurent complètement. Bien entendu, je détruisis aussi, quelques semaines plus tard, pour plus de sûreté, le gonflement du cornet inférieur gauche.

15° Mme B..., de cette ville, m'avait été adressée par M. le Dr Grossmann. La lumière des deux narines était presque totalement obstruée par un énorme gonflement des cornets inférieurs. La patiente avait pris l'habitude de toujours renifler, au point qu'elle pouvait à peine achever une phrase sans faire passer l'air par le nez avec un bruit désagréable. Ajoutez à cela des maux de tête violents et prolongés. Tous ces accidents dataient de l'automne précédent, époque à laquelle ils avaient été provoqués par un fort refroidissement, et s'étaient peu à peu aggravés jusqu'au point que nous avons dit. Après la destruction des parties gonflées, la cavité nasale redevint entièrement perméable, et les douleurs au front cessèrent. Une pression semblable à celle du « clou », que la patiente accusa au sommet de la tête, persista.

16° et 17° Je dois ces deux observations à M. le Dr Uhl, médecin d'état-major à Strasbourg. Mlle G... avait depuis longtemps des dispositions à de violents accès de migraine, principalement du côté droit, accompagnés d'éternuements fréquents et d'obstruction de la cavité nasale du côté droit. Le mal de tête avait toujours été considéré par les médecins comme se rattachant à la **chlorose** dont était atteinte la jeune personne, et pour la guérir, on avait essayé différentes préparations ferrugineuses, mais toujours sans succès. A l'examen rhinoscopique, je reconnus du côté droit un gonflement du cornet inférieur que je détruisis en deux séances. Après la seconde séance, la patiente se sentait si bien soulagée qu'elle méconnut mon conseil de se tenir tranquille après l'opération pendant quelques jours, et alla le lendemain assister à une séance musicale, par un affreux temps d'hiver. Le soir, je fus appelé en toute hâte auprès d'elle; elle avait été subitement saisie d'une violente fièvre à plus de 40 degrés, accompagnée d'une soif ardente, d'une énorme accélération du pouls et de vomissements répétés. Elle se plaignait de douleurs de tête excessives du côté opéré. La peau extérieure du nez était singulièrement boursouflée et très sensible à la pression. Ces symptômes me parurent alarmants, le gonflement du nez me fit craindre un érysipèle au début. J'ordonnai un dérivatif sur l'intestin, une vessie glacée sur la tête et des fébrifuges. Le lendemain, je constatai, à ma grande satisfaction, que la fièvre avait sensiblement diminué, que les vomissements avaient cessé et que le nez était beaucoup moins enflé. Au bout de deux jours, les symptômes, d'abord si menaçants, avaient disparu. — C'est là le premier cas que j'ai observé jusqu'à présent, où une forte réaction se soit produite après mes opérations si nombreuses. Le succès final de l'opération fut cependant aussi heureux que possible, et même la migraine du côté droit n'a plus reparu depuis. Ce résultat éclatant détermina aussi la mère de la patiente à se faire opérer par moi, malgré tous ces désagréments.

Chez la mère, Mme G..., j'observai des accidents tout semblables du côté droit. La même opération eut le même résultat, heureusement sans être suivie des mêmes inconvénients.

18° Mme H..., d'Achern, me fut adressée par le médecin oculiste,

M. le D' Maier de Carlsruhe. Depuis un grand nombre d'années, elle était saisie huit à dix fois par an d'accès de rhumes de cerveau d'une nature particulière, accompagnés d'accidents nerveux très violents. Au moment où elle se sentait le mieux, elle était prise subitement d'éternuements violents, le nez commençait à s'obstruer et à couler abondamment ; puis venaient des douleurs cuisantes au front, suivies de forts vomissements. Le plus souvent s'ajoutaient encore des douleurs intenses dans la nuque. L'intérieur du nez se gonflait et devenait bouffi ; quelquefois aussi un peu d'asthme. Ces accès duraient souvent plusieurs jours, puis passaient presque aussi vite qu'ils étaient venus. Aucune cause occasionnelle ne put être établie : les accès étaient indépendants de la saison ; un rapport entre eux et la fièvre de foin, que j'avais d'abord supposé, n'existait absolument pas. Rhinoscopiquement, je découvris à gauche un polype muqueux de la grosseur d'une fève, partant du cornet moyen, et descendant sur le cornet inférieur fortement gonflé ; à droite, la muqueuse du cornet moyen était hypertrophiée, celle du cornet inférieur également gonflée, mais plus légèrement. L'éloignement, à l'aide du galvano-cautère, des différents produits pathologiques, fait en différentes séances, produisit naturellement ce résultat que le nez s'obstrua et commença les jours suivants à couler comme lors des accès. Les accidents nerveux ne reparurent pas, à la grande joie de la patiente, qui, de ce seul fait, concluait à sa guérison complète. Elle me promit de m'en instruire, si les accidents revenaient. Cinq mois sont passés depuis, et récemment cette dame m'écrivit qu'elle continuait à se bien porter.

10° Mme A. W., de Carlsruhe, souffrait depuis plus d'une année de douleurs de tête prolongées et continues qui auparavant n'étaient que passagères. Outre cela, fréquente obstruction du nez, dyspnée asthmatique, quelquefois étincellement typique devant les yeux, accès d'éternuements fréquents et inattendus, sécrétion du nez si abondante qu'elle était obligée de l'essuyer continuellement. Sans aucune cause intérieure, le bout du nez devenait luisant et bouffi, accident passager du reste. La patiente était d'une organisation débile, le système nerveux surtout était faible, ébranlé par de grands malheurs. Il était naturel que les médecins qui l'avaient traitée cherchassent la cause de ces accidents dans une affection nerveuse générale et visassent principalement dans leurs essais thérapeutiques la guérison de cette affection. Mais aucun des symptômes ne cessa, quel que fût le traitement employé. La patiente vint chez moi, décidée à subir l'opération, parce qu'elle voulait absolument sortir d'un état aussi insupportable. Au premier examen, je trouvai une cavité nasale tout à fait normale ; l'abattement moral de la malade n'avait eu pour effet aucun gonflement de la muqueuse. Mais après plusieurs examens, sa crainte s'était dissipée, et alors apparut des deux côtés un fort gonflement du cornet inférieur : ce gonflement qui, du côté droit, atteignait presque la cloison, était un peu moindre du côté gauche. Je dus opérer avec une extrême précaution, à de longs intervalles, parce que la réaction était très forte surtout après les premières séances : les maux de

tête principalement augmentèrent, une fièvre survint à plusieurs reprises.
Mais déjà avant la fin de la période d'opérations, les symptômes disparurent l'un après l'autre ; à la place des maux de tête, ce ne fut plus qu'une légère sensation de pression, qui disparut à son tour après entière guérison des plaies résultant de l'opération. Il restait, il est vrai, un petit embarras de la tête, probablement à cause de la faiblesse générale du système nerveux. Mais ce qui est surtout intéressant, c'est qu'après l'éloignement de la migraine par l'opération, l'appétit et le sommeil revinrent, de sorte que la patiente n'eut plus qu'à se louer de son état général.

20° M. B..., négociant à Constance. Depuis plus d'un an, obstruction du nez, surtout du côté droit. Le malade avait déjà consulté différents médecins. A la suite des douches qu'on lui avait partout prescrites, l'obstruction était devenue plus forte. Les embarras mécaniques faisaient beaucoup moins souffrir le malade qu'une migraine fréquente du côté droit. Rhinoscopiquement, je trouvai un gonflement du cornet inférieur, modéré à gauche, mais si considérable à droite que la partie antérieure du cornet était transformée en une tumeur trilobée fortement tendue, qui obstruait presque entièrement la lumière de ce côté. La tumeur fut enlevée en trois parties à l'aide de l'anse galvano-caustique, de telle manière que j'enlevai isolément chacun des trois lobes de la tumeur, lesquels avaient la grosseur d'une noisette, et chaque fois le sang coulait abondamment. La base de la tumeur fut encore en outre cautérisée profondément, et ensuite les maux de tête disparurent complètement.

21° M. U..., de Furtwangen, éprouvait des douleurs au côté droit de la tête, commençant régulièrement dans la matinée, et cessant dans l'après-midi ; souvent aussi une oppression asthmatique de la poitrine, mais sans asthme véritable bien accusé. Tous ces accidents étaient survenus pendant le dernier automne, à la suite d'un violent rhume de cerveau qui avait laissé au malade une sensation d'obstruction nasale permanente du côté droit. Gonflement intense du cornet inférieur droit. Traitement de ces parties à l'aide du galvano-cautère, et disparition des maux de tête ainsi que des accès rappelant l'asthme.

22° M⁰ d'A..., de cette ville. Accès d'éternuements, surtout le matin ; douleurs de tête au front et aux tempes, oppression de la poitrine ; très forte obstruction des deux parties du nez, laquelle augmentait tellement la nuit que le sommeil en était considérablement gêné. La cause fut trouvée dans un fort gonflement du cornet inférieur. Après l'opération, disparition de l'affection nasale et amélioration surprenante des accidents nerveux.

23° Charles de M..., de Carlsruhe : cas très remarquable. Ce jeune homme de quinze ans souffrait presque continuellement depuis deux ans de maux de tête, tantôt d'un côté, tantôt de l'autre, mais toujours dans la région du front. L'intensité des douleurs était si extraordinaire, que le patient, qui était très intelligent, devint incapable de faire ses devoirs de classe, commença à oublier ce qu'il avait appris, et par suite, rétrograda sensiblement dans ses études. Comme le nez presque toujours obstrué s'ulcérait facilement, les médecins précédemment consultés n'avaient toujours prescrit que des onguents. Plus tard, le jeune patient vint à l'école préparatoire de Gengenbach, où M. le conseiller médical Tritschler le traita d'abord, puis me l'envoya. Rhinoscopiquement, je reconnus un gonflement considérable des cornets inférieurs, qui rendait presque impossible le passage de l'air par le nez. Après la première opération, où je traitai le gonflement du côté gauche, le mal de tête cessa complètement, et, d'après les renseignements qui me sont parvenus par lettres, ne revint plus. Il va sans dire que, malgré le premier résultat, j'opérai cependant aussi le côté droit dans une seconde séance. Il est impossible de dire quelle influence heureuse le succès de l'opération produisit sur la disposition d'esprit du jeune homme, qui, de triste et mélancolique, devint gai et éveillé.

24° Le jeune T..., de Gengenbach, du même âge que le précédent, me fut aussi envoyé par le même médecin Tristchler. Il était sujet aux mêmes accidents, mais à un degré moindre. Déviation du septum vers la gauche; des deux côtés, gonflements des cornets inférieurs, le côté gauche étant seul obstrué. Traitement au galvano-cautère du gonflement des deux côtés, et presque aussitôt cessation des douleurs.

25° Chez M. P. F..., qui me fut adressé par M. le D' Balsch de Grossenhain (Saxe), les douleurs cessèrent également après l'opération des gonflements des cornets inférieurs. Mais je reviendrai ailleurs sur ce cas, duquel on peut tirer encore d'autres conclusions.

26° Pendant que j'étais occupé à retoucher cette brochure, je reçus la visite de M. le D' Schnetter de New-York, qui s'intéressait lui-même vivement à la question des rapports de la migraine avec les affections du nez, et qui était arrivé par ses propres observations à des conclusions qui s'accordaient sur beaucoup de points avec les miennes. Mon honoré collègue souffrait très souvent, au côté gauche, d'une migraine qui revenait presque toujours avec un changement de temps, et s'accentuait davantage au printemps et en automne. Il attribuait ces accidents à une sténose considérable du côté gauche du nez, déterminée par une déviation du septum vers la gauche. Je trouvai, en outre, un fort gonflement des cornets des deux côtés, s'attachant à gauche directement au septum. D'après mes expériences, je dus proposer à mon collègue l'opération de ces parties, et il y consentit. Mais c'est ici que se présenta dans plusieurs séances un incident singulier, désagréable sans doute au patient, mais digne d'intérêt. Dès que je commençai à opérer les parties de gauche situées plus profondément, mon collègue était pris d'un accès de vertige tel que je dus interrompre l'opération, et attendre un certain temps que l'accès fût passé. Cependant je parvins à cautériser les parties gonflées, si bien que du côté gauche aussi le passage devint libre. Mais je ne puis pas encore dire si le résultat a été durable, parce que l'opération est trop récente.

27° Mme B..., de New-York, sujette à des accidents semblables, me fut amenée par le même M. Schnetter. Fréquente migraine du côté gauche, localisation des douleurs principalement à l'arrière de la tête, douleurs plus fortes au moindre mouvement de la tête. Auparavant, les mêmes accidents s'étaient produits du côté droit, mais de plus en plus rarement dans les dernières années.

J'eus ici l'occasion de démontrer à mon collègue la différence du gonflement dans les deux parties du nez : très considérable à gauche, beaucoup moindre à droite. Encore ici, je fis l'opération des deux côtés ; bien que le temps d'observation fût bien court, je pus cependant constater un résultat certain. Pendant le séjour qu'elle fit ici, la patiente fut atteinte d'une gastro-entérite violente, accompagnée de fièvre violente et de vomissements très forts. Auparavant les douleurs de tête se manifestaient toutes les fois qu'il y avait fièvre ; maintenant, elles se faisaient à peine sentir, tandis qu'auparavant la tête menaçait de se rompre, comme disait la patiente, à chaque vomissement ; la migraine maintenant ne reparaissait plus, même pendant le vomissement.

Étant donnée l'importance de ce chapitre, je voudrais ajouter quelques observations de cas où le rapport des affections du nez avec la migraine était manifeste, mais où les malades ont refusé provisoirement de se soumettre à l'opération que je leur avais proposée.

28° D..., confiseur d'ici, souffrait depuis nombre d'années de violents maux de tête, précédés d'éternuements fréquents, qui se manifestaient plus particulièrement lorsque le malade travaillait dans la pousssière de farine. Avec cela, reniflement fréquent à cause de la difficulté très prononcée à la respiration par le nez. Rhinoscopiquement, je trouvai de chaque côté des tumeurs de la grosseur d'un œuf de pigeon aux cornets inférieurs, déjà visibles du dehors sans spéculum, faciles à déprimer avec la sonde. Le patient ne put surmonter la crainte d'une opération et ne revint plus.

29° Mme B..., de Mulhouse. Douleurs de tête du côté droit, gonflement considérable de la muqueuse du cornet inférieur droit, accompagné de nombreux accidents nerveux. Interrogé par la patiente qui me demanda si sa migraine n'était pas un accident dépendant et faisant partie de l'affection nerveuse générale, je n'en pus nier absolument la possibilité, malgré les expériences contraires que j'avais faites dans des cas analogues (voir notamment le cas n° 19). Pour ce motif, la patiente voulut que l'opération fût provisoirement ajournée.

30° M. le baron de M... me fut amené par mon collègue le Dr Vœgele, de cette ville. Gonflement bilatéral de la muqueuse du cornet inférieur, principalement du côté gauche. De plus, à droite, un éperon osseux partant du septum, recouvert d'une muqueuse très sensible. Obstruction de la lumière de la fosse nasale, ce qui rendait surtout l'éloignement du mucus fort difficile. Accès de douleurs au front et aux tempes ; en dehors des accès, pression souvent pénible dans la région frontale. Pour des motifs étrangers, l'opération dut être ajournée.

Les données anamnestiques des trente observations que je viens de rapporter laissèrent souvent beaucoup à désirer. Il ne me fut pas toujours possible de fournir des détails circonstanciés sur la marche des maladies, sur leurs manifestations accessoires, etc. Je crois que l'insuffisance des renseignements s'explique de la façon suivante. La migraine doit encore être rangée dans la catégorie des malaises dont le malade est obligé de prendre son parti, vu l'inefficacité des moyens thérapeutiques connus jusqu'à présent. Comme il est prouvé par l'expérience que la diversion des pensées rend souvent l'accès plus supportable, un grand nombre de malades renoncent à une observation plus attentive pendant leurs accès. Le premier cas cité me paraît d'autant plus intéressant que l'opération elle-même provoqua un accès typique. L'injection de la conjonctive, qui l'accompagnait, ainsi que la rougeur du côté malade, offrent un intérêt particulier. Je me borne ici à avoir attiré l'attention sur ce point, me réservant d'y revenir dans le cours de ce travail.

Un détail non encore signalé me semble avoir ici une grande signification. Une série de mes malades atteints de migraine appartenait à l'adolescence (13 à 15 ans). Chez les malades plus âgés il fut possible de déterminer que cette maladie, qui paralyse complètement tout effort intellectuel, avait pris naissance vers la même époque de la vie. Charcot(1) a récemment attiré l'attention sur la fréquence des maux de tête à cet âge et a insisté en outre sur ce point que le mal essentiellement rebelle a son siège au front, ce que mes propres observations ont confirmé. Je ne puis me soustraire à l'idée que, dans les cas signalés par Charcot, il ne se soit pas trouvé quelques malades atteints d'affection du nez, mais dont les symptômes locaux étaient si peu prononcés que l'on ne songea pas à procéder à l'examen de la cavité nasale. Mon expérience me fait admettre d'une façon indubitable qu'après une constatation formelle de l'état des narines, une intervention opératoire aurait produit des résultats plus prompts que l'hydrothérapie préconisée par Charcot. Je considère ce point comme tellement important que je désire vivement le voir devenir l'objet d'une étude plus approfondie.

4. NÉVRALGIE SUS-ORBITAIRE

Je suis en possession de deux cas où la névralgie sus-orbitaire typique a pu être guérie par une opération sur le nez.

(1) *De la céphalée des adolescents*, *Bulletin du Progrès méd.*, 1882, n° 47.

1° M. R., plein de santé sous tout autre rapport, après avoir été militaire pendant vingt-deux ans, avait pris un emploi civil, pour des raisons étrangères à sa santé; car il n'avait certainement aucune prédisposition névropathique. Jamais il n'avait été sérieusement malade; il souffrait seulement d'accès de rhume de cerveau excessivement fréquents. Depuis quelques années, il remarquait que le rhume de cerveau proprement dit revenait plus rarement, quoiqu'il y eût de temps en temps obstruction passagère du nez; par contre, un symptôme nouveau se produisait peu à peu, un étincellement devant les yeux, survenant par accès, sous forme de ligne circulaire rayonnant en zigzag, et accompagné de névralgie sus-orbitaire typique se prolongeant plusieurs heures. Ces accès devenaient toujours plus fréquents, plus intenses, au point que le patient ne pouvait plus continuer ses occupations. Rhinoscopiquement, je découvris avec beaucoup de peine, dans la cavité nasale d'ailleurs parfaitement normale, au cornet moyen gauche, un conglomérat de granulations d'un rouge vif, très sensible au contact de la sonde, que je fis disparaître dans une seule séance, à l'aide du galvano-cautère. Depuis ce moment tous les accès prirent fin. Deux ans se sont passés depuis, et jamais ils n'ont reparu : pas même le moindre indice. Je vois très souvent le patient et suis donc à même d'être sans cesse bien informé de son état.

2° L'observation suivante, qui est remarquable, je la dois à M. le professeur Thomas, qui avait été appelé en consultation près du patient, pour une maladie interne accidentelle. Ce cas fit voir une connexion singulière entre un état nerveux, névrosthénique, général, et des affections nerveuses locales, que je dus attribuer à une affection du nez. Et ce qui offre un intérêt particulier, c'est qu'après la guérison de cette dernière affection, l'état général s'améliora considérablement.

Le patient occupait un emploi administratif dans une localité située au pied du Kaiserstuhl ; il avait toujours été très bien portant, et surtout exempt de tout trouble nerveux. Il y a dix ans, il fut pris d'accès d'*agoraphobie*. Au commencement, les accès ne survenaient que dans des circonstances particulières, par exemple, quand il devait traverser un grand espace libre; mais peu à peu le mal s'accrut à un tel degré, que le patient devint incapable de faire à pied le court trajet de sa demeure à son bureau, et dut chaque fois prendre une voiture. Cette *crainte maladive* s'étendit encore à d'autres circonstances. Depuis six ans, le patient n'osait plus se mettre en chemin de fer; depuis cinq ans, il ne se sentait plus le courage de sortir jamais des limites de son petit ressort administratif. Une sensation de pression douloureuse à la tête, qui survenait de temps en temps, était presque toujours suivie d'accès de rhume de cerveau, dont il souffrait souvent, et disparaissait toujours en même temps que ceux-ci. Au commencement de cette année, après un rhume de cerveau violent, le nez resta bouché plus longtemps que d'ordinaire, la sécrétion devint plus forte, et il y eut des accès de violentes douleurs au front. Cette douleur ne se faisait d'abord sentir que dans l'œil gauche et au-dessus, puis s'étendait à la racine du nez et jusqu'à l'œil droit. Quelquefois s'y joignait le phénomème du scotome scintillant passager; plusieurs fois le patient ressentit des accès de névralgie passagère à la joue gauche. Dans le nez il éprouvait toujours la sensation d'une tuméfaction sèche: quand la sécrétion augmentait, les douleurs diminuaient. Mais, indépendamment de la sécrétion nasale, il y eut aussi quelquefois des rémissions qui duraient souvent plusieurs semaines, jusqu'au commencement de juillet 1882. C'est à cette époque que je fus appelé auprès du patient ; les accès revenaient presque chaque jour, leur intensité augmentait considérablement. Je trouvai d'abord un point où la douleur se localisait, c'était le foramen supraorbital des deux côtés. Rhinoscopiquement, je constatai une forte tuméfaction de la muqueuse du cornet inférieur ; celle du cornet moyen était transformée des deux côtés en une tumeur hémisphérique, très sensible au contact de la sonde. Je fis comprendre au malade la nécessité de venir chez moi pour se faire opérer : un jour fut fixé et il promit de s'y rendre. Mais au jour convenu il me manda par télégraphe que sa *crainte maladive* lui rendait le voyage impossible : je m'y attendais. Déjà j'avais renoncé à le voir jamais chez moi, lorsqu'un jour il arriva, dans une voiture entièrement fermée. Il me raconta que ses douleurs étaient devenues, dans les derniers temps, si insupportables que toutes ses hésitations avaient cessé: il ajouta que le moindre attouchement du front suffisait pour provoquer un accès. Je détruisis à l'aide du galvano-cautère la muqueuse épaissie du cornet moyen, et déjà pendant l'opération les douleurs disparurent et ne revinrent plus, même lorsqu'on frappait fortement le front. Quelques semaines plus tard le patient revint chez moi: de faibles accès étaient de nouveau survenus depuis quelques jours. Je trouvai au cornet moyen quelques restes de muqueuse encore épaissie que je cautérisai ; les douleurs cessèrent aussitôt, mais ce fut encore pour quelques semaines seulement. Quand le patient revint chez moi pour la dernière fois, il se servit du chemin de fer, ce qu'il n'avait plus fait depuis des années ; il fit à pied le chemin de la gare à ma demeure, ce qu'il n'avait plus jamais osé espérer, et il n'arrêtait pas de parler de la diminution graduelle de son *agoraphobie*. Cette fois je détruisis encore les tuméfactions du cornet inférieur, et depuis lors le patient est délivré de ses accès.

Il va sans dire que l'influence des opérations que je viens de mentionner n'ont pu avoir sur les symptômes neurasthéniques qu'une action purement psychique. Comme la résolution de subir l'opération avait eu un résultat si satisfaisant, il pourrait en être résulté pour le malade une plus grande énergie de volonté en général.

L'effet direct de l'opération se bornait aussi à la guérison des accès névralgiques.

Ainsi, les deux observations qui précèdent démontrent jusqu'à l'évidence le rapport accidentel qui existe entre certaines formes de névralgies de la cinquième paire et les affections du nez. La névralgie sus-orbitaire, comme on sait, fut spécialement considérée par certains auteurs (Mandach (1) Seeligmuller (2) et d'autres) comme étant en rapport avec une inflammation catarrhale supposée des cavités frontales. Je ne vois pas la nécessité de cette hypothèse et je crois que différents points dans ces publications pourraient avec plus de raison trouver leur explication dans l'admission de la nature réflexe de ces malaises procédant d'une affection de la cavité nasale. Mais j'admets que la question n'aurait pu être tranchée qu'après un examen rhinoscopique consciencieux. Je regrette d'autant plus vivement que les auteurs cités, malgré le grand nombre de leurs observations (Mandach par exemple a réuni 82 cas), n'aient pas communiqué les résultats qu'ils ont acquis. En outre l'expérience anatomopathologique contredit leur hypothèse. Zuckerkandl (3) a constaté, dans 150 autopsies, que le siège du catarrhe se trouvait le plus fréquemment dans les cavités d'Highmor, moins fréquemment dans les sinus sphénoïdaux, et le plus rarement dans les cavités frontales.

La dépendance de telle ou telle névralgie de la cinquième paire d'une affection du nez n'est donc probablement pas aussi rare. Tous les cas dans lesquels des accès douloureux peuvent être éveillés par une irritation de la muqueuse du nez (reniflement, éternuement) appartiennent sans aucun doute à cette catégorie. Il paraîtrait plus rationnel de poursuivre, en pareil cas, la suppression des accidents en détruisant les appareils terminaux des nerfs dans le nez plutôt qu'en opérant une solution de continuité sur le trajet des rameaux nerveux. Zeissl (4) a décrit un cas, observé dans la clinique d'Albert, qui pourrait se rapporter au sujet qui nous occupe : il est regrettable que le résultat de l'examen rhinoscopique n'ait pas été publié.

5. GONFLEMENT ET ROUGEUR DU NEZ

Déjà, au chapitre de la migraine, j'avais mentionné certains gonflements et rougeurs du nez, se manifestant par accès, comme des phénomènes accessoires et accidentels qui ne pouvaient être expliqués

(1) Ueber Neuralgia supraorbitalis intermittens; Corresp. — Bl. f. Schweizer Aerzte. 1879. S. 640.
(2) Neuralgia supraorbitalis intermittens. Centralbl. für Nervenheilkunde. 1880. S. 209.
(3) Wiener med. Jahrb. 1880. S. 88.
(4) Die Resection des N. ethmoidalis. Wiener Med. Presse. 1881. Nr. 33.

autrement que par des influences nerveuses, et dont la connexion avec ces affections parut fort probable après le succès de l'intervention thérapeutique. Dans le présent chapitre, je veux relater quelques observations où le symptôme en question était tellement manifeste qu'il faisait l'objet principal de la plainte des patients.

1. Mme H., de cette ville, s'adressa à moi pour une obstruction fréquente du nez, compliquée de fortes excitations à éternuer. J'appris en outre qu'elle avait souvent la nuit des cauchemars, qu'elle gémissait tout haut pendant le sommeil, et quelquefois poussait des cris. Je trouvai des deux côtés la muqueuse du cornet inférieur modérément gonflée et rougie. Le contact de la sonde fit augmenter rapidement l'enflure. L'irritation produite par la sonde eut encore un autre effet : la peau du bout et des ailes du nez devint rouge, luisante et tendue. A ma question la patiente répondit qu'elle était sujette à cette enflure du nez, laquelle était d'ordinaire plus forte et s'étendait jusqu'aux parties voisines des joues. Cet état survenait ordinairement par accès et disparaissait le plus souvent au bout de quelques heures. Quelquefois aussi, il durait quelques jours ; la peau ainsi enflée s'excoriait souvent, transsudait, et se couvrait de croûtes. La malade croyait trouver la cause de ces accès dans l'inhalation des vapeurs d'aliments chauds, parce que la rougeur apparaissait d'habitude pendant les repas, mais toujours accompagnée d'obstruction passagère du nez. Détail intéressant : quand j'opérai à l'aide du galvano-cautère la muqueuse du cornet gonflé (ce qui exigea plusieurs séances), il survint régulièrement chaque fois un de ces accès à un degré assez intense ; la peau du nez et des parties avoisinantes des joues devenait œdémateuse et luisante, au point de paraître atteinte d'érysipèle. Cependant les troubles trophiques mentionnés plus haut ne revenaient plus, et après un ou deux jours la peau redevenait normale. Après ces opérations, il restait encore à enlever du côté gauche un petit éperon osseux, partant de la cloison et recouvert d'une muqueuse très rouge et très sensible. Le résultat fut que le nez resta décidément libre, les accès de cauchemar ne revinrent plus, la tuméfaction et l'inflammation de la peau du nez cessèrent. Une chose resta cependant : les parties de la peau, qui étaient auparavant si souvent hypérémiées, gardèrent une disposition à se rubéfier plus facilement et plus fortement, à la suite d'excitations directes, que les parties voisines qui restaient toujours normales. Évidemment la dilatation fréquente de ces vaisseaux avait amené finalement un certain relâchement de leur musculature.

2. M. M. me fut adressé par M. le Conseiller médical Stephani de Mannheim. Hypertrophie tonsillaire du côté gauche et épaississement granuleux de la paroi latérale du pharynx du côté droit. En détruisant ces accidents à l'aide du galvano-cautère, je remarquai par hasard que la muqueuse du cornet inférieur commençait des deux côtés à se tuméfier. Le lendemain cet accident durait encore, et en même temps apparaissait une forte tuméfaction du bout du nez et des parties avoisinantes des

joues. A ma question le patient répondit qu'il souffrait très souvent de tuméfaction de la peau du visage. Cette tuméfaction n'atteignait pas seulement le nez et les joues, mais quelquefois aussi les paupières inférieures, à tel point qu'il voyait à peine, sans cependant que ces parties devinssent rouges ou sensibles. Ces accidents survenaient d'ordinaire dans la matinée et disparaissaient tout d'un coup vers midi. Je procédai à la cautérisation de la muqueuse du cornet inférieur et aussitôt ces accidents prirent fin. Le patient m'écrivit plusieurs mois après que cette infiltration œdémateuse de la peau du visage n'avait plus reparu.

3. Mᵐᵉ D., de cette ville, souffrait des mêmes accidents. Les accès de tuméfaction de la peau du nez débutaient, le plus souvent, par de violents éternuements. Puis la peau du nez et quelquefois aussi des parties voisines des joues devenait très luisante, sans trop se colorer. L'époque des accès n'était pas déterminée. Ils pouvaient être provoqués par une irritation de la muqueuse nasale causée, par exemple, par la respiration dans une atmosphère poussiéreuse. A l'attouchement par la sonde des extrémités antérieures très gonflées des cornets inférieurs, ce symptôme pouvait se produire d'une façon très marquée. Il se produisait pareillement pendant l'opération galvano-caustique des parties gonflées de la muqueuse, et durait régulièrement plusieurs jours après chaque opération. Après la destruction des parties atteintes, ces accidents, qui avaient sensiblement défiguré cette jeune dame, ne revinrent plus.

4. Dans la personne de Mˡˡᵉ P., de cette ville, je trouvai le pendant parfait du cas précédent. Même au moindre contact de la sonde avec les parties tuméfiées des cornets inférieurs, il se produisait d'une manière frappante une boursouflure fortement tendue de la peau extérieure du nez, sans aucune trace de rougeur, mais qui ne durait pas longtemps. Malheureusement la patiente, malgré tous les appels faits à sa vanité, ne put encore se résoudre à l'opération.

5. M. F., négociant, me fut adressé par M. le Dʳ de Hoffmann, de Baden. Le patient se portait à merveille ; mais depuis environ trois mois, il remarquait que lorsqu'il buvait modérément du vin, même mélangé d'eau, la peau de son nez dans toute sa longueur devenait écarlate, et en même temps il ressentait dans cette partie une douleur brûlante qui l'incommodait fort. Les extrémités antérieures des cornets inférieurs étaient visiblement tuméfiées, mais très légèrement. D'ailleurs, aucun autre symptôme qui indiquât une affection du nez. Nulle image typique des rougeurs de la peau ne put être produite même par de fortes irritations à l'aide de la sonde. Par contre cette rougeur se produisait à chaque opération galvano-caustique des parties tuméfiées, mais cependant pas au même degré qu'elle se montrait spontanément dans les circonstances mentionnées plus haut. Malgré cela, l'opération eut l'effet désiré ; les accès cessèrent.

6. Pour une raison spéciale, je voudrais ici revenir encore une fois sur une observation que j'ai placée au premier rang des cas de migraine et qui trouve également sa place ici. Dans le cas du jeune F., il y avait une disposition semblable à des gonflements de la peau extérieure du nez sur-

venant par accès ; en outre les parties atteintes devenaient eczémateuses, sans qu'aucune irritation directe y eût donné lieu. J'ai déjà dit que l'opération galvano-caustique produisait aussi le même effet. Mais ici surgit encore une autre circonstance très importante. Le patient déclara qu'il avait eu plusieurs fois des érysipèles au visage. Anamnestiquement, je pus constater ce qui suit sur ces prétendus accès d'érysipèle : ils partaient de la peau du nez et s'étendaient sur la peau de l'une ou l'autre joue jusqu'à la paupière inférieure ; jamais l'inflammation ne s'étendait plus loin ; il n'y avait pas d'accidents généraux, à l'exception d'une seule attaque, où le patient eut un peu de fièvre ; quant à l'inflammation de la peau, elle disparaissait toujours au bout de quelques jours. Pour les raisons susdites, je suis tenté d'admettre que cette inflammation *érysipélateuse*, qui d'après son apparence pouvait être diagnostiquée comme telle, n'était cependant pas un érysipèle proprement dit du visage. Il me paraît plus vraisemblable qu'il s'agissait également ici de névroses réflexes vasomotrices de la peau du visage, ne se distinguant des attaques plus fréquentes qui survenaient dans la région du nez, que par leur étendue ordinairement plus considérable. Depuis le temps que j'observe le patient, il n'y a plus eu d'accès à la suite de l'opération que j'ai faite.

Dans les observations que je viens de citer, il s'agissait d'accès, où n'apparaissaient pas seulement des troubles purement vasomoteurs de la peau malade, mais aussi des « formes mixtes angionévrotiques » (Schwimmer) ; même des modifications eczémateuses de la peau furent constatées. Dans tous les cas du reste les parties affectées de la peau reprenaient leur forme normale. Il est facile de comprendre que, partout où des névroses vasomotrices de ce genre existent depuis longtemps, ou se répètent fréquemment, les troubles trophiques prennent manifestement une place prépondérante qui entraîne une modification permanente du tissu cutané dans le domaine des régions affectées. C'est ici le cas de rapporter les deux observations suivantes :

1. Le premier cas, je le dus à M. le professeur Thomas. Il s'agissait d'un sujet sortant de sa policlinique, âgé de quinze ans, atteint d'un catarrhe chronique hyperplastique, siégeant plus particulièrement au cornet moyen ; le cornet inférieur était gonflé sans que son revêtement muqueux parût très fortement hypertrophié. Le malade souffrait par accès, depuis neuf mois, de gonflement et de rougeur du nez, des joues et de la lèvre supérieure, d'assez courte durée, de sorte que la moindre excitation de la muqueuse du nez suffisait pour provoquer un accès. A la policlinique, on lui fit des douches nasales après lesquelles survenait un violent gonflement des parties sus-nommées. Lorsque je touchai la muqueuse du cornet inférieur avec une sonde, je provoquai déjà pendant l'opération les

manifestations dont j'ai parlé. De même que dans le cas rapporté plus haut en première ligne, les accès spontanés apparaissaient de préférence pendant le repas principal, également accompagnés ici d'une obstruction forte mais passagère du nez, provoquée sans doute par les mêmes causes.

Des accès plus violents, *rappelant exactement l'érysipèle*, se développèrent lorsque je détruisis les parties tuméfiées du cornet inférieur au galvano-cautère, mais disparurent rapidement en quelques heures. Ici encore l'opération eut pour résultat de faire cesser le gonflement. Toutefois, dans ce cas encore, les régions affectées conservèrent une tendance à rougir plus vivement que les autres parties sous l'influence d'excitation directes. L'hypérémie et le gonflement se développant par accès et passagèrement dans les parties en question eurent en outre pour conséquence d'amener des modifications *permanentes*. Le tissu cutané du dos, des ailes du nez et surtout du septum extérieur était considérablement épaissi et transformé en tissu fibreux. Par suite, les ailes du nez avaient l'apparence de plaques rigides et immobiles, les narines étaient fortement distendues par le septum considérablement élargi, le dos du nez épaissi sous forme de crosse. Il est d'un intérêt particulier de constater que dans toutes ces régions les poils étaient beaucoup plus nombreux, desorte que ces parties apparaissaient comme recouvertes d'un léger duvet. Le malade affirme très formellement qu'aucune de ces modifications n'existait, il y a un an. Il va sans dire qu'on ne doit pas s'attendre à voir rétrocéder les troubles trophiques dans ces régions, lors même que les troubles vasomoteurs viendraient à cesser.

2. M. S., architecte me fut adressé par mon confrère Pfefferle de Friesenheim. Le malade souffre, depuis des années, d'une obstruction du nez disparaissant tantôt rapidement, durant tantôt des journées entières. Souvent cet état se compliquait de migraine. En 1879, le malade remarqua pour la première fois, *pendant un accès de migraine violente*, que la peau de la région dorsale du nez et des deux joues était tendue et brillante, gonflée et rouge. Un médecin appelé immédiatement, diagnostiqua le début d'un érysipèle de la face, qui probablement irait se propageant. Or, il n'y eut ni extension de la dermatite, ni manifestation fébrile. En trois jours, la peau avait repris son aspect normal. Depuis lors, le malade a éprouvé des accès semblables avec ou sans migraine, si souvent qu'il ne lui était pas possible d'en fixer le nombre. La forme de ces attaques se modifia de la façon la plus intéressante. Par suite d'hypérémies multipliées, la peau s'épaissit de plus en plus, particulièrement sur le dos du nez, et devint ferme, résistante et plus pâle. Le malade pouvait prouver, d'après des photographies plus anciennes, que le dos de son nez s'était manifestement épaissi dans les dernières années. Il paraît qu'au milieu de ces tissus fibreux les vaisseaux avaient perdu plus tard leur aptitude primitive à se dilater, de sorte que la peau devenait luisante et tendue, mais sans plus rougir. Je trouvai la muqueuse des cornets inférieurs gonflée, au point que je ne pus apercevoir (et non sans difficulté) les cornets

4

moyens qu'après l'avoir déprimée à l'aide d'une sonde d'une part, d'autre part avec les branches du speculum de Markusovski. Il n'existait en somme ici qu'un léger catarrhe hyperplastique de la muqueuse. Les manœuvres avec la sonde et le speculum eurent encore pour résultat de provoquer un faible accès, car la peau du nez commença à devenir fortement luisante. Je ne puis malheureusement dans ce cas fournir la seule preuve decisive de la subordination du trouble vaso-moteur à l'affection nasale, à savoir le succès de l'intervention thérapeutique. En effet le malade, absorbé par ses travaux, ne put se résoudre à les abandonner pour quelques jours, circonstance qui a son poids dans les interventions rhinochirurgicales plus importantes. En présence de cette situation, j'estimai que l'opération pourrait n'être pas exempte de danger et j'y renonçai provisoirement.

Si nous jetons un coup d'œil sur les modifications ci-dessus mentionnées, qui se manifestent sur la peau sous l'influence de réflexes nerveux vasomoteurs occasionnés par des affections du nez, et qui peuvent se transformer en inflammations dûment caractérisées après n'avoir été que des hypérémies rapidement passagères ou des érythèmes exsudatifs, notre intérêt s'attachera en première ligne à la plus fréquente de ces formes, celle qui rappelle **l'érysipèle**.

Il est un fait depuis longtemps connu et rapporté par une série d'auteurs, C. O Weber (1), Tillmanns (2) etc, qu'il existe des inflammations de la peau qui ont les apparences de l'érysipèle. Mais il leur manque deux conditions — abstraction faite des autres — sans lesquelles, dans l'état actuel de la science, il ne saurait être question d'erysipèle : la **propagation** et **l'origine bactérielle**. Au sujet de la **première** condition, il y a contradiction lorsqu'on désigne sous le nom d'« erysipelas **fixum** » des cas comme ceux rapportés ci-dessus. L'adjectif annule ici manifestement la définition donnée au mot principal. Quant à la **seconde** condition, on n'a pas le droit d'appliquer des expressions comme celles « d'érysipèle **cataménial** », du moment qu'on y rattache l'idée que des troubles **nerveux** seuls ayant rapport aux menstrues ont provoqué la dermatite. Le défaut d'une nomenclature bien nette conduit fréquemment à des erreurs. Plus d'une claustration inutile, plus d'un isolement non justifié de malades peut être résulté de ce défaut. Il faut admettre sans doute que des malades prédisposés à de pareilles dermatoses purement vasomotrices

(1) Handb. der Chir. v. Pitha-Billroth, II. Bd., 2. Abth., 1. Lief.
(2) Deutsche Chirurgie, Lief. 8, S. 63.

peuvent être également atteints d'érysipèle typique. On pourrait admettre qu'ils peuvent en être atteints plus **facilement**. Cependant ce
fait ne peut être en aucune façon invoqué comme preuve de l'iden-
tité étiologique de ces deux formes de maladies. Je crois qu'il serait
rationnel de réserver la désignation « d'érysipèle » à l'inflammation
cutanée spécifique qui se propage par bactéries et de ne pas l'étendre
davantage à ces formes purement névrotiques qui n'ont de commun
avec la première catégorie que l'**apparence**, tandis qu'elles en diffèrent complètement au point de vue **étiologique**.

Dans une proche parenté avec les névroses des tissus cutanés que
j'ai observées se trouvent sûrement des cas sur lesquels Quincke(1)
a attiré récemment l'attention sous le nom d' « **œdème cutané aigu
circonscrit** » et auxquels plus récemment encore Jamieson(2) a ajouté
des observations instructives. L'observation fréquente de pareilles
formes peut avoir déterminé un homme de la valeur critique d'un
Hutchinson à admettre, dans une publication sur l'**érysipèle** (3), la
possibilité d'une origine **spontanée** de l'érysipèle : « *it is capable of
spontaneous origin....., it seems impossible to believe that the disease
is due to a specific poison* » dit l'auteur, sans doute sans prendre en
considération les plus récents travaux allemands. Mais le fait sur
lequel s'appuie l'opinion de Hutchinson est assurément exact. L'aspect de la surface cutanée malade, c'est-à-dire de l'inflammation de
la peau, n'offre rien en soi d'exclusivement spécifique ; la peau réagit
absolument de la même façon contre des irritations entièrement différentes parmi lesquelles une seule, la plus fréquente, il est vrai, a
été étudiée plus spécialement jusqu'à ce jour, à savoir l'influence
de certains micrococcus. Mais il me paraît tout aussi possible
d'établir une distinction entre l'inflammation cutanée résultant de
cette dernière cause et des dermatites similaires d'origine différente, dès que l'on embrasse d'un coup-d'œil tout le tableau clinique, l'évolution d'ensemble de la maladie.

Il est intéressant de constater, d'après l'observation rapportée ci-
dessus, que des dermatites de ce genre rappelant l'érysipèle peuvent
se compliquer de **migraine**. Des inflammations cutanées de cette
nature furent plusieurs fois observées à la suite d'accidents névral-

(1) Quincke. Monatshefte für pract. Dermatologie, 1882. N° 5.
(2) Jamieson. Acute circumscribed œdema. Edinburgh med. Journ., June 1883.
(3) Hutchinson. On certain diseases allied to Erysipelas. Med. Times and Gaz. 1883. January 6.

giques, par exemple par **Anstie** (1), **Erb** (2) et d'autres. Il est permis de penser que les **deux** névroses, la névrose sensible aussi bien que la névrose purement vasomotrice ont une origine commune ; qu'occasionnellement toutes les deux peuvent avoir leur point de départ dans des affections du nez. J'émettrai plus tard une hypothèse qui expliquerait cette connexion encore d'une autre manière.

Je voudrais revenir brièvement sur certains faits qui éclairent mes observations. D'après l'apparence extérieure, on peut distinguer parmi elles deux formes qui toutefois se compliquent souvent l'une l'autre : 1° celles où l'on ne remarquait qu'un **gonflement œdémateux** très intense de la peau sans rougeur ; 2° celles qui n'offraient qu'une rougeur manifeste de la peau sans gonflement. La première forme se rapporte à l'observation n° 2, la seconde à l'observation n° 5 : les autres observations présentent les deux symptômes à la fois. On ne peut songer à établir une distinction essentielle entre ces deux formes. Mais on cherche involontairement à expliquer la différence des manifestations par ce fait que dans le **premier** cas la production de la dilatation se montra dans le réseau plus profond **des tissus sous-cutanés,** tandis que dans le **deuxième** ce fut dans le stratum vasculaire superficiel **sous-papillaire.** Dans le **premier cas,** celui dans lequel ces produits de dilatation s'opéraient dans un rayon vasculaire plus important, le phénomène d'exsudation dans les tissus parvint à prendre une telle importance qu'il en résulta une compression des vaisseaux cutanés superficiels. Dans les formes **mixtes,** la transsudation n'était pas assez considérable pour comprimer les vaisseaux superficiels ; la dilatation des vaisseaux put se produire dans les **deux** réseaux vasculaires à un degré modéré. Dans le **second** cas enfin, la dilatation se produisant dans un rayon vasculaire bien moins étendu, le phénomène de transsudation ne se montra pas très intense, mais par contre la rougeur se fit d'autant plus remarquer à cause de la situation superficielle des vaisseaux dilatés. De cette manière, il ne saurait exister dans les diverses catégories que des différences **de degré.**

D'autre part, je ne puis reconnaître d'après mes observations aucun symptôme différentiel fondamental, mais seulement des formes de

(1) On certain painful affections of the fifth nerve. The Lancet 1886, II., pag. 199.
(2) V. Ziemssen's Spec. Path. und Therap. Bd. 12, II., S. 53.

transition. Et de fait, avec la rigueur de l'expérimentation, je ne constatais sur les mêmes individus, alors que je n'agissais sur la muqueuse nasale malade qu'avec des excitants *plus faibles* (attouchement par la sonde), que l'angionévrose mitigée passagère décrite plus haut. Quand les excitations de la muqueuse étaient *plus* énergiques (attouchement galvano caustique de courte durée), ce phénomène à la peau durait beaucoup plus longtemps, souvent un ou deux jours. L'excitation était-elle *extrêmement* forte (opération galvano-caustique prolongée), il en résultait graduellement un trouble de nutrition de la peau tel que le tissu avait besoin d'une série de jours pour se réparer et présentait tous les symptômes d'une inflammation typique. En présence de ces faits, il paraît difficile d'opposer une pareille inflammation à certaines formes de transsudation simple comme celles que j'ai décrites plus haut ; et dans tous les cas on serait tenté de croire qu'il pourrait de même ici ne s'agir que d'une différence de degré.

Il a été prouvé dans les observations rapportées ci-dessus que, sous l'influence angionévrotique, d'autres modifications encore peuvent se produire dans les régions de la peau affectées. Il me paraît très important de noter que ces dermatites angionévrotiques se présentant par accès peuvent être suivies tout aussi bien de modifications persistantes de la peau que les erysipèles typiques à récidives fréquentes : dans les deux cas, il peut se produire une induration scléreuse des régions de la peau atteintes. Mais une pareille induration ne se développera probablement que dans le cas où cette vasodilatation fréquente se passe principalement dans le réseau vasculaire du **tissu connectif sous-cutané.** Par contre, si ces manifestations vasodilatatrices ne se produisent que dans le stratum sous-papillaire de la peau, il n'en résultera qu'un relâchement progressif de la musculature des vaisseaux cutanés superficiels et une **rougeur du nez permanente** comme conséquence. Par suite, on pourrait établir anamnestiquement dans la plupart des cas de rougeur du nez permanente, que cet état a été engendré par une rougeur du nez se produisant par accès. Ces jours derniers, je fus consulté par M. K , de Brunswick, qui depuis dix ans était affecté d'une rougeur intense du nez. Chez ce malade, on pouvait observer d'une façon particulièrement intéressante comment les accès revenaient de plus en plus fréquemment et duraient de plus en plus longtemps, jusqu'à ce qu'enfin la rougeur devint l'état ordinaire, sauf de courts intervalles pendant lesquels le nez était moins injecté (1).

Il est évident que dans ces conditions l'appareil **folliculaire** de la peau peut aussi devenir le siège de modifications pathologiques. Deux faits que j'ai observés pourront servir à l'appui :

1. M. V..., marchand de vin à O, me consulta pour une séborrhée prononcée de la peau du nez et des parties voisines des joues. La peau était légèrement rougie et couverte d'escharres luisantes comme la graisse qui se laissaient facilement détacher et reposaient sur un épiderme intact. Anamnestiquement, j'appris ceci : à un moment déterminé, le plus souvent dans la matinée, le nez avait coutume de se colorer fortement et le plus souvent spontanément. Cette rougeur diminuait pendant le reste du jour et ordinairement ne se montrait pas encore le lendemain au réveil. Cette affection de la peau durait depuis environ un an. Particularité intéressante : le patient souffrait extrêmement autrefois d'asthme nerveux ; cet asthme disparut complètement lorsque survinrent de fréquents accès de migraine, qui cessèrent à leur tour quand commença l'affection de la peau dont nous avons parlé. Celle-ci consistait d'abord dans une rougeur des régions cutanées survenant par accès ; plus tard seulement, il s'y ajouta une secrétion anormale des glandes. Je commençai par traiter la séborrhée d'après la méthode d'Unna avec une pommade sulfureuse ; durant le traitement, la formation des escharres cessait chaque fois, mais les accès de rougeur persistaient après comme avant, et, sous l'influence des accès, les escharres se reproduisaient de nouveau dès qu'on interrompait pendant une semaine seulement l'application de la pommade. Par suite de ces insuccès, le patient se décida finalement à subir l'extirpation des parties très gonflées des extrémités antérieures des cornets inférieurs, opération que je lui avais depuis longtemps proposée. Depuis lors la rougeur du nez devint beaucoup moins fréquente, toutefois la peau se colorait encore très facilement sous l'influence d'agents extérieurs.

2. A l'occasion d'une consultation avec mon confrère Beyer de Kirchhoffen pour une maladie qui ne rentre pas dans notre sujet, on m'amena aussi une jeune fille qui souffrait depuis un an d'une obstruction du nez accompagnée souvent de coloration et de tuméfaction de la partie dorsale

(1) Il existe encore sur le développement d'une rougeur persistante du nez une autre manière de voir beaucoup plus ancienne qui est sans contredit très-séduisante, mais à laquelle je ne puis cependant pas souscrire. Bresgen soutient, dans plusieurs de ses communications (pour la première fois dans la première édition de son livre sur « les catarrhes chroniques du nez et du pharynx » page 43), qu'une rougeur anormale permanente de la peau du nez doit être attribuée à des phénomènes de stase qui seraient eux-mêmes entretenus par une inflammation catarrhale chronique de la muqueuse nasale. Je ne puis pas bien comprendre, pour des raisons anatomiques, quelle influence des modifications de la muqueuse dans l'intérieur du nez peuvent exercer sur la circulation du sang veineux dans la peau du nez, puisque ce sang s'écoule principalement, non vers la muqueuse, mais dans les venæ alares narium et de là dans la veine cephalica anter.

du nez et des régions des joues voisines. Une chose surtout importunait la malade ; des nodosités se formaient de plus en plus nombreuses sur les parties affectées des joues, tandis qu'auparavant la peau du visage avait toujours été parfaitement nette. Ces nodosités consistaient particulièrement dans des comédons fortement développés : d'autres parties couvertes de croûtes minces et adipeuses, dont la surface inférieure laissait voir distinctement les prolongements en forme d'aiguille, offraient les nodosités typiques du « **lupus erythematosus disseminatus.** » Malheureusement, je n'ai pu observer ce cas que d'une manière transitoire. Comme cause, je ne découvris qu'une forte tuméfaction de la muqueuse du cornet inférieur.

Quoique cette observation soit incomplète, je ne puis m'empêcher de penser que dans ce cas le « lupus érythémateux » représente une trophonévrose de la peau, spécialement localisée dans les glandes sébacées, qui s'est formée **secondairement** à la suite de névroses vasomotrices de la peau rappelant **l'érysipèle**. Mais je ne me crois pas encore autorisé à tirer une conclusion générale de cette observation isolée, quelque séduisante qu'elle me paraisse.

On ne sait encore que très peu de chose sur les névroses vasomotrices **des muqueuses**. La publication récente de Rossbach dans la « *Berliner Klin. Wochenschrift* » sur cette question présente le plus haut intérêt. J'ai observé un cas qui, pendant plusieurs jours, me causa d'abord de grandes préoccupations parce que je ne pouvais m'en expliquer les manifestations, mais que je suis maintenant tenté de considérer comme une névrose vasomotrice de la muqueuse pharyngienne. Quoique ce cas ne rentre pas directement dans le sujet qui nous occupe, puisque la névrose ne dépendait pas d'un réflexe de la membrane pituitaire, mais qu'elle était causée par une irritation directe de la muqueuse du pharynx, il ne me semble pourtant pas déplacé d'en parler ici, d'abord à cause de sa rareté, ensuite parce qu'il me servira plus tard pour ma démonstration.

M. K..., avocat, m'avait été adressé par M. le professeur Thomas. Le malade souffrait de fréquents enrouements passagers qui, au laryngoscope, paraissaient ne procéder que d'un catarrhe insignifiant des cordes vocales. J'avais en outre pu constater une pharyngite granuleuse qui obligeait le malade à expectorer souvent. Sachant par expérience que cette affection du pharynx occasionnait ordinairement des catarrhes laryngiens récidivant avec facilité, je proposai au malade de détruire les granulations avec le galvano-cautère. J'en avais à peine détruit deux du côté gauche à l'aide du cautère aigu que le malade se plaignit d'une forte douleur dans la nuque. J'interrompis immédiatement l'opération en recommandant au malade d'observer le repos et d'avaler de petits fragments de glace. Une heure à peine après son départ, je fus mandé auprès de lui en toute hâte, les mêmes phénomènes s'étant reproduits avec beaucoup plus de violence. En arrivant, je trouvai une forte contracture des muscles gauches de la nuque de telle sorte que le malade ne pouvait remuer la tête sans éprouver de fortes douleurs. Mais ce qu'il y avait de plus surprenant, c'était l'état dans lequel se trouvait la muqueuse du pharynx. Le côté gauche de la paroi postérieure du pharynx était le siège d'un gonflement œdémateux, transparent par endroits, qui excitait le malade à de continuelles tentatives de déglutition. Chaque déglutition lui causait une douleur très vive et lancinante. La température, le pouls et la respiration étaient dans un état tout à fait normal. En revenant plus tard dans la soirée, je trouvai ce malade à peu près dans le même état, seulement l'œdème du pharynx avait augmenté sans avoir toutefois gagné en étendue. Le pouls, la température et la respiration étaient normaux. Cette dernière fonction n'était pas le moins du monde gênée. Craignant cependant une extension de l'œdème au larynx, j'engageai la famille du malade à me faire chercher aussitôt que la respiration commencerait à s'embarrasser. Quant à moi, je préparai tout pour une trachéotomie, ne pouvant penser à sonder la glotte à l'aide du laryngo-dilatateur, vu la sensibilité extrême de la muqueuse du pharynx. Mais on ne vint pas me chercher et le lendemain l'œdème avait diminué. Le jour suivant l'œdème ainsi que la contracture des muscles de la nuque avaient complètement disparu.

Auparavant j'avais déjà très souvent appliqué le galvano-cautère aux affections du pharynx sans avoir jamais rien observé de pareil. J'avais toujours apprécié l'avantage de ce mode opératoire à cause de la facilité qu'il donne de localiser l'effet de la cautérisation avec la plus grande précision. J'avais en outre constaté cet autre avantage de pouvoir restreindre l'inflammation réactive aux parties les plus voisines du point cautérisé. Le peu d'étendue de la surface cautérisée, la rapidité avec laquelle le gonflement s'était développé, l'absence complète de toute fièvre, ne permettent pas de supposer que les symptômes dont il a été question aient été la conséquence d'une inflammation produite par la cautérisation. Je serais plutôt porté à admettre que le cautère a touché la branche anormale d'un nerf d'assez près pour l'irriter sans le détruire. Cette irritation doit avoir produit dans le rayon de son innervation une névrose vasomotrice de la membrane muqueuse, analogue aux névroses des vaisseaux cutanés ci-dessus décrites. Peut être la contracture des muscles gauches de la nuque trouvera-t-elle la même explication. Je serais tenté d'admettre une imbibition séreuse des muscles de la nuque causée par des influences anglo-névrotiques, plutôt qu'une contracture par réflexe qui aurait duré deux jours et aurait été provoquée par une irritation de la muqueuse du pharynx.

O. Heusinger (1) a décrit, il y a plusieurs années, un cas qui a quelque ressemblance avec celui dont je viens de parler. Quincke a aussi mentionné dans le travail déjà cité que, d'après ses observations, le pharynx ainsi que le larynx peuvent devenir le siège de gonflements tels qu'il en résulte une sténose considérable.

6. VERTIGES

Sous ce titre général, je me propose de rapporter quatre observations qui me paraissent être de la plus grande importance.

1. M. K..., d'ici, vint me consulter l'été dernier, au sujet d'une gêne de peu d'importance dans le pharynx; je ne pus constater qu'un léger catarrhe chronique du pharynx qui guérit rapidement à la suite d'un badigeonnage avec de la glycérine iodée. En outre j'appris que mon client avait déjà passé par toute une série de maladies graves dont il s'était assez bien rétabli, mais à la suite desquelles son système nerveux s'était extrêmement affaibli. Je ne pus donc pas m'empêcher de chercher la cause des différents symptômes nerveux dont souffrait le patient dans une faiblesse générale des nerfs, et j'étais loin de les attribuer à une affection locale. C'étaient surtout de fréquents cauchemars nocturnes qui incommodaient son sommeil et lui faisaient souvent pousser des cris. Pendant la journée le patient souffrait souvent de vertiges accompagnés d'un léger mal de tête, qui se faisaient sentir principalement dans la matinée et cessaient vers midi. Comme le patient souffrait en même temps de fréquentes obstructions du nez, j'examinai ses narines et découvris dans les deux fosses nasales un gonflement considérable de la membrane muqueuse du cornet inférieur.

Malgré cela, je n'aurais pas osé insister sur une opération desdits gonflements, si le malade ne s'était pas déclaré spontanément prêt à s'y soumettre, déterminé qu'il y était par les heureux résultats d'une opération qu'autrefois j'avais fait subir, dans des circonstances analogues, à une de ses parentes (V. cas 2 du chapitre « cauchemar », dans la première partie de cette brochure). Je détruisis en plusieurs séances les parties malades en appliquant le galvano-cautère. Par suite de cette opération, non seule-

(1) Ein Fall von ödematöser Pharyngitis. Deutsches Arch. f. Klin. Med. Bd. II.

ment les cauchemars cessèrent, **mais en outre les vertiges disparurent aussitôt.** J'ai eu jusque dans les derniers temps l'occasion de me convaincre de la persistance de la guérison.

2. M. V..., négociant de notre ville, avait subi, il y a quelque temps, une cautérisation du pharynx pour une pharyngite granuleuse très prononcée avec développement considérable des piliers latéraux. Peu de temps après cette première opération, le patient vint me consulter au sujet d'incommodités qui n'avaient évidemment aucun rapport avec la première maladie. Depuis plusieurs mois le patient était sujet sans cause spéciale à des vertiges accompagnés d'une obstruction passagère du nez. Ces attaques se produisaient également dans la matinée pour disparaître d'elles-mêmes après une courte durée. Je n'avais à constater aucun autre phénomène du côté du cerveau, notamment aucun mal de tête ; le patient voyait tourner les objets autour de lui et chancelait toutes les fois qu'il essayait de faire un pas. Sur ce point le cas différait essentiellement du précédent. Il s'agissait ici d'un homme très musclé et jouissant d'une excellente santé, exempt de toute affection nerveuse. L'examen rhinoscopique donna le même résultat que dans le cas précédent : la membrane muqueuse du cornet inférieur des deux côtés était également gonflée à un haut degré. La destruction galvano-caustique de ces régions, que je proposai, sans hésitation, délivra complètement le malade de ses vertiges, qui depuis lors ne se sont plus montrés.

3. Dans le cas suivant, il ne me fut momentanément pas possible de procéder à l'opération indiquée. M. R..., fabricant, m'avait été adressé par M. le professeur Thomas. Ce dernier, après avoir examiné scrupuleusement le malade, n'avait pu constater aucune modification organique capable d'occasionner les fréquents vertiges et les maux de tête dont il souffrait. Ici encore, je trouvai des deux côtés un gonflement de la muqueuse des cornets. D'après cet examen rhinoscopique, et me basant sur les deux observations ci-dessus mentionnées, je crus pouvoir faire espérer au patient que **très probablement** la destruction des parties tuméfiées mettrait fin à ses souffrances, mais je ne pus le lui garantir **avec certitude,** vu le nombre restreint de mes observations. Cette promesse sous réserve ne parut sans doute pas suffisante au malade, car il ne revint plus.

4. M. S..., meunier à Waldkirch, souffrait de fréquentes migraines du **côté gauche** et même de vertiges qui, avec une extrême précision, apparaissaient aux mêmes heures de la matinée et cessaient vers midi. Au point de vue rhinoscopique, il fut pour moi du plus haut intérêt de constater que la muqueuse du cornet inférieur n'était gonflée que du **côté gauche,** à l'exclusion du côté droit qui était tout-à-fait normal. Après la destruction du gonflement du côté gauche, les attaques cessèrent si complètement que le patient se sentait « un tout autre homme », suivant son expression.

L'explication de ces phénomènes n'était pas facile pour moi. Au début, j'étais tenté d'admettre l'hypothèse suivante, assez risquée du reste.

Les recherches importantes de Schwalbe, Axel, Key et Retzius nous ont appris qu'il y a une relation directe entre la muqueuse de la narine et l'espace subdural du cerveau par l'intermédiaire de vaisseaux lymphatiques préexistants. Il ne me parut pas invraisemblable d'admettre qu'un gonflement aigu de la muqueuse nasale, se manifestant sous forme d'accès, pût produire une réplétion passagère des pores et amener une augmentation de pression du liquide cérébrospinal. Je crois qu'il n'est pas nécessaire d'entrer dans une discussion des objections qu'on pourrait élever contre cette supposition et je ne mentionnerai qu'une seule hypothèse, laquelle du moins s'appuie sur des observations **analogues**. Elle se base sur des faits que j'ai traités dans le chapitre précédent comme des réflexes strictement vasomoteurs. De même que dans ces cas-là, il se développait dans la peau du visage une dilatation réflexe des vaisseaux avec œdème consécutif apparaissant subitement et disparaissant rapidement, de même le processus analogue, c'est-à-dire une dilatation vasculaire avec œdème consécutif provoqué par action réflexe de la même muqueuse pourrait se reproduire ici dans des parties circonscrites du cerveau, — avec cette différence, bien entendu, que l'afflux brusque d'un liquide dans la substance cérébrale, étant donnée la résistance de son enveloppe, doit engendrer bien plus facilement **l'anémie capillaire** que cela n'aurait lieu pour le tissu cutané plus extensible. Le même ordre d'idées permet aussi de déduire encore d'autres conclusions. Du moment qu'une anémie **circonscrite** du cerveau, occasionnée par une dilatation vasculaire réflexe, peut produire des vertiges passagers, il n'est pas invraisemblable que le même procédé mécanique embrassant une plus grande étendue vasculaire puisse, en produisant l'anémie **diffuse** du cerveau, conduire à des accès qu'on pourrait sous tous les rapports appeler **épileptiformes**.

Qu'une pareille anémie **diffuse** du cerveau se manifestant par accès puisse avoir son point de départ par réflexes dans la muqueuse nasale, le cas suivant me semble l'indiquer.

7. ACCÈS ÉPILEPTIFORMES

La malade en question, ouvrière dans une filature de soie à Waldkirch, âgée de vingt-cinq ans, souffrait depuis sa quinzième année, époque de l'apparition de ses règles, d'accès épileptiformes bien caractérisés. Au commencement de chaque période menstruelle, et cela toujours dès le matin de la première journée, un pareil accès apparaissait ; dans les intervalles la malade en était totalement exempte. Les menstrues étaient régulières mais faibles, ne duraient le plus souvent qu'un jour et n'étaient accompagnées d'aucun autre molimen. Pendant les accès, la malade était chaque fois entièrement privée de connaissance et souffrait de spasmes cloniques violents. Leur durée était ordinairement de quinze à trente minutes ; ils n'étaient pas précédés d'une aura proprement dite. La patiente, légèrement anémique, ne souffrait d'aucune des incommodités qui en résultent d'habitude, si ce n'est d'une pression douloureuse fréquente au sommet de la tête.

Ce fut à propos du phénomène suivant que la malade vint me consulter. A l'époque de ses règles, une obstruction presque complète des narines se faisait remarquer. Mais tandis qu'autrefois, la menstruation une fois passée, les fosses nasales redevenaient libres, l'imperméabilité du nez persistait maintenant pendant les intervalles, bien qu'à un degré moindre, de sorte que la respiration par le nez devenait de plus en plus pénible. J'appris aussi que, dans ces derniers temps, l'épilepsie commençait à s'aggraver ; il est vrai que les accès ne revenaient qu'au commencement de chaque période menstruelle, mais ils duraient plus longtemps et les convulsions étaient plus fortes. Ce qui inquiétait le plus la malade, c'est qu'à la dernière menstruation, quelques jours seulement avant qu'elle vint me voir, deux accès s'étaient produits le même jour.

En examinant le nez, je trouvai un gonflement si prononcé de la muqueuse des deux cornets inférieurs, que je ne compris pas comment la malade pouvait encore respirer par le nez. L'attouchement avec la sonde des endroits gonflés et fortement hypérémiés lui causa une sensation désagréable et la fit légèrement éternuer, mais il n'y eut pas d'accès épileptique. Je détruisis en deux séances opératoires les couches superficielles du gonflement, attendu que la patiente n'avait pas le loisir de m'accorder plus de temps. Cela ne suffit pas pour les détruire entièrement. L'effet *local* des deux opérations fut néanmoins très satisfaisant, la perméabilité du nez en fut augmentée et, à la période menstruelle suivante, le gonflement de la membrane pituitaire fut beaucoup moins considérable.

L'opération eut encore un autre résultat. L'accès d'épilepsie n'apparut pas à l'occasion de cette période menstruelle. Comme la malade, à la suite de ce résultat surprenant, se laissant aller à une trop grande sécurité, différait toujours la troisième opération sur la nécessité de laquelle j'insistais, l'effet de cette négligence ne manqua pas de se faire sentir au moment de la période menstruelle suivante. Il y eut de nouveau un paroxysme, essentiellement modifié il est vrai; l'accès épileptique se fit reconnaître par la perte de la connaissance, mais il n'y eut point de convulsions; la malade se présenta chez moi immédiatement après et je pus, dans une troisième séance, extirper les restes encore assez apparents des parties gonflées, jusqu'à une profondeur assez considérable. Les trois périodes menstruelles suivantes se passèrent de nouveau sans accès. Mais après la troisième de ces périodes, la malade se présenta de nouveau. Je pus constater un nouveau gonflement de la grosseur d'un pois, à peu près, au cornet inférieur gauche dont la muqueuse montrait une sensibilité extrême. Il me parut nécessaire d'extirper cette partie si extraordinairement sensible. La petite opération se passa sans aucun dérangement; la malade ne se plaignit que d'une **sensation de vertige**. Ce vertige dura, comme je l'appris plus tard, toute la journée. Le lendemain, à l'heure typique du matin, la patiente eut un accès épileptique qui, il est vrai, ne dura pas longtemps, mais fut accompagné de tous les symptômes de l'épilepsie, **quoique la période menstruelle fût passée depuis longtemps**. Il est hors de doute que cette fois l'accès, qui auparavant ne s'était jamais produit en dehors des périodes menstruelles, avait été occasionné par l'opération. Mais la période suivante que la malade, effrayée au plus haut point par cette circonstance, voyait venir avec une grande préoccupation facile à comprendre, se passa sans le moindre accident et depuis lors trois autres périodes cataméniales se sont passées sans accès, de sorte que jusqu'à présent les règles se sont succédées sept fois sans accès épileptiques. Toutefois, à l'époque de la dernière menstruation, un accident très remarquable se produisit. La malade s'étant risquée d'aller à l'église, elle y fut prise subitement d'un tel vertige qu'elle faillit tomber. A peine se trouva-t-elle en plein air que le vertige disparut si complètement qu'elle put rentrer chez elle sans être accompagnée.

Les opérations n'avaient exercé aucune influence durable sur son clou hystérique, quoique, par suite de l'émotion psychique, il disparût ordinairement immédiatement après ces opérations.

Voilà pour le moment jusqu'où vont mes expériences sur ce cas. Sous un rapport, il est extrêmement clair; l'epilepsie n'avait jamais été traitée jusque là et il est facile de comprendre que je m'abstins également de toute prescription de médicament afin de pouvoir mieux observer l'effet des opérations chirurgicales.

S'il m'est permis d'appliquer au cas présent l'hypothèse développée à la fin du dernier chapitre, il s'agissait cette fois d'une épilepsie **vasomotrice** d'un caractère tout spécial qu'on pourrait expliquer de la manière suivante. Sous l'influence de la congestion menstruelle, les cavités du nez avaient coutume de se remplir davantage à l'extré-

mité antérieure du cornet inférieur, d'où il résulta que cette partie
de la muqueuse devenait plus facilement excitable par réflexe. Cependant ces réflexes ne produisirent en ces endroits aucun **spasme**
vasculaire qui aurait pu amener une anémie cérébrale et par suite un
accès d'épilepsie; ils produisirent des irritations de nature **vasodilatatrice**, lesquelles à leur tour déterminaient cet accès par un œdème
consécutif et par une anémie capillaire du cerveau qui en résultait.
Mais cette hypothèse permet encore une autre déduction. Dans un
certain sens, de fréquentes irritations vasodilatatrices de la substance cérébrale, provenant de la membrane pituitaire de la façon que
nous venons de dire, peuvent finalement conduire à une « transformation épileptique ». Si je poursuivais encore le parallèle, je pourrais
peut-être chercher la cause de ce changement en ceci : l'élargissement périodique du vaisseau, sous l'influence de fortes excitations réflexes, pourrait avoir produit plus tard un relâchement considérable
de la musculature des vaisseaux. Mais dans ce cas, des excitations
plus faibles provenant d'une muqueuse moins irritable, des influences psychiques, toutes les circonstances pouvant amener une
congestion vers la tête, peuvent produire la dilatation des vaisseaux
du cerveau.

Je ne veux point nier ce qu'il y a de hasardé dans cette hypothèse. Toutefois, il ne me paraît pas inopportun de l'indiquer, ne serait-ce qu'à cause du parallèle qu'on peut en faire avec la dilatation
réflexe des vaisseaux cutanés dont nous avons parlé. Mais quel que
soit le jugement que l'on portera sur cette tentative d'expliquer
l'épilepsie comme dépendant d'une affection du nez, **une chose**
reste pour moi hors de doute, c'est que l'épilepsie peut
dépendre accidentellement d'une affection du nez.

Depuis que, dans mon précédent travail, j'ai émis la conjecture que
l'épilepsie par réflexes pourrait parfois avoir ses racines dans une affection du nez, deux observations ont été publiées par des hommes qui
font autorité. Ces observations, à ce point de vue, sont de la plus haute
importance. Dans un de ces cas, publié par L. Löwe (1), l'épilepsie
était accompagnée d'un gonflement de la muqueuse du cornet inférieur gauche ainsi que d'un polype en voie de développement ; après

(1) Ueber Epilepsie, bedingt durch Schwellung der Nasenschleimhaut. Allg. Med, Centralzeitun 1882, 23 Sept.

l'extirpation du polype et la cautérisation de la muqueuse tuméfiée, les accès épileptiques cessèrent. A. Hartmann (1) observa l'épilepsie combinée avec une déformation très prononcée de la cloison nasale ; après l'excision de la partie la plus saillante, les paroxysmes ne revinrent plus. Ces deux observations viennent à l'appui du fait que j'ai mentionné plus haut ; j'accorde cependant que je ne veux point essayer d'expliquer par elles la **nature** de la corrélation que je présume (2).

8. NÉVROSES SECRÉTOIRES

De toutes les névroses qui peuvent provenir de la membrane pituitaire, les névroses secrétoires sont celles qu'on connaît depuis le plus longtemps et qu'on a observées le plus fréquement. Depuis les communications de Trousseau sur le « rhume de cerveau vasomoteur », les cas se sont multipliés dans lesquels des secrétions du nez profuses, séreuses et survenant par accès apparaissaient soit comme le prélude d'une attaque d'asthme, soit comme un substitutif de cette attaque. Mais on a vu aussi, chez des individus entièrement exempts d'incommodités asthmatiques, de ces secrétions séreuses de courte durée apparaître le plus souvent à des époques régulières et typiques. Les rapports de Michel (3) qui, dans plusieurs cas, put constater comme

(1) Deutsche Med. Wochenschr, 1882, n° 51.

(2) Un cas très intéressant, et qui se rapporte à notre sujet, me fut envoyé récemment par M. le Dʳ Seessel de New-York. M. G., âgé de 36 ans, souffre, depuis 12 ans, d'accès épileptiques caractérisés principalement par une perte complète de connaissance au point que d'ordinaire le malade tombe par terre ; ces accès ne sont pas accompagnés de convulsions. Très souvent les paroxysmes typiques sont remplacés par des attaques de vertige que le patient ressent quelquefois lui-même. Bien souvent ces accès finissent par de forts saignements de nez. A l'examen rhinoscopique, je trouvai un gonflement très-prononcé de l'extrémité antérieure du cornet inférieur. Avant de venir chez moi, le malade avait passé huit jours chez sa mère qui me fit part que pendant ce temps il souffrait d'accès journaliers dont souvent lui-même n'avait pas conscience. J'opérai sans accident les dits gonflements, mais je ne puis pas encore me prononcer sur le succès de l'opération.

Un autre cas très caractéristique est celui de Mlle H., qui me fut adressée, il y a quelques jours, par le Dʳ Hieber de Steinen. Accès épileptiques depuis 1874, se manifestant le plus souvent pendant la nuit. En 1878, opération radicale des polypes qu'on avait trouvés dans le nez, sans que l'opérateur d'alors pensât à une corrélation des phénomènes. Ensuite, **pendant deux années consécutives, cessation des accès**, puis nouvelle apparition en même temps que recroissaient les polypes. A l'examen rhinoscopique, je constatai que les extrémités antérieures des cornets inférieurs étaient énormément gonflées et qu'il y avait de nombreux polypes dans les deux fosses nasales. Je fis l'extirpation de ceux-ci et je détruisis radicalement la muqueuse tuméfiée.

(3) Krankheiten der Nase und der Nasenrachenhöhle. Berlin 1876.

cause de ces attaques de légères altérations dans la muqueuse nasale et est parvenu à faire cesser celles-là en modifiant ceux-ci, sont très instructifs sous ce rapport. Dans ces derniers temps, c'est Herzog (1) qui s'est occupé spécialement de ces phénomènes et qui, dans une publication qui mérite d'être signalée, a réuni tout ce qui était déjà connu sur ce sujet, en y ajoutant ses propres observations.

Nous connaissons aussi la source de ces sécrétions séreuses. Nous savons, par les précieuses recherches d'Heidenhain (2), que les glandes acineuses de la membrane pituitaire sécrètent un liquide séreux exempt de mucine. Il paraît que des influences nerveuses peuvent déterminer une augmentation extraordinaire de cette sécrétion.

Moins connu, quoique certainement observé par tous ceux qui ont souvent exécuté des opérations au nez, me paraît ce fait qu'une pareille sécrétion séreuse du nez peut être provoquée expérimentalement par voie réflexe. C'est en cherchant la solution d'un autre problème que mon attention fut attirée sur ce point. Depuis plusieurs années déjà j'avais la préoccupation de savoir avec certitude si certaines parties déterminées de la membrane pituitaire étaient plus irritables que d'autres ; comme effet de l'irritabilité, j'avais surtout observé la sécrétion provenant de l'éternuement. Par la suite mes expériences s'étendirent à un tel nombre d'individus que je crois être arrivé maintenant à un résultat certain.

Voici quelle fut ma manière de procéder : je découvris largement la fosse nasale, en introduisant d'une part dans la bouche un réflecteur rhinoscopique aussi grand que possible, en examinant, d'autre part, l'entrée du nez à l'aide d'un speculum, puis je sondai une à une les diverses parties de la muqueuse. Il va sans dire que j'avais soin d'éviter, autant que possible, toute autre irritation de la membrane pituitaire, notamment celle qu'aurait pu provoquer le speculum lui-même. Pour cette raison le spéculum de Jurasz (3) m'a rendu d'excellents services, parce que c'est celui qui permet mieux que tout autre de ne point toucher la membrane. Il est évident que des cavités nasales étroites ne se prêtaient point à ces sortes d'expériences. En prenant des précautions, je suis parvenu à faire assez souvent l'observation sui-

(1) Der nervöse Schnupfen. Sep. Abdr. aus den. « Mittheil. des Vereins der Aerzte Steiermarks », 1881.
(2) Ueber die acinösen Drüsen der Schleimhäute Breslauer Dissertation, 1870.
(3) Monatsschrift für Ohrenheilk, etc. 1880, Nr 6.

vante. En touchant légèrement avec la sonde et à plusieurs reprises
la partie antérieure de la muqueuse du cornet inférieur — une **pression forte** aurait pu faire échouer complètement l'expérience, — il
en résultait, avant qu'une action réflexe quelconque se fût produite,
un **gonflement** de cette partie de la muqueuse. Parfois ce gonflement
était si considérable que cette région atteignait le double de la dimension habituelle. Ce n'est qu'après la production de ce gonflement et
à la suite d'excitations prolongées à l'aide de la sonde que des réflexes
pouvaient être obtenus. Dans quelques cas isolés, l'application de la
sonde n'occasionna aucun gonflement de la dite muqueuse et alors
les réflexes ne se produisirent pas non plus, du moins à la suite
de l'attouchement. Très souvent aussi les mêmes réflexes ont pu être
provoqués par l'attouchement d'autres régions de la cavité nasale, notamment de la muqueuse du cornet moyen, du septum, des extrémités
postérieures du cornet inférieur, du plancher du nez. C'est pourquoi
je fus longtemps d'avis que toutes les régions de la membrane pituitaire étaient excitables au même degré. Ce n'est qu'après un examen
prolongé de cette question que j'arrivai à reconnaître ensuite mon
erreur. Peu à peu, j'observai qu'ordinairement les parties en question ne réagissaient avec promptitude que lorsque la partie antérieure
du cornet inférieur était déjà gonflée. Si je touchais ces endroits
avant qu'un gonflement se fût produit, il n'en résultait aucun réflexe.
Et si, ce gonflement une fois produit, je pressais fortement contre
lui la branche externe du speculum de Markusowski et en arrêtais
ainsi le développement, les autres régions du nez demeuraient sans
réaction.

En d'autres termes, l'**excitabilité réflexe** de la **membrane pituitaire est dépendante** de l'**érectibilité de certains organes
caverneux qui y sont enclavés.** A l'attouchement **direct** de ces
derniers, leurs cavités se remplissent d'abord, et c'est seulement cette
réplétion, et probablement aussi la forte tension de la muqueuse
qui en résulte, qui paraît devoir être considérée comme la cause
de l'irritation des appareils nerveux terminaux: les réflexes ne
viennent qu'après. Mais une pareille réplétion de ces organes érectiles
peut être aussi provoquée indirectement : tout attouchement des
autres régions sus-nommées de la membrane pituitaire peut être
suivi secondairement d'un gonflement semblable et ensuite de certains
réflexes.

Ainsi ces autres régions de la membrane pituitaire ne sont pas irritables directement, mais leur excitation se transporte par une sorte de **nervi erigentes** qui occasionnent la réplétion des dits organes érectiles.

Ce fut, comme on sait, Kohlrausch qui, le premier, attira l'attention sur l'existence d'un tissu caverneux dans la muqueuse du cornet inférieur, mais il le cherchait principalement dans les régions **postérieures** de cette muqueuse.

Cette communication de Kohlrausch m'influença tellement tout d'abord que longtemps je me bornai, dans mes observations, à l'examen des extrémités postérieures des cornets, quoique Voltolini (1) eût éveillé aussi l'attention sur le gonflement fréquent des extrémités **antérieures** des cornets inférieurs. Plus tard seulement, j'arrivai à reconnaître que les influences nerveuses ne se faisaient sentir aux extrémités postérieures que dans des proportions très restreintes, tandis qu'elles produisaient sur le gonflement et le dégonflement des extrémités **antérieures** une action tout à fait prépondérante (2). Plusieurs de mes patients ressentirent d'eux-mêmes distinctement les gonflements des extrémités antérieures que j'avais obtenus expérimentalement même dans des cas où l'occlusion de la fosse nasale n'était pas considérable. Quelques-uns savaient très bien, par leur propre observation, qu'avant chaque éternuement le nez était habituellement un peu obstrué.

Et maintenant, après cette digression nécessaire, retournons à notre thème. Parmi les phénomènes réflexes qui purent être provoqués directement ou indirectement dans les organes érectiles du nez dont nous avons parlé, les réflexes **secrétoires** étaient de beaucoup

(1) Die Rhinoscopie und Pharyngoscopie. II. Aufl. S. 290.

(2) J'avais déjà retouché ce chapitre lorsque l'importante publication de John N. Mackenzie (On nasal cough and the existence of a sensitive reflex area in the nose, Amer. Journ. of the med. Sciences, July 1883) me tomba entre les mains. Mackenzie examinait avec la sonde, par un procédé semblable à celui que j'employais moi-même depuis assez longtemps déjà (voir mon étude sur « les spasmes respiratoires et phoniques de la glotte » dans la Wiener medic. Wochenschr., n° 3, 1882), l'excitabilité réflexe de la membrane pituitaire normale et il découvrit l'existence d'une « sensitive reflex area » qui embrassait toute la muqueuse des cornets inférieurs et moyens, ainsi que du septum. Dans quelques cas, c'était la muqueuse de l'extrémité postérieure du cornet inférieur qui se montrait surtout irritable. Une toux partant de cette région disparaissait après transformation de cette partie. Il est donc manifeste que Mackenzie se tient encore au même point de vue où je me tenais moi-même autrefois et dont je ne me départis que plus tard, entraîné par les résultats de mes recherches ultérieures. Il serait très important que Mackenzie voulût bien soumettre ses expériences à une nouvelle épreuve en se plaçant au point de vue des faits exposés ci-dessus.

les plus fréquents. Ils étaient de double sorte. D'abord la sécrétion des larmes se produisait d'une manière assez forte. Venait ensuite, indépendamment de celle-ci, une sécrétion séreuse abondante de la membrane pituitaire. C'est ce qui put être constaté d'une manière éclatante dans le cas où le larmoiement par réflexe était peu important ou faisait complètement défaut. Cette sécrétion du nez était d'une transparence parfaite et durait ordinairement un peu plus longtemps que l'irritation de la muqueuse. Mais dans d'autres cas l'irritation des nerfs sécrétoires une fois commencée durait encore pendant des heures après que celle de la muqueuse avait déjà cessé depuis longtemps. Quand la sécrétion lacrymale par réflexe était très forte, il est clair qu'on ne pouvait pas décider si la sécrétion fluide du nez était entièrement formée d'humeur lacrymale ou si elle contenait aussi le produit de la sécrétion séreuse des glandes acineuses du nez.

Dans le plus grand nombre des cas, cette sécrétion séreuse du nez, provoquée par voie expérimentale, était accompagnée d'éternuements mais non absolument dans tous les cas. Et souvent cette négative s'observait dans les cas où la sécrétion du nez était très facile à provoquer et prouvait ainsi une grande irritabilité réflexe. D'autre part, l'envie d'éternuer était quelquefois le seul phénomène réflexe qui pût être provoqué.

Ce que nous venons d'exposer démontre d'un côté la grande variété individuelle qui déterminait les voies pour obtenir des phénomènes réflexes, et d'autre part que les réflexes, qui ordinairement se combinent entre eux, pouvaient néanmoins se présenter isolément et indépendants les uns des autres. Mais il existe encore une autre différence qui doit être prise en considération. C'est que non-seulement les voies à suivre pour provoquer des réflexes secondaires dans les organes érectiles différaient entre elles, mais encore celles qui conduisaient le plus sûrement à une réplétion **primaire** de ces organes. Dans quelques-unes des expériences que j'ai faites, ce gonflement put être obtenu avec plus de précision par l'attouchement d'autres régions de la membrane pituitaire que par l'attouchement direct des extrémités antérieures des cornets inférieurs; dans d'autres observations le contraire eut lieu.

Il va sans dire que ces faits, établis par voie expérimentale, n'indiquent qu'imparfaitement la corrélation existant entre les réflexes en

question, et ne méritent que dans un sens très restreint le nom de
« physiologiques », car les expériences étaient faites à l'aide d'un
moyen d'excitation qui n'atteindra que dans des circonstances excep-
tionnelles la membrane pituitaire, à l'état normal : ce moyen, c'est
l'attouchement mécanique. Toutes les autres sources d'irritation de
nature beaucoup plus délicate qui, dans la vie ordinaire, exercent une
influence sur la membrane pituitaire, comme par exemple les changements de température, une atmosphère poussiéreuse, etc., ne furent
pas prises en considération. Malgré cela, ces expériences permettent
de tirer quelques conclusions certaines, par rapport aux réflexes
pathologiques similaires, tels qu'on peut les observer dans la pratique.

La sécrétion séreuse réflexe du nez doit être évidemment appelée
pathologique dès qu'elle se trouve décidément disproportionnée
à l'irritation qui l'occasionne, mais surtout lorsqu'elle se produit avec
profusion quoique les stimulants soient faibles ; en d'autres termes,
lorsque l'irritabilité de la muqueuse est excessive. Pour être bien conséquent, il faudrait aussi mentionner le phénomène contraire, c'est-à-
dire l'absence de sécrétion malgré une forte excitation, mais il est
manifeste que cette particularité n'offre aucune importance pratique.

Mais, d'après ce que nous venons de dire, l'irritabilité de la membrane
pituitaire dépend essentiellement de la réplétion des organes, et cette
réplétion peut être influencée par des agents qui n'ont pas besoin
d'atteindre **directement** la partie dont il s'agit et qui, par conséquent, provoquent aussi de leur côté le gonflement par réflexe. Il suit
de là qu'en dernière analyse cette sécrétion nasale pathologique peut
dépendre aussi de l'irritabilité plus grande du système nerveux, lequel
est en état d'exercer une influence prédominante sur la réplétion des
organes érectiles du nez désignés plus haut. Maintes expériences, que
je traiterai ultérieurement avec plus de détails, semblent prouver qu'un
gonflement semblable peut être produit par les nerfs, en procédant des
régions les plus diverses de l'appareil nerveux, et ce dernier fait explique
comment une sécrétion séreuse du nez, avec ou sans éternuements,
peut être produite même par des causes d'irritation incapables d'exercer la moindre influence directe sur la membrane pituitaire. Un fait
bien connu peut, entre autres, servir de paradigme à ce que nous venons
de dire : bien des personnes ne peuvent supporter une vive lumière
ni regarder le soleil sans être exposées à une forte sécrétion du nez.
Chez un de mes patients asthmatiques, chaque accès d'asthme était

accompagné d'une sécrétion séreuse abondante du nez. Cette singulière prédisposition existait à un tel degré que si, au moyen du réflecteur frontal, la lumière de ma lampe frappait brusquement ses yeux, le nez s'obstruait immédiatement et commençait aussitôt à couler. L'opération, qui coupa son asthme d'une manière définitive, fit aussi disparaître en même temps et pour toujours la sécrétion réflexe. Une sécrétion pathologique du nez fut observée le plus fréquemment dans les cas où, comme dans le précédent, l'écoulement séreux n'était que l'accompagnement d'autres troubles nerveux se produisant par accès. Ces phénomènes de sécrétion secondaires n'ont pas été observés seulement pour des névroses respiratoires, mais pour toute une série de névralgies. Mais cette connexion ne fut considérée que comme plus ou moins accidentelle; tout au plus trouvera-t-on naturel qu'une irritation des nerfs sensitifs réagisse sur les sécrétions dépendant de ces nerfs. **Mais personne, jusqu'à présent, n'a encore reconnu toute l'importance pathognomonique que ces phénomènes secondaires peuvent avoir occasionnellement.** Mes observations m'ont amené forcément à faire le plus grand cas de l'importance pathognomonique du symptôme en question. On le comprendra facilement, quand j'aurai mis en parallèle les différentes guérisons rhino chirurgicales de troubles nerveux que j'ai obtenues, et qui se compliquaient du symptôme caractéristique de sécrétion séreuse du nez. En exposant mes observations sur les cas de maladies de cet ordre, je n'ai pas toujours mentionné ce symptôme d'une manière expresse, parce que je me réservais d'y revenir ici. J'ai observé la sécrétion séreuse du nez à différents degrés; elle n'était pas toujours accompagnée d'éternuements dans les cas suivants :

Avec l'asthme nerveux	6	fois
— la toux	1	fois
— la migraine	12	fois
— la névralgie susorbitaire	2	fois
— les réflexes vasomoteurs de la peau du visage	5	fois
— accès de vertiges réflexes	1	fois (1)

Dans quatre cas, des accès de sécrétion séreuse du nez avec éternuement spasmodique fréquent formaient le seul symptôme nerveux;

(1) Le lecteur voudra bien se rappeler que cette statistique a été établie fin 1883 (note du traducteur.)

Il en sera encore question plus loin. Le nombre total de mes observations sur ce sujet s'élève donc à 31.

Un petit nombre de cas appartenant à cette même catégorie se sont présentés à moi, il y a bien des années, au commencement de mes expériences ; mais me trouvant alors entièrement sous l'empire d'un préjugé, je ne savais malheureusement pas comment les expliquer. Dans ce temps là, je ne voyais dans l'apparition fréquente de cette sécrétion nasale et de ces éternuements, que les indices d'une suractivité générale des réflexes qui ne me paraissait avoir sa source que dans des troubles nerveux **généraux**. Cette supposition me paraissait avoir d'autant plus de valeur que précisément les patients de cette catégorie souffraient ordinairement encore d'autres affections nerveuses, telles que la migraine et le vertige. Dans ces cas là, je procédais involontairement d'une manière plus rapide à l'examen rhinoscopique et me trouvais facilement disposé à constater un résultat négatif. Quant au traitement local, je n'osais même pas y songer.

Je suis loin de vouloir contester qu'une suractivité réflexe ayant sa source dans une névrose généralisée ou dépendant d'une maladie centrale puisse se manifester par l'augmentation de ces sécrétions ou par la facilité plus grande avec laquelle elles se produisent. C'est là un fait que je n'oserais certainement pas mettre en doute. Mais je suis d'avis que **nous ne devrions admettre cette hypothèse qu'après avoir épuisé tous les moyens de diagnostic dont nous disposons pour essayer de prouver qu'il n'existe aucune cause d'irritation locale dans la région à exclure** (1). Plus tard, en suivant cet ordre d'idées, je me vouai avec le plus grand zèle à l'étude d'une catégorie de cas dans lesquels on est facilement tenté de conclure d'un symptôme local à une affection nerveuse générale, et j'arrivai ensuite à des résultats contraires à ceux d'autrefois. Je fus surpris de trouver dans tous les cas des accidents locaux qui pourraient,

---

(1) Le peu de crédit qu'a rencontré jusqu'ici cette proposition ressort à l'évidence du dernier travail de Herzog sur cette question, travail que j'ai mentionné plus haut. Je ne veux certes pas déprécier la valeur des **observations** qu'il contient ; je tiens seulement à protester contre la **manière exclusive d'expliquer** les phénomènes. Son travail se base sur une prémisse qu'il établit comme un dogme — il cite très souvent l'ouvrage bien connu, qui a fait époque, de Beard, — sur cette prémisse que la sécrétion séreuse du nez se produisant par accès est toujours un accident secondaire de **neurasthénie**, assertion qui conduirait à des conclusions dangereuses au point de vue de la thérapeutique. Le traitement général seul serait décisif ; quant au traitement local, dit l'auteur, il est sinon superflu, du moins accessoire.

j'en conviens, échapper facilement à l'attention et qui expliqueraient suffisamment une augmentation d'excitabilité de la muqueuse. Cela permettait une toute autre explication des symptômes. Une excitation procédant de l'appareil d'origine (qu'on me passe cette expression) de nerfs devenus sensibles à l'excès pourrait, dans l'état complètement normal des centres réflexes, être réfléchie sur les voies secondaires avec tant de force que l'activité propre des appareils terminaux, dépendants de ces voies, en soit excitée à un degré tout anormal. Quand j'essayai de détruire par une opération les appareils d'origine, les réflexes auparavant si fréquents cessèrent tout d'un coup. Ce changement rapide et immédiat excluait l'hypothèse qui veut que les phénomènes aient leur source dans une affection nerveuse générale. Je crois donc que, dans un grand nombre de cas où des troubles nerveux se produisant par accès sont ordinairement accompagnés de **sécrétion séreuse du nez, ce symptôme subjectif peut être utilisé avantageusement, comme indice diagnostique, pour faire rechercher la cause de la maladie dans une affection du nez. En tous cas on ne devrait jamais, là où ce symptôme secondaire existe, négliger de soumettre les organes du nez à un examen aussi approfondi que possible.** Toute découverte positive qu'on ferait alors permettrait de poser le pronostic dans les meilleures conditions. Ce signe pathognomonique pourrait être d'une importance considérable dans les cas de maladies nerveuses qui, d'après les expériences qu'on a faites, peuvent avoir leur source en plusieurs endroits. Cela s'applique, par exemple, à la toux nerveuse. Lorsque la quinte de toux s'accompagne d'une sécrétion du nez, comme j'ai eu une fois l'occasion de l'observer, cela indique que la toux provient en partie d'une affection du nez, et tout traitement qui ne prendra pas ce renseignement en considération restera incomplet et stérile : mes propres insuccès me l'ont prouvé (1). Cela s'applique également à l'asthme nerveux. L'asthme aussi, j'en suis convaincu, peut avoir, dans certaines circonstances, pour point de départ les parties les plus différentes du tractus respiratoire (pris dans l'acception la plus large

(1) Plusieurs faits me paraissent prouver que, dans certains cas de coqueluche, les accès proviennent de la membrane pituitaire. Je réserve pour une étude ultérieure les déductions diagnostiques et thérapeutiques qu'il m'a été permis d'en tirer. Mais je désirerais que la courte remarque, à laquelle je me borne ici, fut considérée comme une communication provisoire et utilisée dans ce sens.

du mot), aussi bien dans ses racines que dans ses dernières ramifications terminales. Ce dernier fait a été prouvé à l'évidence par
Curschmann, dans son traité sur la *bronchiolitis exsudativa*. Quand
l'accès asthmatique est accompagné de sécrétion nasale, on peut en
conclure qu'une des causes se trouve dans une affection du nez. Et
quelque consciencieux qu'ait été le traitement de toutes les autres
muqueuses, il n'y aura pas de guérison définitive tant que durera
l'affection du nez. Ce que nous venons de dire pourrait certainement
aussi s'appliquer, le cas échéant, à d'autres troubles nerveux.

Par contre, il ne faudrait pas tirer la conclusion opposée,
savoir: qu'en cas d'absence de sécrétion réflexe dans une des affections nerveuses du nez, aucune maladie de cet organe ne pourrait
être la cause de ces affections. Dans un nombre relativement grand
de mes observations, le symptôme manquait et cependant le succès
du traitement rhino-chirurgical prouvait que la maladie avait son
siège dans un état pathologique de la cavité nasale.

Probablement, il faut admettre aussi que l'**excitation à éternuer**,
si elle existe, a une pareille importance pathognomonique. Dans mes
observations pathologiques, j'ai toujours remarqué que l'excitation à
éternuer dépendait dans une certaine mesure de la sécrétion nasale
au point que l'excitation n'était provoquée que par l'accumulation du
liquide dans la fosse nasale. Je n'ai jamais observé, dans des conditions pathologiques, d'éternuements isolés sans sécrétion nasale,
tandis que j'ai pu en constater dans mes expériences, ainsi que je l'ai
déjà dit; je ne doute pas cependant qu'ils ne puissent se produire
aussi dans des conditions pathologiques.

L'apparition isolée d'une sécrétion nasale par réflexe me semble
être tout aussi rare que l'éternuement spasmodique non combiné
avec d'autres névroses réflexes. J'ai observé quatre cas de ce genre.

1° Le lieutenant G., de Constance, souffrait depuis des années d'une
obstruction passagère et souvent spontanée du nez qui commençait
alors à couler abondamment, après quoi il fut pris de fréquents éternuements. D'ailleurs le patient ne souffrait d'aucun des symptômes nerveux
que j'avais habituellement observés dans des circonstances analogues;
il n'y avait ni asthme, ni migraine, ni vertige. A l'examen rhinoscopique,
je trouvai un gonflement considérable de la muqueuse de l'extrémité
antérieure des cornets inférieurs; après avoir détruit ces parties, je fis
disparaître complètement ces accidents qui, bien que peu importants par

eux-mêmes, ne laissaient pas de gêner beaucoup le malade dans l'exercice de ses devoirs professionnels.

2° Le cas suivant est exceptionnellement frappant. M. Georges R., de Brooklyn, souffrait déjà depuis trois ans d'une sécrétion séreuse du nez, abondante au plus haut degré. Presque chaque matin cette sécrétion se renouvelait, accompagnée d'accès d'éternuements sans nombre, et tellement profuse que le malade mouillait quinze à vingt mouchoirs. De même, pendant la journée, il était saisi à la moindre occasion d'accès semblables, surtout quand il s'exposait au plus léger courant d'air. Le patient avait subi en Amérique les traitements les plus divers, mais toujours sans aucun résultat. Il n'y avait que le séjour dans certaines régions montagneuses, dans les « White Mountains » et dans les « Cats-Skill-Mountains » qui fît disparaître ces symptômes, mais dès que le malade quittait ces lieux, le mal apparaissait aussitôt. Même la traversée sur mer n'y apporta aucun changement. Le gonflement des deux cornets inférieurs avait atteint ici un degré extraordinairement élevé. L'opération présentait de grandes difficultés. Le moindre attouchement à l'aide du galvanocautère provoquait une longue série d'éternuements incessants. Cependant, en y mettant beaucoup de patience, je réussis enfin à détruire le gonflement. L'effet de l'opération fut excellent : la sécrétion séreuse et les accès d'éternuements cessèrent le jour même de l'opération, malgré l'irritation que celle-ci avait produite sur la muqueuse. Cela prouvait, sans doute, simplement que la sensibilité de la muqueuse à l'égard des excitants ordinaires était amoindrie, mais cela ne prouvait pas que cette même insensibilité subsisterait en présence d'excitations plus énergiques. Il est facile de comprendre que le patient, avant de retourner en Amérique, voulut avoir cette garantie. J'envoyai mon client au Rigi, en lui prescrivant de s'exposer, autant que possible, dès le lever du soleil à la brise vive et pénétrante du matin. C'est ce que le patient fit en s'exposant de trois heures et demie à cinq heures du matin au vent le plus vif. Aucune attaque ne s'étant produite, le patient retourna immédiatement chez moi, avec la promptitude de décision d'un vrai voyageur américain, pour me communiquer, à l'heure de mes consultations de l'après-midi, le bulletin favorable du matin. Le patient se présenta plus tard encore deux fois chez moi après avoir fait de longs voyages, au cours desquels il s'était exposé à toutes sortes d'influences nuisibles, sans qu'un seul accès se produisit, de sorte que je pus enfin lui promettre avec une grande vraisemblance le maintien de sa guérison. Il partit pleinement rassuré.

3° A. S., d'ici, âgé de quatorze ans, souffrait depuis huit ans des mêmes accidents; presque chaque jour, immédiatement après son réveil, il se produisait une sécrétion séreuse du nez accompagnée de fréquentes attaques d'éternuement qui se renouvelaient également pendant la journée. Après l'opération des parties tuméfiées, les attaques cessèrent complètement.

4° Le négociant A. W., d'ici, souffrait le plus souvent pendant la nuit d'une sécrétion séreuse du nez. Cette sécrétion était chaque fois précédée d'une obstruction si complète du nez que l'air ne pouvait plus y passer et que le patient se demandait comment il était possible qu'un liquide pût encore passer pendant des heures entières à travers ses narines entièrement obstruées. L'opération eut cette fois un résultat désagréable : le patient qui, auparavant, n'avait jamais souffert des dents (ce que sa denture irréprochable permettait de croire facilement) fut régulièrement après chaque opération atteint des plus fortes douleurs aux dents de la mâchoire supérieure correspondant au côté opéré. Ces douleurs duraient chaque fois plusieurs heures. Dans ce cas également tous les accès cessèrent après l'extirpation des parties fortement gonflées de l'extrémité antérieure du cornet inférieur.

En terminant cette partie de mon travail, j'ajouterai que la somme de mes observations n'est pas encore épuisée. Quelques-uns de ces cas, de même que mes observations sur « la **fièvre de foin** », serviront encore à appuyer d'une façon péremptoire certaines de mes conclusions qui trouveront leur place dans la deuxième partie.

II. DÉDUCTIONS

Ce qui a été exposé jusqu'ici peut se résumer ainsi en peu de mots.

Des organes érectiles, se trouvant à un endroit relativement exposé de la cavité nasale, servent d'une façon toute particulière d'intermédiaire entre certaines excitations nerveuses. D'une part, des accidents réflexes provoquent la réplétion de ces organes caverneux ; d'autre part, des réflexes, se produisant souvent dans des régions très éloignées, prennent naissance dans ces organes fortement tuméfiés. Mais toute cette chaîne d'accidents nerveux peut être brisée dès qu'on réussit à en extirper, par voie opératoire, l'anneau intermédiaire, c'est-à-dire les organes érectiles.

Pour la réussite de cette opération, il peut, jusqu'à un certain point, être indifférent de savoir par quelles causes les gonflements avaient été entretenus : toutefois il est très important de mentionner, dès à présent, quelques faits propres à en expliquer les causes.

Les résultats de mes recherches et expériences sur ce terrain ne mènent pas loin, mais ils rendent plus faciles à comprendre quelques faits indiqués dans mes observations pathologiques. Par voie expérimentale, j'avais constaté que l'irritation mécanique des nerfs sensibles de la membrane pituitaire se transmettait à des fibres, de nature probablement vasodilatatrice, capables d'augmenter l'afflux du sang vers les espaces caverneux. Je constatai ensuite qu'en irritant à l'aide d'une sonde la muqueuse des cornets moyens, du septum, etc., on pouvait, dans un grand nombre de cas, provoquer le gonflement réflexe plus promptement qu'en touchant directement avec la sonde la muqueuse qui tapisse les extrémités antérieures des cornets inférieurs. Cela explique suffisamment un fait dont il est question dans mes observations, à savoir comment il était possible que le traitement de troubles pathologiques peu importants des cornets moyens suffît à faire cesser, d'une manière durable, les accès nerveux auxquels les malades étaient sujets auparavant, quoiqu'il existât un gonflement de la muqueuse des cornets **inférieurs**. Plusieurs cas, parmi ceux que nous avons mentionnés, confirment ce que nous venons de dire. Évidemment le développement de ces affections, peut-être l'augmentation connexe de l'afflux sanguin et aussi, accidentellement, le léger déplacement de leur surface aux parties de la muqueuse les plus voisines, occasionné par le courant respiratoire, tout cela avait pu, de la même manière que la sonde, irriter les nerfs sensibles. Et, de même que pendant l'opération cette irritation se transportait sur les « nervi erigentes » (je me sers de cette expression à cause de sa brièveté) des corps érectiles, on comprend tout aussi facilement que, lorsqu'une cause quelconque a souvent longtemps entretenu la tuméfaction de ces organes, ceux-ci doivent pour cette raison même, acquérir progressivement une prédisposition excessive à se tuméfier ; que plus tard, lorsque la cause première n'existe plus, cette prédisposition ainsi acquise permette à d'autres agents d'irritation, qui jusqu'alors seraient peut-être restés stériles, de provoquer actuellement une pareille tuméfaction avec tous les accidents qui en sont la conséquence. C'est ce qui explique pourquoi dans quelques-uns de mes cas, après l'extirpation des lésions des cornets moyens, les accès devenaient plus rares, il est vrai, mais ne cessaient pourtant pas entièrement, et pourquoi la disparition définitive des accidents était subordonnée à la destruction par voie opératoire des organes érectiles.

Mais ces rapports de dépendance entre le gonflement de la muqueuse et les affections de la cavité nasale ont leurs limites déterminées. Ce sont notamment tous les processus pathologiques accompagnés de changements considérables dans la structure de la muqueuse qui non-seulement diminuent l'irritabilité des appareils terminaux des nerfs, mais peuvent aussi rendre impossible leur tuméfaction en s'étendant aux muqueuses recouvrant les espaces caverneux. De là vient que le catarrhe chronique hyperplastique du nez si fréquent, qui est la cause la plus ordinaire de l'obstruction permanente de la cavité nasale, se rencontre le plus souvent dans ses degrés les plus élevés, sans le moindre accident nerveux ; il y a tout au plus dans ce cas une augmentation de l'écoulement séreux du nez ; mais c'est peut-être moins parce que l'excitation réflexe de la secrétion est plus fréquente, que parce que les glandes acineuses participent aussi à l'hyperplasie générale de la muqueuse et secrètent plus abondamment à mesure que les éléments glanduleux se développent. Évidemment dans ce cas la muqueuse, en s'épaississant de plus en plus, perd non-seulement sa sensibilité, mais aussi progressivement son extensibilité. Il va sans dire que tant que le catarrhe chronique n'est pas **bien avancé**, la muqueuse peut conserver sa sensibilité, peut-être même à un assez haut degré ; mais les troubles nerveux qui en résultent ne sont évidemment pas la **suite** du catarrhe, mais persistent encore **malgré** le catarrhe. Ces particularités sont encore plus frappantes dans les cas où le catarrhe chronique du nez prend la forme atrophique. Dans ce cas, l'état ridé de la muqueuse empêche naturellement aussitôt toute réplétion des espaces caverneux, l'évolution processive se termine par leur entière atrophie ainsi que cela se voit dans l'exiguïté notoire des cornets inférieurs ; ici encore les réflexes nerveux font presque toujours entièrement défaut.

Les mêmes particularités qui expliquent pourquoi les catarrhes chroniques **diffus** de la membrane pituitaire sont si rarement accompagnés de phénomènes nerveux, font comprendre aussi pourquoi **des néoplasmes**, qui d'ordinaire prennent racine sur le domaine de semblables inflammations catarrhales chroniques, ne peuvent que dans des cas très rares provoquer des accès nerveux ; elles expliquent **encore pourquoi la présence de polypes, dans le plus grand nombre de cas, n'est accompagnée généralement d'aucun phénomène nerveux concomittant.** Car aux causes déjà exposées s'en joignent encore d'autres qui contribuent à arrêter le développement d'excitations nerveuses. Les polypes le plus souvent se développent de haut en bas, ayant leur point de départ aux cornets moyens ; ils peuvent aussi pénétrer en coin entre la cloison et le cornet inférieur, et de cette manière empêcher **mécaniquement** le gonflement de la muqueuse du cornet. L'obstruction du nez toujours augmentée par la croissance de nouveaux polypes rend aussi de son côté très difficile l'action des causes d'irritation. Dans ces conditions, on est en droit de se demander comment il est possible que, **malgré tant de circonstances capables d'empêcher la production de manifestations nerveuses, on ait pu observer, dans quelques cas bien rares il est vrai, des polypes du nez accompagnés de névroses réflexes, le plus souvent d'asthma nervosum.** Relativement au nombre incalculable des polypes du nez opérés chaque année, non-seulement par des spécialistes mais aussi par beaucoup d'autres praticiens, les cas où les polypes s'accompagnent d'asthme sont excessivement rares, il faut l'avouer. Il serait réellement utile d'en faire la statistique. Michel (1), un spécialiste très renommé dont on ne peut méconnaître le sens d'observation, n'a pas rencontré l'asthme une seule fois sur cent trente-cinq cas de polypes. Moi-même, je ne dispose, sur cette matière, que d'un nombre d'observations très modeste ; je n'ai eu à opérer jusqu'ici que quarante-deux cas très nets de polypes plus ou moins obstruants, mais le hasard a voulu que, justement dans ces derniers temps, le nombre des cas où la présence de polypes s'accompagnait d'asthme, se soit multiplié : j'ai mentionné au chapitre précédent quatre observations (2), auxquelles je renvoie le lecteur. Ainsi, quoique personnellement j'aie à constater une fréquence relative de l'asthme accompagnant les polypes, je me crois cependant en droit de maintenir la question telle que je l'ai posée plus haut. Sans doute mon opinion diffère radicalement de celle des auteurs qui ont traité ce sujet. Selon moi, il ne s'agit pas du tout d'expliquer la nature de la **connexion** supposée entre l'asthme et les polypes du nez, mais tout au contraire de faire voir pourquoi la présence de polypes du nez, qui, dans le plus grand nombre des cas,

(1) Krankheiten der Nasenhöhle und des Nasenrachenraumes. Berlin, 1876, Seite 52.

(2) J'avais déjà terminé le présent chapitre lorsqu'il se présenta un **cinquième** cas (qui devrait par conséquent être joint comme onzième aux dix cas d'asthme mentionnés dans les observations). Madame W. de Stauffen souffrait de polypes du nez et d'asthme. Peu de temps avant que la malade vînt me voir, elle avait été opérée ailleurs par un médecin. On lui avait extirpé à l'aide de la pince, naturellement sans se servir du speculum, une série de polypes, opération qui ne fit cesser ni l'obstruction du nez ni les accès d'asthme. Je pus facilement me convaincre qu'il restait encore plusieurs polypes au fond de la cavité nasale, mais ils n'étaient pas assez développés pour expliquer l'obstruction du nez. Par contre, les extrémités antérieures des cornets inférieurs étaient tellement gonflés que l'impossibilité de respirer par le nez se trouvait ainsi suffisamment expliquée. Je fis ici pour la **seconde fois** une expérience déjà mentionnée. **Je ne détruisis que les organes érectiles, sans toucher aux polypes.** Quelques semaines après la malade revint : non-seulement les accès asthmatiques avaient cessé, mais la perméabilité du nez était redevenue si complète que la patiente me demanda si réellement son nez contenait encore des polypes. Je répondis à sa question en extirpant avec la plus grande facilité, à l'aide de l'anse galvano-caustique, les polypes siégeant au fond de la cavité nasale et les lui fis voir.

Quelques jours après survinrent deux nouveaux cas (par conséquent cas 12 et 13) entièrement contraires au précédent. Mᵐᵉ de G..., femme d'un ministre d'État, me fut adressée par le médecin en chef d'état-major M. le docteur A. Weiss de Meiningen. Accès d'asthme fréquents pendant la nuit, le jour gonflement œdémateux et rougeur de la peau du visage. Rhinoscopiquement : corps érectiles très développés surtout du côté droit : pas de néoplasmes, pas de catarrhe. Extirpation des gonflements des deux côtés.

M. S. de Waldkirch, me fut adressé par M. le professeur Thomas. Pendant la nuit, accès d'asthme accompagnés d'innombrables accès d'éternuement allant souvent jusqu'à des centaines. Rhinoscopiquement, je ne découvris qu'une augmentation de volume des corps érectiles après l'extirpation desquels les attaques disparurent rapidement.

parvenait à supprimer tous les symptômes nerveux, n'était **pas capable, dans d'autres circonstances,** de produire ce même résultat.

C'est à ce point de vue que la question est susceptible de solution. Je veux l'entreprendre à l'aide des quatre cas cités plus haut.

Différents points sont communs aux quatre cas : dans tous ces cas les polypes, tout en rendant très pénible la respiration par le nez, n'avaient du moins pas comprimé d'un côté l'extrémité antérieure du cornet inférieur, et précisément cette partie de la muqueuse avait conservé sa sensibilité, de même que le tissu érectile situé au-dessous d'elle avait conservé la faculté de se gonfler. Ainsi dans ce cas l'obstacle **mécanique** empêchant le gonflement n'existait pas ; ensuite les altérations dans la structure de la muqueuse étaient strictement localisées, elles ne s'étendaient pas au cornet inférieur, mais se limitaient au cornet moyen : même la cloison était libre le plus souvent. De la sorte les polypes, en s'étendant de la muqueuse hyperplasiée du cornet moyen et se trouvant presque partout en contact avec une muqueuse saine et normalement excitable, pouvaient agir sur ces parties à la façon de corps étrangers et provoquer une irritation que leur extirpation faisait naturellement cesser.

Il est évident qu'il n'est pas nécessaire, pour que l'asthme se produise, que la partie antérieure de la fosse nasale ne laisse voir aucune formation de polypes : un néoplasme s'étendant de l'extrémité antérieure du cornet moyen jusqu'à celle du cornet inférieur peut même augmenter sensiblement l'irritabilité de cette dernière, comme c'est peut-être le cas dans deux observations intéressantes citées par B. Fränkel (1). Seulement il ne faut pas que ce néoplasme **s'enclave** entre la cloison et l'extrémité antérieure du cornet inférieur. Mais la cause principale qui, dans les cas observés par moi, faisait naître des névroses réflexes malgré la présence de polypes dans le nez, paraît être la permanence de la localisation de l'inflammation hyperplastique, je veux dire de la localisation concentrée sur la muqueuse du cornet moyen. Ainsi la question de la fréquence de l'asthme, accompagnant les néoplasmes dont il s'agit, se confond jusqu'à un certain point avec la question de la fréquence d'un catarrhe hyperplastique **circonscrit** à la susdite

(1) Ueber den Zusammenhang von Asthma nervosum und Krankheiten der Nase. Berlin, Klin. Wochenschr. 1881, N° 16, und 17.

muqueuse. Mais dans l'état actuel de la science, cette question ne peut pas encore être résolue ; le médecin spécialiste en rhinoscopie est moins que tout autre en état d'y répondre : le plus grand nombre des cas qui se présentent dans son cabinet de consultation consistent dans des modifications **à un haut degré** de la membrane pituitaire avec catarrhe obstruant **diffus** ; la masse des cas **légers** se dérobe presque toujours à son observation. Ce ne sera que lorsque la rhinoscopie aura conquis, parmi les méthodes modernes d'investigation, la situation qui lui est dûe, quand elle ne sera plus exercée par quelques spécialistes mais par la majorité des praticiens, que cette question pourra marcher vers une solution, ainsi que beaucoup d'autres qui s'y rattachent. C'est pour cette même raison que nous ne savons rien non plus sur **les causes** du catarrhe chronique ainsi localisé, qui méritent cependant d'être examinées à fond. Car enfin on ne peut expliquer à priori pourquoi, dans bien des cas, la muqueuse du cornet **moyen**, quoique beaucoup plus abritée, s'affecte plus facilement que celle du cornet **inférieur** qui est pourtant plus exposée à des influences nuisibles.

D'autres irritations, comme celles qui procèdent quelquefois de certaines parties de la membrane pituitaire et qui trouvent ordinairement leur expression dans la réplétion des appareils érectiles du nez, peuvent certainement aussi avoir accidentellement leur origine dans des modifications pathologiques de la **muqueuse pharyngienne.** Diverses observations l'indiquent. Dans plusieurs des cas que j'eus à traiter, et dans lesquels il existait, à côté d'un gonflement très prononcé des extrémités antérieures des cornets inférieurs, une pharyngite granuleuse, l'obstruction du nez provenant de la première de ces affections diminuait dès que je m'attaquais à la seconde. Dans un cas (cas 2 des « vasomoteurs réflexes »)je pus, pendant une opération sur le pharynx, observer directement le gonflement toujours croissant des corps érectiles dans le nez: l'attouchement de ces parties produisit un gonflement du nez à l'extérieur, ainsi que je l'ai exposé déjà à l'endroit indiqué. Dans un autre cas (cas 5 du même chapitre), le nez du patient devenait rouge aussitôt que celui-ci buvait du vin, en si petite quantité que ce fût, et même quand il le coupait avec de l'eau. Le même procédé mécanique servirait peut-être à expliquer le fait bien connu qu'une irritation fréquente de la muqueuse pharyngienne, par l'usage des boissons alcooliques, peut devenir dans certaines circonstances, la cause d'une rougeur **permanente** du nez. Je prouverai plus loin que cette cause d'une coloration du nez n'est point la seule et qu'il en existe encore beaucoup d'autres : je me borne à la noter d'une manière expresse pour sauver l'honneur des gens à « nez rouges », calomniés à tort.

Il y a d'autres faits, plus souvent observés que ce dernier et même appuyés sur l'expérience de tous les jours, qui font voir que des irritations semblables peuvent être transmises des **nerfs sensitifs spéciaux** aux organes érectiles du nez. J'ai déjà parlé plus haut de ce fait bien connu que des sensations provenant d'une lumière très intense peuvent exercer une influence semblable, qui se manifeste ensuite secondairement par une sécrétion réflexe du nez accompagnée d'éternuments ; j'ai mentionné également que, dans le même ordre d'idées, la chaîne des réflexes fut brisée par l'extirpation des organes érectiles. Plus nombreuses encore sont les observations d'après lesquelles l'irritation des appareils terminaux du nerf **olfactif** peut produire des symptômes semblables. C'est ici que trouvent place les faits, souvent observés, d'après lesquels des individus parfaitement bien portants sont saisis, en aspirant le parfum de certaines fleurs et d'autres odeurs semblables, non-seulement d'accès d'éternuements fréquents, mais encore de **migraine** et quelquefois d'**asthme** (je citerai par exemple l'asthme bien connu de Trousseau, provoqué par l'odeur de la violette). Je n'ai observé moi-même aucun cas typique de cette espèce, mais il est certainement permis de croire que, dans beaucoup de cas, cette singulière **idiosyncrasie** aurait pu être guérie par la même opération que dans le cas que je viens de mentionner.

Il se peut que les irritations dont il est question ici soient plus souvent encore provoquées par les nerfs sensitifs de la **peau** que par les nerfs sensitifs de la muqueuse. Cette irritation peut être très souvent provoquée par le **refroidissement** de la peau. Certains faits constatés par voie expérimentale, se rapportant, il est vrai, à d'autres muqueuses, étayent cette supposition d'après la loi de l'analogie. Rossbach, dans sa belle brochure jubilaire (1), s'appuyant sur des expériences, a le premier prouvé d'une manière concluante que la réplétion des vaisseaux de la muqueuse trachéale peut être influencée, par voie

_____

(1) Ueber die Schleimbildung und die Behandlung der Schleimhauterkrankungen in den Luftwegen. Festschrift zur Feier des 300 jährigen Bestehens der Würzburger Universität.

réflexe, par l'irritation des nerfs cutanés. Si l'on refroidissait au moyen de la glace, après les avoir fortement échauffées, des parties circonscrites de la peau d'animaux servant aux expériences, il s'en suivait d'abord une contraction passagère des vaisseaux de la muqueuse, puis un **relâchement** si frappant que toute la muqueuse paraissait d'un rouge bleu foncé. Des conditions analogues agissent ainsi tous les jours sur la réplétion des corps érectiles du nez, d'une façon moins brutale que dans les expériences. Ce serait dépasser les limites de ce travail que de citer l'immense quantité des petits accidents de la vie quotidienne qui trouveraient leur place ici, par exemple toute la série **des rhumes de cerveau qui ne se sont pas déclarés**, et à la suite desquels il n'y eut qu'une obstruction passagère du nez avec quelques accès d'éternuement ou un accès de migraine ou d'asthme. Les rapports qui existent entre ces différentes manifestations sont pour la plupart du temps les suivants : l'irritation des nerfs sensibles de la peau, sous l'influence du refroidissement, provoque la réplétion des organes érectiles et par suite, non-seulement l'obstruction du nez, mais encore les réflexes secondaires déjà souvent mentionnés. Une inflammation cyclique aiguë de la muqueuse n'a de commun avec cet état de choses que quelques symptômes, au début de son apparition. D'un autre côté nous devons avouer que nous ne sommes pas encore arrivés à comprendre le processus intime qui s'opère encore dans beaucoup de cas de refroidissement; même les beaux essais de Rossbach n'ont guère avancé la question, et la véritable nature du refroidissement, surtout causé par des différences de température insignifiantes et dont l'influence dure peu, reste inexpliquée (1). Mais il est hors de doute que des irritations de la peau, si légères qu'il nous est encore impossible de juger de leur influence, peuvent aussi occasionner par réflexe un gonflement des organes érectiles du nez et devenir ainsi

(1) Pour comprendre la nature du refroidissement il faut supposer ce qui suit. Il doit exister des appareils terminaux des nerfs qui se ramifient jusqu'à l'endothelium des vaisseaux superficiels de la peau. De cette manière du moins on comprendrait plus facilement comment une diminution du sang dans ces vaisseaux, telle qu'elle se produit lors d'un refroidissement rapide de la peau, peut exercer directement une influence irritative sur ces appareils terminaux. Unna a récemment communiqué des faits (Monatshefte für pract. Dermat. 1882 n° 8) qui, — en supposant qu'ils soient confirmés — rempliraient la condition énoncée plus haut. Unna a trouvé que des fibrilles nerveuses sans myéline se distribuent dans l'endothelium des vaisseaux cutanés, spécialement dans celui des capillaires des papilles, et se terminent en petits nodules pris dans le protoplasma des cellules endothéliales sur le noyau ou autour de celui-ci.

la cause de troubles nerveux des plus désagréables jusqu'à ce que ces organes, qui augmentent l'irritation en agissant comme de véritables **accumulateurs**, aient été extirpés par voie d'opération.

Je voudrais encore mentionner ici un cas communiqué (1) par Marowsky, de Charkow. Il s'agissait d'ouvrir à son client un abcès phlegmoneux qui s'étendait de **l'aile gauche du nez** jusqu'au milieu de la joue. A peine fut-il incisé, que le malade pâlit, tomba en des accès épileptiques typiques, en perdit connaissance et eut des convulsions générales ; ces symptômes n'apparurent plus jamais chez lui plus tard et ne s'étaient jamais montrés auparavant. Le malade avait été dépeint comme un homme d'une sensibilité nerveuse extraordinaire, ce qui doit faire supposer que d'autres causes entrèrent encore en jeu et que cet état ne fût pas provoqué seulement par l'irritation des nerfs cutanés sensitifs produite par l'incision ; le patient, il est vrai, attribuait la plus grande influence à cette irritation : aussi ce cas ne peut-il être utilisé ni dans le sens positif, ni dans le sens négatif.

Si les **lésions** de la peau causent rarement une irritation des nerfs sensitifs, l'irritation produite par les **dermatonoses** s'étend tout aussi rarement jusqu'aux organes érectiles. Cependant la littérature médicale présente quelques cas qui peuvent être expliqués dans ce sens, entre autres l'observation de Mosler (2) d'un accès extraordinaire d'éternuement — la patiente avait, d'après le calcul de Mosler, éternué 48000 fois dans l'espace de 80 heures ! — lequel accès était accompagné d'un **eczema** de la peau extérieure de l'oreille.

Un fait me paraît être de la plus haute importance, **c'est que la congestion provoquée par la menstruation vers les organes sexuels internes de la femme peut, par réflexe, avoir pour conséquence une congestion semblable vers les organes érectiles du nez**. Cette congestion, on le sait, est quelquefois si forte que le nez saigne abondamment, et parfois ces pertes de sang sont tellement plus considérables que les pertes par voies physiologiques, qu'elles ont reçu le nom d'hémorrhagies **vicariantes**. Mais il est facile de comprendre que, si dans ces conditions il ne survient aucune rupture de vaisseaux, ou si la rupture est insuffisante, le gonflement persiste et qu'alors il peut arriver des décharges sous la forme de

(1) Zür Frage über das Wesen der Epilepsie. Deutsches Archiv. f. klin. Medicin, 1867, 3 Bd.

(2) Mosler, « Fall von Nieskrampf. » Virchows Archiv, Bd. 14.

réflexes secondaires que nous avons déjà souvent mentionnés. Dans ce cas, les « molimina menstrualia » ne se produisent pas dans le domaine des nerfs du bas ventre, mais dans celui des organes érectiles du nez; il peut se produire ainsi soit **une secrétion profuse du nez avec des accès d'éternuement** (cas de Herzog, l. c.), soit **un gonflement et une rougeur de la peau du visage** (décrit plusieurs fois sous le nom d' « erysipelas catameniale »), soit **un asthma nervosum** (voir mon observation de la page 23), mais plus souvent il se produit une **migraine** (comme dans quelques-uns de mes cas). Des cas comme ceux que j'ai décrits au chapitre « **Épilepsie** », et qui rentrent aussi dans la présente catégorie, ont peut-être été observés assez rarement. On n'a pas encore suffisamment recherché jusqu'à quel point les symptômes que je viens d'indiquer sont en corrélation avec les modifications pathologiques des organes sexuels de la femme: **cette question mériterait certainement de fixer davantage l'attention des gynécologues.** Mais quelle que puisse être la nature de la cause d'irritation qui agit dans ces conditions, il est certain que nous pouvons aussi dans ce cas briser la chaîne des réflexes, et écarter ces symptômes nerveux secondaires par l'extirpation des organes érectiles du nez. Et même si dans beaucoup de cas des états nerveux **généralisés** favorisent ce gonflement avec ses suites, ce gonflement peut encore être considéré comme un symptôme **local**, aussi facile à guérir que par exemple le gonflement de la pulpe d'une dent provoqué par la menstruation : les affections névralgiques qui en dépendent peuvent aussi dans ce cas être guéries, et quelquefois définitivement, dès que la pulpe tuméfiée a été détruite.

Il est bien possible que des conditions analogues à celles dont nous venons de parler puissent aussi se présenter dans les cas d'**affections hémorrhoïdales.** Je n'ai pas eu l'occasion de faire des expériences à ce sujet, mais la question est d'une si haute importance que je la recommande vivement à l'attention de mes confrères.

Il me reste encore à dire un mot des irritations qui occasionnent une réplétion des organes érectiles du nez, en agissant **directement** sur la muqueuse. Leur mode d'action doit aussi être considéré, strictement parlant, comme un phénomène réflexe. Ici il faut tenir compte en premier lieu de l'influence d'une atmosphère chargée de poussière ou imprégnée de pollen floraux. Si l'on considère que, pendant la respiration normale, presque tout l'air respiré passe par le nez, que par conséquent une masse de particules irritantes passe devant le cornet inférieur, il y a lieu de s'étonner qu'on n'ait pas beaucoup plus souvent l'occasion d'observer des phénomènes dont la source devrait être cherchée dans une irritabilité plus grande de la muqueuse aux extrémités antérieures du cornet inférieur. On pourrait constater cela dans quatre de mes observations : les patients, deux meuniers, un boulanger, un confiseur déclarèrent tous de la manière la plus formelle que toutes leurs incommodités les tourmentaient surtout dès qu'ils respiraient la poussière de farine.

C'est ici que trouve aussi place cette observation que beaucoup de personnes souffrent d'un mal de tête très violent, dès qu'il leur pénètre de l'eau dans le nez. Le gonflement de la muqueuse ainsi occasionné a été certainement observé par maintes personnes. Des phénomènes semblables sont souvent produits, on le sait, par l'usage des douches nasales.

Le **froid** peut aussi être une cause directe d'irritation. Mainte expérience, qui semble presque banale, vient à l'appui de ce fait. Chacun sait que la marche pendant le froid de l'hiver cause une obstruction du nez, suivie souvent d'un écoulement séreux. Personne n'ignore qu'alors, même en se mouchant, on ne parvient presque pas à dégager ses narines parce que la masse accumulée de la sécrétion est retenue derrière le tissu érectile fortement gonflé, et ne peut être expulsée d'un coup, même par une expiration très violente. Parfois cette sécrétion profuse du nez dure encore quelque temps même après que l'irritation a cessé. On a encore observé d'autres réflexes dans ces mêmes conditions. B. Fränckel (1) cite un cas dans lequel le froid a été la cause d'un **accès d'asthme**. Plus fréquents encore sont les cas où une attaque de migraine disparaît après une promenade à l'air froid, sans qu'aucun phénomène laisse supposer un refroidissement véritable. Des phénomènes semblables pourraient aussi être constatés dans d'autres sphères.

Un air très agité peut produire des phénomènes analogues à ceux causés par un air très froid. Quiconque s'est trouvé dans le cas de marcher pendant quelque temps contre le vent peut confirmer ce fait que l'irritation est souvent aussi, comme on sait, causée par un **courant d'air**.

Une irritation semblable peut aussi être occasionnée par un air sur-

(1) L. c.

chauffé. L'expérience journalière peut en fournir des preuves en quantité. Mais il y a encore un autre effet direct dû à l'air chaud qui mérite certainement d'être pris en considération, c'est celui de relâcher les vaisseaux et de favoriser un gonflement en voie de formation. Il est pour moi hors de doute que, sous l'influence fréquente de cet effet de détente, on arrive progressivement à une impressionnabilité exagérée, même en présence d'irritations faibles par elles-mêmes. C'est ce qui doit avoir lieu surtout, tant que l'organisme humain n'est pas arrivé à son complet développement; il est évident que les **suites funestes du surchauffage des chambres d'enfants** peuvent se faire sentir dans des conditions analogues et entraver de la sorte le développement normal de ceux-ci.

Enfin j'aurais encore à parler de l'influence **de causes psychiques** sur la réplétion des organes érectiles. Cette influence est très grande, mais purement **négative** comme je l'ai déjà dit dans l'introduction. J'ai pu très souvent me convaincre qu'à un premier examen rhinoscopique, par suite de la dépression morale causée par la crainte de l'opération, l'extrémité antérieure du cornet inférieur était à peine visible. Ce n'est qu'après examen réitéré, quand le patient s'était calmé, que les parties gonflées apparaissaient tout d'un coup. J'ai aussi fait à plusieurs reprises l'observation suivante: à la simple inspection, les corps érectiles étaient faciles à voir, mais lorsque les patients venaient pour se faire opérer, la crainte de l'opération se manifestait par un affaissement complet des parties que le gonflement avait auparavant rendu saillantes. Avant de connaître cette circonstance, je risquais grandement de communiquer à mes clients des diagnostics contradictoires; plusieurs fois mes notes, scrupuleusement établies à la première inspection, me sauvèrent seules de cette erreur. L'importance de cette influence, dans certains cas, est démontrée d'une manière frappante par l'observation suivante, qui forme le pendant d'une autre semblable faite par Voltolini (1).

M. le conseiller médical Tritschler, de Gengenbach, m'amena, il y a quelque temps, un garçon de 11 ans chez lequel on avait cru constater une tumeur polypeuse se formant à l'entrée d'une des narines. A notre grand étonnement, je ne pus, en examinant le patient qui montrait la plus grande inquiétude, rien découvrir de semblable. J'examinai la fosse nasale dans toutes les directions sans trouver la moindre végétation

(1) L. c.

polypeuse, mais je trouvai une « tonsilla pharyngea » développée que j'extirpai à l'aide de l'anse galvano-caustique, et je dis au petit patient qu'il ne restait plus rien à opérer et qu'il devait revenir le lendemain simplement pour le contrôle. Quelle fut ma surprise lorsque le lendemain matin je vis descendre de l'une des narines une tumeur globuleuse de la grosseur d'une noisette : il était facile de démontrer qu'elle ne formait que l'extrémité extrêmement gonflée du cornet inférieur. Je la fis disparaître également à l'aide de l'anse galvano-caustique, ce qui occasionna une assez forte hémorrhagie des espaces caverneux.

Je n'ai pas eu l'occasion de faire moi-même des observations sur l'influence **érectilisante** de causes psychiques et je n'ai rien trouvé non plus sur ce sujet dans la littérature médicale. On pourrait tout au plus mentionner un cas observé par Romberg (1), cas dont on a jusqu'à présent plutôt envisagé le côté comique que le côté scientifique. Romberg raconte qu'un étudiant se voyait pris d'irrésistibles accès d'éternuement, dès que des **images érotiques** se présentaient à son imagination. En lisant cela, on est involontairement tenté de supposer que, dans ce cas, sous l'influence de l'excitation sexuelle, se formait aussi une « érection » des corps caverneux du nez qui ensuite donnait lieu secondairement à des accès d'éternuement.

Dans ce qui précède, j'ai essayé de réunir, quoique bien incomplètement, les nombreuses causes qui, **d'une part**, peuvent agir sur la réplétion des organes érectiles du nez : je vais maintenant parler brièvement des réflexes qui, **d'autre part**, peuvent pendre leur origine dans ces organes.

Mais comme je ne puis m'abstenir de discuter, à cette occasion, différentes **hypothèses**, je commencerai d'abord par les faits dont **l'observation directe** nous permet le mieux de juger des rapports qui existent entre les différentes manifestations.

Je n'ai pu observer directement le résultat de l'irritation secondaire transmise par réflexe que dans les cas où la peau du visage subissait des changements. Il s'agissait dans ces cas de rougeurs et de gonflements de la peau allant jusqu'à l'imbibition œdémateuse, changements qui ne pouvaient être expliqués que par une dilatation des vaisseaux accompagnée d'une exsudation séreuse dans les tissus. Partant de ce fait, j'avais essayé d'établir qu'un mécanisme semblable

(1) Pathologie und Therapie des Sensibilitäts und Motilitäts-Neurosen, 3 Aufl 426 ff.

pouvait aussi agir de la même façon sur **certains phénomènes cérébraux,** procédant par réflexe des organes érectiles dont il a été question, par exemple dans des accès de **vertige** et **d'épilepsie.**

Il semble possible d'admettre aussi un mode d'action semblable pour d'autres phénomènes réflexes que j'ai observés, surtout pour les **accès de migraine** procédant de l'organe du nez. Que des processus vaso-dilatateurs y aient eu une part, c'est ce que j'ai pu conclure des observations souvent mentionnées dans lesquelles l'accès d'hémicranie causé par l'opération était accompagné de rougeur du visage et d'une hypérémie de la conjonctive très prononcée. La manière dont cet accès se produisait peut donc être comparée à celle qu'Eulenburg a désignée sous le nom d'**attaque angioparalytique.** Mais malgré cette ressemblance extérieure, je tiens à faire ressortir que, d'après ma manière de voir, il ne s'agissait pas dans les cas que j'ai observés, d'un processus **passif,** d'une **paralysie** des éléments constricteurs des vaisseaux, mais plutôt d'un phénomène **actif,** d'une **excitation** des éléments dilatateurs des vaisseaux.

Du reste, certaines formes de maux de tête qui ne présentent en aucune façon le type hémicranique, qui offrent cette particularité qu'une pression douloureuse **persistante,** qu'un continuel embarras de la tête fatigue les patients, peuvent aussi se trouver dans une dépendance semblable des corps érectiles du nez. De même que le gonflement primitif de la muqueuse du cornet peut devenir permanent, de même les réflexes vaso-dilatateurs qui en dépendent peuvent durer aussi longtemps que dure cette réplétion primitive. Parmi les migraines que j'ai traitées, j'en ai vu plusieurs qui ont fini par se transformer en maux de tête permanents. Je voudrais cependant encore ajouter deux cas dans lesquels cette pression constante à la tête formait le symptôme principal et où les douleurs ne se faisaient pas sentir par accès (1). Ils ont d'autant plus d'importance que j'ai pu observer pendant deux ans le maintien de la guérison obtenue par l'opération.

Le **premier** de ces cas présente encore un autre intérêt parce qu'il rappelle la question, que j'ai déjà effleurée, de savoir si les affections du nez ne méritent peut-être pas une attention toute particulière au point de vue de la **psychiatrie.**

_____

(1) Ces deux cas ont déjà été publiés dans mon premier travail intitulé : Reflexneurosen und Nasenleiden. Berlin. Klin. Wochenschrift, 1882 — N° 25.

1° M. R. avait pendant de longues années souffert de rhumes de cerveau sans nombre. Peu à peu la **pression douloureuse à la tête** qui les accompagnait devint permanente et persista pendant les intervalles des accès de rhume, gênant ainsi considérablement le travail intellectuel que nécessitaient les fonctions du malade. Même sa mémoire commença à se perdre ; il fut tourmenté par l'**idée fixe** — aveu qu'il me fit longtemps après sa guérison — qu'il était atteint d'une maladie du cerveau ; il devint mélancolique et se représentait l'avenir sous les plus sombres couleurs. Différentes autorités médicales qu'il avait consultées lui avaient ordonné une cure d'entraînement physique, abandonnant l'affection du nez à elle-même. Rhinoscopiquement, la partie inférieure de la cavité nasale se montra entièrement dépourvue de néoplasmes, mais du cornet moyen pendait une foule de polypes de toutes les dimensions. Je les extirpai en plusieurs séances avec la pince et le galvano-cautère. Les accidents et les idées fixes cessèrent, la mémoire revint et la **manière dont le malade commença à envisager l'existence devint si agréable et si gaie** qu'il se sentait lui-même tout transformé.

2° M. L..., instituteur, souffrait depuis des années d'une **forte pression dans la région du front**. Cette pression était quelquefois accompagnée de vertige, en même temps que la respiration par le nez devenait plus pénible et gênait extraordinairement le travail intellectuel. En outre le patient se plaignait encore d'un symptôme singulier, d'une douleur aiguë violente qui, partant du nez, s'étendait pour ainsi dire le long de la base du crâne vers l'arrière de la tête (suivant peut-être le trajet du nerf spinosus trigemini). En examinant l'entrée du nez, je trouvai d'abord un gonflement considérable de la muqueuse du cornet inférieur — je ne trouvai pas alors l'explication de ce phénomène — ; je découvris ensuite un fort épaississement de la muqueuse du cornet moyen droit. En examinant le nez à travers la bouche, je trouvai une irritation incoercible ; le patient vomissait et étranglait quelquefois avant que les instruments l'eussent touché. Je me contentai donc du résultat de l'examen obtenu par la rhinoscopie antérieure, je cautérisai la partie épaissie de la muqueuse du côté droit et réussis à **faire disparaître complètement la douleur permanente du front et l'embarras de la tête**. Mais comme cette singulière douleur à la cavité naso-pharyngienne ne s'améliorait nullement, je recourus de nouveau à la rhinoscopie postérieure et j'y préparai le patient par des tentatives préalables, en faisant appel, il est vrai, à toute ma patience. Finalement je découvris, à la choane gauche, un polype de la grosseur d'une noisette ; je l'extirpai à l'aide de l'anse galvano-caustique, que je fis passer à travers la cavité buccale, et ces douleurs singulières cessèrent. Quelques mois après il y eut une récidive à la même place, nouvelle extirpation, encore par la bouche, à l'aide de l'anse galvanique, ensuite cautérisation radicale de la base. Depuis ce temps le patient se sent libre de toute incommodité sans qu'il y ait eu de nouvelle récidive.

Pour les **névralgies** typiques dépendant de la muqueuse, l'hypothèse d'une action exercée par des influences vaso-dilatatrices paraît être également justifiée. En tout cas, il est très plausible qu'une pareille hyperémie et imbibition séreuse du névrilème des fibres sensitives puisse produire directement une forte irritation sur ces nerfs. Il me paraît surtout vraisemblable que beaucoup de névralgies du domaine du trijumeau, provenant des organes érectiles du nez, soient occasionnées par des réflexes vaso-dilatateurs. La somme de mes observations à cet égard n'embrasse jusqu'à présent que cinq cas, y compris ceux que j'ai publiés dans mon premier travail. Quant aux deux cas de névralgie sus-orbitaire, très concluants à cet égard, j'en ai déjà parlé plus haut. Deux autres cas peuvent encore servir à expliquer les douleurs névralgiques qui avaient aussi leur siège dans le domaine de la première branche de la cinquième paire.

1° **Névralgie ciliaire.** M. V., étudiant, s'était soumis avant de venir chez moi à douze opérations de polypes du nez qui avaient toutes été faites à l'aide de pinces. Chaque récidive s'annonçait, longtemps avant toute manifestation sérieuse de sténose, par des accès douloureux des plus violents dont il m'indiquait le siège en partie dans sa paupière inférieure, mais **surtout dans les deux globes oculaires.** J'extirpai avec l'anse galvanocaustique les polypes dont la présence n'avait nullement entravé la respiration par le nez et en outre j'en cautérisai radicalement la base. L'opération fut aussitôt suivie d'un accès qui dura plusieurs minutes, mais ce fut le dernier.

2° **Douleurs des paupières.** M. S., étudiant, souffrait d'abord pendant ses accès de rhume, qui étaient très fréquents, et plus tard aussi dans les intervalles de ces accès, de douleurs extrêmement vives à l'**angle oculaire de l'œil droit, lesquelles s'étendaient ordinairement aux deux paupières.** L'examen rhinoscopique fit voir un **gonflement considérable de la muqueuse du cornet droit inférieur.** Mais ce gonflement n'avait pas encore amené la sténose de la fosse nasale. Après quelques cautérisations qui ne furent même pas très-profondes, à cause de la peur incroyable de l'opéré, les incommodités subjectives disparurent complètement.

Le cas suivant me paraît propre à prouver que les névralgies de la **seconde** branche de la cinquième paire peuvent, dans certaines conditions, provenir d'une affection du nez.

Mme S., de Siegen, une femme mariée, d'un âge moyen, raconta que, pendant des années, elle avait souffert **de violentes douleurs qui se faisaient sentir avec rage dans toute la joue droite.** Dans les derniers mois, ces attaques, auxquelles la malade n'avait pu remédier jusqu'alors, étaient devenues de plus en plus rares, tandis que des douleurs de tête au front très vives devenaient toujours plus fréquentes. Finalement les douleurs du visage disparurent complètement, tandis que la douleur du front et une pression constante à la tête persistèrent. Rhinoscopiquement, je trouvai, à droite, c'est-à-dire du côté où siégeait autrefois la douleur, **au cornet moyen, une surface si bizarrement granuleuse qu'elle paraissait pavée de nombreux papillomes.** La cavité gauche du nez était normale. Je cautérisai radicalement le cornet moyen droit en deux séances : la douleur du front et l'embarras de la tête disparurent promptement sans qu'à leur place l'ancienne douleur du visage reparût.

: Je ne doute pas que, dans ce dernier cas, la douleur du visage n'ait eu également son origine dans l'affection du côté correspondant du nez et qu'elle n'ait été remplacée littéralement par la douleur du front. Je reviendrai avec plus de détails sur le fait de la substitution de certains phénomènes réflexes; je veux seulement rappeler ici que, dans mon second cas de névralgie sus-orbitaire, des accès douloureux passagers à la joue remplaçaient aussi les douleurs sus-orbitaires. Récemment, j'ai dû extirper à une jeune dame les organes érectiles du nez, uniquement parce qu'ils constituaient un obstacle mécanique : par suite de l'opération une douleur de plusieurs heures se fit sentir à la joue et aux dents supérieures du côté opéré. Je suis persuadé que **maintes attaques névralgiques dans les dents du maxillaire supérieur** prennent aussi leur origine dans l'irritabilité exagérée de la muqueuse nasale.

Je voudrais encore diriger l'attention sur un autre phénomène qui se produisit dans les deux cas mentionnés : dans tous deux les attaques névralgiques étaient accompagnées de

SCOTOME SCINTILLANT PASSAGER (Flimmerscotome)

Ce symptôme, si essentiellement gênant, put aussi être écarté de la manière la plus prompte par l'opération rhino-chirurgicale. Les rapports qui, dans les deux cas, existaient évidemment entre le scotome scintillant et des affections du nez, pourraient être expliqués de la même manière que pour les attaques névralgiques, avec cette différence que dans le premier cas le processus de la dilatation réflexe des vaisseaux évolua probablement dans la gaine du nerf optique. Dans mes cas d'hémicranie, je n'ai pu observer qu'une seule fois (cas 10) le phénomène en question. On sait que la migraine surtout est bien souvent accompagnée de scotome. A mon point de vue, cette connexion est facile à comprendre : car des accidents analogues paraissent aussi entrer pour leur part dans la migraine lorsqu'elle se produit dans les mêmes conditions. Mais, à mon avis, ces rapports autorisent encore une autre visée théorique. Il n'est certainement pas invraisemblable qu'il se présente aussi parfois à l'observation des cas d'**amblyopie** ou d'**amaurose** qui pourraient, par réflexe, avoir leur point de départ dans des affections de la muqueuse du nez. Les cas analogues ne manquent pas dans la littérature médicale de notre époque. Les réflexes les plus frappants sont peut-être ceux qui se montrent chez certains individus qui ont aspiré de la poudre d'ipeca par le nez : c'est en partie un asthme bronchique, mais aussi en partie une amblyopie et une **amaurose transitoire** qui en résulte (Thambayn (1), Dyce-Duckworth) (2). En présence de ce fait que des attaques épileptiques peuvent prendre racine dans des affections du nez, il n'est nullement permis de douter qu'une **amaurose de caractère épileptiforme** puisse avoir son point d'origine dans une affection du nez, non pas dans le sens que lui donne Huglings Jackson (3), mais comme substitution d'une attaque épileptiforme provoquée par une irritation du nez. Les cas sont, comme on sait, assez nombreux dans lesquels il se produit, par l'irritation pathologique **d'autres** fibres trigéminales, une amaurose réflexe qui peut être guérie en écartant la cause de l'irritation (Makenzie (4), Hutchinson (5), Campbell (6), etc.).

Mais certaines observations permettent de poursuivre encore plus loin cet ordre d'idées. Ce n'est certainement pas aller trop loin que de supposer, en s'appuyant toutefois sur les altérations **permanentes** de la peau du nez qui se forment dans des conditions analogues, de supposer, dis-je, que, sous l'influence d'une dilatation fréquente, le tissu **conjonctif** du nerf optique est poussé à proliférer, d'où résulte une **atrophie progressive des éléments nerveux**. Si des symptômes réflexes d'affections nasales, par exemple une sécrétion séreuse du nez, prolongent leur durée, il en peut résulter finalement un singulier tableau. Si l'atrophie des nerfs optiques progresse, les patients sont saisis d'accès de sécrétion aqueuse profuse. Des cas de ce genre ont été en effet observés, mais ils furent souvent

(1) Schmidt's Jahrbücher, 1857. Bd 96, S. 101.
(2) Observ. upon the action of Ipecacuanha St. Barthol. Hosp. Rep. VII, pag. 20.
(3) Cité dans Leber, Krankeiten der Sehnerven (Gräfe — Sämisch's Augenheilkunde, Bd. V., S. 964 f.).
(4) Pract. treatise on the diseases of the eye 1877.
(5) Ophth. Hosp Reports IV, 4, pag. 381.
(6) Cité dans le travail de Breitner, Berl. Klin Wochenschr. 1882, N° 11.

interprétés d'une singulière façon. On était si loin des idées que nous avons développées dans cette brochure, que de divers côtés cette sécrétion profuse du nez était prise pour un liquide **arachnoïdien**. Comme ces phénomènes étaient accompagnés de vives douleurs de tête, quelquefois d'un trouble des facultés mentales et enfin d'une stase papillaire du nerf optique (2), il était très naturel que le diagnostic aboutît à une tumeur du cerveau. Dans les cas où l'autopsie fut faite, on ne trouva pas de grandes modifications dans le cerveau; dans quelques cas, qui furent examinés rhinoscopiquement, on découvrit des **polypes dans les fosses nasales** (1). **Il ne me paraît pas douteux qu'il soit possible de prévenir ces réflexes secondaires et leurs tristes conséquences pour la vue par des opérations rhino-chirurgicales faites à temps.**

Quant aux réflexes **secrétoires**, il n'est pas non plus invraisemblable que des influences vaso-dilatatrices y jouent un rôle. Il est bon de rappeler, en tout cas, que, pour certains organes glanduleux, il a été prouvé d'une manière indubitable que leur sécrétion peut être provoquée indépendamment de l'augmentation de l'apport du sang sur le trajet des rameaux nerveux spécifiques. En pensant à ces analogies, j'ai parlé, sous la désignation de « secrétoires », de phénomènes que d'autres ont rangés parmi les processus « vaso-moteurs », évidemment sans prétendre en aucune façon donner à cette distinction une importance fondamentale.

Il y a encore d'autres domaines qui pourraient se trouver dans la même dépendance des organes érectiles du nez, surtout le tissu proprement dit des **muqueuses** avoisinantes. J'ai pu me convaincre moi-même directement que l'irritation des organes érectiles du nez, après

(1) Il est évident que des processus vaso-dilatateurs, *même faibles*, dans le nerf optique, peuvent produire une *stase papillaire*. "Die Eintrittsstelle des Sehnerven begünstigt vermöge ihrer tanatomischen Verhältnisse die Entstehung von Stauungen : wegen der Unnachgiebigkeit des foramen sclerae muss nämlich die geringste Transsudation in das Gewebe sofort auf die Gefässe zurückwirken und die Stauung der Venen und somit auch das Oedem mehr und mehr steigern; es wird sich daher ein Art von circulus villosus entwickeln, wobei das foramen sclerae nach v. **Gräfe's** Ausspruch die Rolle eines **Multiplicator** der Erscheinungen übernimmt." **Leber** in : **Gräfe-Sämisch's** Handbuch der Augenheilkunde, Bd. V.). Il est évident que, dans ce cas, la tuméfaction de la stase papillaire ne peut jamais être le signe d'une augmentation de la pression intercranienne, mais qu'elle est causée seulement par une transsudation locale *circonscrite*.

(2) Des cas analogues ont été publiés par Nettleship, Baker, Elliotson, James Paget, Pristley Smith, et réunis dans un travail de ce dernier, publié dans le Centralblatt für praktische Augenheilkunde, Januar, 1883. A mon grand regret, je n'ai pu prendre connaissance de ce travail que par un compte-rendu.

une opération, peut provoquer une extrême dilatation des vaisseaux de la **conjonctive**. J'eus l'occasion de faire à plusieurs reprises sur ma propre personne une observation qui trouve ici sa place. Quelquefois, en m'exposant à un fort courant d'air, je ressens un vif élancement dans l'œil qui se montre fortement injecté et j'éprouve une sensation semblable à celle d'un corps étranger qui me serait entré dans l'œil. Moi-même, je crus, pendant des années, qu'il ne pouvait être question que d'un corps étranger inaperçu et que l'injection devait être mise sur le compte d'un frottement involontaire. Mais, dans les derniers temps, j'ai observé quelquefois ces phénomènes dans certaines conditions (la tête baissée et les mains devant les yeux) où il me paraissait presque impossible qu'un corps étranger fût entré dans l'œil, l'injection était considérable quoique je m'abstinsse avec un soin extrême de tout frottement afin d'arriver à une observation plus rigoureuse : je puis donc à peine faire autrement que de me ranger à l'opinion d'une dilatation par réflexe des vaisseaux de la conjonctive. Si l'on est autorisé à tirer des conclusions des expériences bien connues de la vie journalière, la muqueuse du **nez**, du **pharynx** et du **larynx** ainsi que celle de la **tuba Eustachii** pourrait se trouver encore plus souvent dans la même dépendance. Lorsque la dilatation vasculaire dans les muqueuses n'est que de courte durée, elle n'aura pour conséquence qu'une hypérémie passagère qui provoquera une sécrétion épaisse mucilagineuse. Mais si la dilatation des vaisseaux dure plus longtemps parce que la cause d'irritation exige une réplétion plus lente des corps érectiles, une nouvelle excitation directe qui survient peut provoquer à la surface de cette muqueuse plus longtemps hypérémiée une inflammation **catharrale** typique; à moins que ces **accidents nerveux**, en **durant plus longtemps ou en devenant plus intenses ne suffisent même pas, sans l'adjonction d'une nouvelle cause d'irritation, à provoquer une pareille inflammation.** Lorsque ces phénomènes se reproduisent plus fréquemment, il peut y avoir formation d'une hyperplasie du tissu muqueux, dont les éléments connectifs notamment tendent à proliférer.

Pour ce qui est des rapports entre l'**asthme nerveux** et les affections du nez, il est très vraisemblable aussi qu'il existe une connexion semblable entre les différents phénomènes. Si, au commencement de cette brochure, j'ai attribué l'ensemble des symptômes de l'asthme bronchique uniquement à l'action d'un spasme des muscles bronchiques ; si j'ai considéré aussi les accès de « cauchemar » comme des produits accidentels d'une contractilité plus **faible** de la musculature bronchique, c'est que j'y ai été déterminé par deux raisons : la première, je l'avoue, était une raison d'opportunité, je ne voulais pas anticiper sur les explications que je devais donner ici sur l'ensemble de la question. La seconde était ma conviction, que pour expliquer plus d'un symptôme de l'asthme nerveux, il est impossible de ne pas admettre l'action d'une cause **spastique** et même que dans beaucoup de cas cette cause joue le rôle principal. Ainsi, je suis loin de vouloir, avec Weber et Störk, expliquer le tableau symptomatique exclusivement par le gonflement de la muqueuse bronchique; mais d'un autre côté, cependant, je ne puis m'empêcher d'attribuer la plus haute importance à ce phénomène, dans tous les cas où prédominent les manifestations catarrhales. Il se produit alors probablement dans les muqueuses trachéale et bronchique, prenant leur point de départ dans les organes érectiles du nez, les mêmes phénomènes que celui que Rossbach a pu faire naître par réflexe dans les nerfs sensitifs de la peau : les vaisseaux sont fortement dilatés, une sécrétion fluide a lieu dans le tissu de la muqueuse, la muqueuse elle-même commence à sécréter plus activement. Si l'imbibition œdémateuse d'un tissu aussi peu élastique que la peau peut atteindre un degré considérable, on comprendra sans peine que l'œdème d'une muqueuse beaucoup plus extensible puisse devenir si fort que « la lumière bronchiale » en soit considérablement rétrécie. Il est clair que le **gonflement de la muqueuse nasale**, observé en pareil cas par différents auteurs (Riegel entre autres), ne doit pas être envisagé comme un phénomène coordonné : il n'est pas autre chose que la réplétion **primaire** des organes érectiles du nez, où les réflexes vaso-dilatateurs se développant dans la muqueuse bronchique ne prennent leur point de départ que d'une manière secondaire.

Ce n'est qu'avec réserve que j'essaierai de tirer encore des conclusions des observations suivantes. Chez plusieurs de mes patients, ce ne furent pas seulement les symptômes fort gênants signalés plus haut qui disparurent après l'opération rhino-chirurgicale, mais encore, comme je l'appris occasionnellement, une certaine prédisposition à de fréquentes attaques de **roideur douloureuse des muscles de la nuque**, lesquelles duraient ordinairement plusieurs jours. Je n'y avais pas attaché d'abord une grande importance, parce qu'à cette époque, je ne savais pas encore m'expliquer la relation entre ces affections rhumatismales et les affections du nez. Ce n'est qu'après le cas remarquable mentionné plus haut, dans lequel, immédiatement après une opération insignifiante sur le pharynx, survint, à côté d'un gonflement œdémateux de la muqueuse pharyngienne, une contracture douloureuse des muscles de la nuque qui dura plusieurs jours. C'est alors seulement que je me posai cette question : ne serait-il pas possible que certaines régions musculaires eussent avec les corps érectiles du nez une connexion telle que des processus vaso-dilatateurs émanant de ces derniers puissent se développer par réflexe dans ces régions musculaires? Ainsi que cela s'observe pour la peau du visage dans des circonstances analogues, des accidents de cette nature apparaissant plus rarement et durant moins longtemps ne laisseraient après eux aucune altération du tissu musculaire, quel qu'ait été le trouble survenu dans les fonctions de ces muscles **pendant** l'attaque même. Mais ici encore, comme pour la peau du visage, les mêmes accidents pourraient, s'ils se produisaient plus souvent et avec plus d'intensité, être suivis de manifestations **durables** du tissu : les **callosités rhumatismales de Froriep** dans le tissu conjonctif intermusculaire seraient alors la reproduction exacte des transformations scléreuses de la peau du visage que j'ai décrites plus haut. Dans l'intervalle, le cercle de mes observations s'étendit et vint confirmer l'hypothèse que je viens d'émettre. Un des cas les plus concluants est celui de ce sous-officier de gendarmerie (voir dans la partie casuistique) chez qui la rigidité des muscles de la nuque qui l'incommodait depuis fort longtemps disparut après l'extirpation des corps érectiles du nez. D'ailleurs, l'affinité étiologique entre l'inflammation catarrhale d'une muqueuse et des affections rhumatismales des muscles permettait déjà d'admettre à priori que, dans les deux catégories de manifestations, il pourrait n'y avoir en jeu qu'une modification d'ensemble unique.

. Je voudrais encore rappeler un fait qui trouve sa place ici et que j'ai pu observer souvent. Chez plusieurs patients, il survint, pendant l'opération chirurgicale, une coloration et une tuméfaction non-seulement de la peau du visage mais encore de la **peau des oreilles** ; cette dernière marquait en même temps une température subitement élevée. Quelquefois l'accident ne se manifestait qu'aux oreilles tandis que la peau du visage restait normale. Involontairement, je pensai aux manifestations bien connues qui se produisent lorsqu'on sectionne le nerf sympathique de l'oreille d'un lapin. L'attaque durait plusieurs heures, quelquefois une journée entière, mais jamais plus longtemps. Les accidents disparaissaient toujours tout d'un coup sans jamais laisser après eux aucune trace. Quelquefois les patients déclaraient avoir autrefois eu souvent et spontanément ce qu'ils appelaient des « oreilles chaudes », ce qu'ils considéraient toujours comme un signe de refroidissement. L'observation personnelle des patients laissait à désirer, vu l'insignifiance du mal : c'est pourquoi je ne la mentionne qu'en passsant. Cependant la connexion entre les processus vasodilatateurs et les organes érectiles du nez me parut encore ici très vraisemblable.

J'ai répété plus d'une fois, dans le cours de ce travail, qu'à côté des réflexes agissant sur la dilatation des vaisseaux de certaines régions, il peut arriver aussi que **des spasmes** de différents éléments musculaires, agissant sur la respiration, prennent leur origine par réflexe dans les organes érectiles du nez ; je veux seulement rappeler ici qu'à côté du spasme musculaire bronchique qui agit dans l'asthme nerveux, des spasmes cloniques des divers muscles concourant à l'inspiration et à l'expiration ont aussi leur part d'action dans la toux nerveuse et pendant l'accès d'éternuement.

Tous ces réflexes peuvent se combiner entre eux de la façon la plus variée ; mais ils peuvent aussi se manifester indépendamment jusqu'à un certain point les uns des autres, seuls ou par groupes isolés. Ce dernier fait arrive très fréquemment. Car, là même où, dans le cours d'une attaque, **plusieurs** de ces accidents réflexes entrent en jeu, ils n'agissent pas ordinairement en même temps, mais successivement et paraissant **littéralement se relayer** On sait, et plusieurs de mes observations le prouvent, que l'accès l'asthme est précédé d'une sécrétion nasale plus abondante et de fréquents éternuements spasmodiques ; ce n'est qu'après que ces accidents ont cessé que les accès d'asthme se produisent. Dans les cas que j'ai observés, il n'y avait pas encore de douleurs névralgiques tant que durait le scotome scintillant ; elles survenaient aussitôt que le trouble visuel avait cessé. Une sécrétion nasale plus abondante et des accès d'éternuement précédaient quelquefois le gonflement œdémateux de la peau du nez, dans d'autres cas ils formaient le prélude de l'accès hémicra-

7

nique et disparaissaient également dès que la migraine apparaissait. Ce qui démontre, de la manière la plus frappante, la substitution des réflexes qui se produisent soit isolément soit par groupes isolés. C'est un phénomène que permet d'observer tous les jours de la façon la plus frappante le rhume de cerveau aigu, typique, et dans son complet développement.

RHUME DE CERVEAU

La série des manifestations est la suivante : d'abord, sous l'influence de l'irritation locale, réplétion des organes érectiles du nez, se manifestant par la sensation d'une obstruction partielle, sèche et désagréable de la cavité nasale ; puis, comme conséquence des manifestations cérébrales, migraine, vertiges, troubles visuels ; ensuite ces mêmes manifestations se terminent par des sécrétions d'origine réflexe, larmoiement continuel, secrétion purement séreuse du nez avec éternuements fréquents ; quelquefois des accès d'asthme et aussi de névralgie(1) ; après cela seulement la muqueuse nasale proprement dite est elle-même atteinte, un produit muqueux se dégage tandis que la sécrétion séreuse et les accès d'éternuement prennent fin. Avec le développement inflammatoire de la muqueuse, les appareils terminaux des nerfs qui s'y trouvent enclavés semblent perdre momentanément leur irritabilité ; du moins le plus souvent tous les réflexes se trouvent alors abolis et ne se montrent plus que lorsque l'inflammation **diminue**, vers la fin des accès de rhume de cerveau (2). Chacun des anneaux de cette longue chaîne de phénomènes peut **faire défaut**, même le dernier chaînon, c'est-à-dire les accidents vasodilatateurs de la muqueuse nasale qui peuvent déterminer une de ces inflammations qui évoluent sous forme de cycle. Mais, par contre, chacun de ces anneaux peut aussi apparaître seul, indépendamment des autres, et de même aussi le dernier ; voilà pourquoi un grand nombre d'inflammations catarrhales de la pituitaire se passent sans accidents nerveux particuliers. Il peut dépendre, jusqu'à un certain

(1) Ces symptômes furent observés par Ducheck, par Oppenheimer (cité par B. Fränkel, Krankheiten der Nase), par Rollet (Wiener med. Presse 1873). Il s'agissait le plus souvent de névralgies du quintus, mais Ducheck affirme avoir vu aussi des névralgies du PLEXUS CERVICO-BRACHIALIS.

(2) Surtout des névralgies furent observées fréquemment vers la FIN d'un coryza.

point, de la durée et de l'intensité de l'irritation déterminante, que toute la série des réflexes se montrent à la fois ou que des accidents isolés de cette série se développent seulement, par exemple les affections cérébrales, la migraine. Mais évidemment tous ces accidents s'équivalent entre eux, en ce sens qu'ils ont la même origine. Même l'accident final, l'inflammation de la muqueuse, est déterminé le plus souvent par des excitations nerveuses, et par conséquent la distinction qu'on a voulu établir d'un rhume de cerveau **nerveux**, où les sécrétions par réflexes se produisent seules, n'est pas justifiée selon moi. Le fait que l'accident final dont il s'agit peut être guéri par la même opération que les autres accidents nerveux, que **l'extirpation des organes érectiles du nez peut mettre fin aux accès typiques du rhume de cerveau, même dans les cas où ils se manifestaient auparavant sans interruption**, ce fait, dis-je, est la meilleure preuve à l'appui de mon hypothèse sur l'unité étiologique de toutes les manifestations sus-mentionnées.

Si, d'un autre côté, les divers accidents réflexes se manifestent en **même temps et dans le même enchaînement**, il en résulte naturellement un tableau si compliqué des manifestations les plus diverses, qu'il est extraordinairement difficile de faire remonter tous ces symptômes combinés à une cause unique locale, et qu'on tombe facilement dans l'erreur de vouloir expliquer **exclusivement** ces manifestations par un affaiblissement **général** de tout le système nerveux. Cette erreur est commise tous les jours au sujet d'une maladie dont il me reste à parler, c'est la

FIÈVRE DE FOIN (ASTHME DE FOIN)

Si on analyse toute la série des symptômes qui accompagnent cette singulière maladie, on n'en trouve pas un seul qui ne se soit rencontré soit isolé, soit combiné, dans les cas jusqu'ici décrits. Ici, comme là, on trouve des symptômes cérébraux, respiratoires, purement catarrhaux; le gonflement œdémateux de la peau du visage se rencontre également dans la fièvre de foin. Mais tous ces accidents sont presque toujours précédés de symptômes de sécrétion séreuse profuse du nez et d'éternuements fréquents.

Mais le centre de gravité du mal n'est point dans le rayonnement des réflexes sur presque toutes les parties qui se rattachent plus ou moins au système nerveux de l'organe nasal, mais avant tout dans les deux facteurs suivants : premièrement, dans l'irritabilité démesurément exagérée de certains organes terminaux des nerfs, dont l'excitation produit une réplétion des organes érectiles du nez ; il s'agit seulement de **certains** appareils terminaux peu **nombreux,** car, ainsi que je l'ai exposé plus haut, toute une série de régions par lesquelles cette réplétion peut être occasionnée parait être ici hors de cause. Ce sont surtout les appareils terminaux des nerfs sensibles de la muqueuse nasale et ceux du nerf olfactif, probablement des deux ensemble. La nature de la cause de l'irritation n'a évidemment ici qu'une signification secondaire, on peut admettre à priori que dans ces conditions un nombre extrêmement grand de causes d'excitation peuvent produire le même effet. Mais les recherches qu'on a faites jusqu'ici se sont portées beaucoup trop sur ces causes et trop peu sur le terrain sur lequel elles agissent.

Le second facteur dont il faut tenir compte est une **légère érectibilité** des organes caverneux du nez. Celle-ci peut naturellement être déterminée par une activité réflexe générale exagérée, provenant d'une diathèse nerveuse ; mais **cela n'est pas nécessaire.**

Toutefois je voudrais faire remarquer que j'apprécie l'importance que peut avoir une prédisposition nerveuse comme cause secondaire des accidents, mais non comme cause principale, car dans un grand nombre de mes observations, elle n'est pas bien prononcée. Dans certains cas le criterium principal pour cette disposition nerveuse générale était dans ce fait que les malades souffraient, même en dehors de leurs accès de fièvre de foin, d'éternuements spasmodiques fréquents, d'asthme et de migraine ; malaises qui, aussi bien que la fièvre de foin elle-même, pouvaient avoir leur cause première dans la muqueuse nasale. En lisant l'histoire de ces maladies, on éprouve souvent cette impression que ce sont seulement les nombreux états d'excitation se rattachant à la fièvre de foin qui ont amené l'irritation nerveuse ou l'ont portée à l'exagération. Dans tous les cas, je veux insister sur ce fait que certaines conditions locales de la fosse nasale peuvent déterminer cette érectibilité plus facile. Je ferais des redites, si je cherchais à prouver ici que des changements pathologiques peu importants du cornet moyen sont capables d'entretenir la réplétion des organes érectiles à un tel degré, que la moindre cause d'excitation s'y ajoutant suffit à élever la réplétion au degré nécessaire pour provoquer l'excitation « des réflexes secondaires. »

Le cas suivant de fièvre de foin que je pus traiter par une opération sur le nez me semble présenter quelqu'intérêt à ce point de vue.

M. B., quarante-huit ans, marié, me fut adressé par le médecin de district M. le Dr Reichert de Durlach. Les anamnestiques offraient le tableau typique connu de l'affection dont il s'agit, de sorte que je puis me résumer en peu de mots. Le patient, qui autrefois prisait du tabac avec passion, dut bientôt renoncer à cette habitude parce qu'elle lui causait une oppression de la poitrine et de l'asthme. Plus tard survinrent, avec une grande régularité, à la fin de mai et au commencement de juin de chaque année, des symptômes qu'on dut attribuer à une excitation produite par les pollens de l'herbe en fleur, répandus dans l'air en cette saison. Au milieu d'une fièvre intense, de violents accès cérébraux, un chatouillement piquant se fit d'abord sentir dans la muqueuse nasale et la conjonctive, le nez se mit à couler, l'œil à se mouiller fortement ; puis des éternuements fréquents, des oppressions asthmatiques suivirent, ainsi que des accidents catarrhaux des canaux bronchiques plus profonds. Au bout de quelques jours, l'agitation fébrile diminuait, mais les autres accidents nerveux se prolongeaient pendant plusieurs semaines et finissaient par disparaître peu à peu ; mais quelquefois ils reparaissaient de nouveau, dès que le malade passait près d'un pré en fleurs ou nouvellement fauché. Les mêmes accidents étaient aussi provoqués par une atmosphère poussiéreuse. Même quand les accès avaient cessé, le patient se sentait tourmenté des souffrances nerveuses les plus diverses : migraine, vertige, douleurs dans la nuque, asthme, tout cela se succédait pour un certain temps ; dans les régions les plus diverses il éprouvait une sensibilité des plus exagérées, une surexcitation nerveuse alternait avec des états d'abattement profond. Tous les traitements employés contre la nervosité générale restaient sans résultat. Pendant les accès prononcés de fièvre de foin, le quinine procurait quelque soulagement. Mais pendant le dernier accès, au mois de mai de l'an passé, non seulement le quinine ne fit plus d'effet, mais son emploi fut suivi d'une dureté de l'ouïe si forte qu'on dut y renoncer pour ne pas mettre l'ouïe en danger. Je vis le patient à la fin de juillet de l'année dernière, peu après la fin de son dernier accès. Pendant l'examen rhinoscopique, il fut saisi d'un tremblement convulsif. Le résultat fut plein d'intérêt. Par suite de la peur qu'éprouvait le patient, je pus à peine découvrir les organes érectiles. Au fond, à droite du cornet moyen, je trouvai, enclavés entre le cornet et le septum, plusieurs petits polypes de la grosseur d'un pois ; à gauche, immédiatement à l'orifice du nez, une exostose lamelleuse partant de la cloison et recouverte d'une muqueuse fortement hypérémiée et très sensible, dont le sommet épointé touchait, vers l'orifice, le cornet inférieur. Vers le bas, cette exostose se collait si près du plancher de la cavité nasale, qu'il en paraissait saillant, et qu'un sondage minutieux put seul faire découvrir qu'il existait un espace vide entre le plancher et cette crête. Bien que le patient eût des convulsions en apprenant que des opérations étaient nécessaires, il finit cependant par y consentir. J'enlevai du côté droit trois polypes à l'aide du galvanocautère et détruisis à gauche l'enveloppe muqueuse de l'exostose lamelleuse. Après l'opération, la muqueuse nasale était si irritée par les instruments et le système nerveux si détraqué par la résolution violente du malade, qu'il n'éprouva d'abord que peu de soulagement. Mais quand il revint chez moi, au bout de quelques semaines, il présentait un tout autre aspect. Les accidents nerveux, les migraines, les douleurs dans la nuque, les accès d'asthme avaient disparu et par suite l'irritation nerveuse générale avait diminué, l'abattement moral n'existait plus. Détail intéressant : maintenant que l'examen rhinoscopique ne faisait plus peur au malade, il fut beaucoup plus facile de découvrir les organes érectiles du cornet inférieur. J'étais convaincu que la destruction de ces tissus érectiles à l'aide du galvanocautère pouvait seule offrir la garantie que les accidents ne se renouvelleraient plus. Cependant, j'ajournai l'opération, parce que le patient se montrait suffisamment satisfait de l'état actuel de sa santé, et je me contentai de la promesse que, pour plus de sûreté, il me permettrait de l'opérer l'année suivante, avant l'époque de la fenaison. Dans l'intervalle, je reçus souvent des nouvelles du malade ; son état de santé était excellent ; de tous les accidents nerveux dont il avait à souffrir auparavant, même en dehors des accès de fièvre de foin, aucun ne s'était plus manifesté. A la mi-avril il revint chez moi ; j'extirpai les organes érectiles du nez et j'attendis avec impatience le commencement de la période des fièvres. Elle arriva à la fin de mai, et s'annonça par un chatouillement dans les angles internes des yeux. Mais, à l'étonnement du patient, ni le larmoiement si **désagréable des yeux, ni l'écoulement liquide du nez ne revinrent. Pour la première fois, aussi, il n'y eut plus ni fièvre, ni migraine, ni douleurs de la nuque.** Mais il restait un symptôme, il est vrai, et dans toute sa force : les accès asthmatiques.

Le succès de cette opération fut donc extraordinairement satisfaisant, quant à une série d'accidents réflexes, quoique la maladie eût duré déjà un grand nombre d'années. Ce fait d'ailleurs, que ce furent précisément les accès d'asthme qui revinrent, confirmait à mes yeux une hypothèse à laquelle m'a conduit la parenté qui existe sûrement dans un certain sens entre l'asthme et l'épilepsie, parenté sur laquelle ont insisté différents auteurs. De même que dans l'épilepsie, sous l'influence de paroxysmes très souvent répétés, il peut en résulter avec le temps, un état durable, une *transformation épileptique ;* de même aussi des accès d'asthme répétés pendant de longues années peuvent, **même après éloignement de toutes les causes périphériques,** être excités de nouveau dans certaines circonstances typiques de temps, d'espace, par suite d'une *transformation* asthmatique centrale survenue peu à peu. Je suis obligé sans doute, après mes expériences, après le succès de mes opérations rhinochirugicales, même dans les cas où l'asthme était de vieille date, d'admettre qu'il faut le plus souvent une **longue suite d'années** pour développer une semblable transformation asthmatique ; mais je suis d'autant plus **convaincu qu'il est possible, par l'opération rhinochirurgicale faite en temps opportun, de faire disparaître tous les symptômes de la fièvre de foin, l'asthme y compris** (1). Cela est sûrement prouvé par l'observation décrite dans la partie casuistique, où les accès asthmatiques offraient pendant de longues années le caractère de la fièvre de foin avant de se généraliser, et où je parvins néanmoins à les guérir d'une manière décisive au moyen de l'opération, et cela **juste à l'époque de la fièvre de foin.**

Il est pour moi hors de doute que, dans ce même cas, la faiblesse nerveuse générale contribuait aussi à aggraver le mal. Déjà par le fait que l'exagération de l'activité réflexe facilitait le rayonnement de l'irritation à toutes les régions qui se rattachent au système nerveux des organes du nez. Mais ces manifestations neurasthéniques ne s'étaient développées que secondairement, et pouvaient par conséquent s'amender considérablement, après que le siège proprement dit de la maladie fut écarté. Le cas, dont nous venons de parler, offre un intéressant contraste avec cet autre que nous avons décrit dans la casuistique, où il est question d'un maître boulanger : celui-ci était sujet à des éternuements sans nombre et à une secrétion nasale aqueuse et profuse, accompagnée de vives douleurs de tête ; mais ces accès ne se produisaient que lorsque le patient travaillait dans une atmosphère de farine ; en dehors de celle-ci, ils cessaient aussitôt. Il n'y avait ici qu'une forte irritabilité des extrémités nerveuses en présence d'une cause déterminée ; cette cause écartée, la replétion des corps érectiles qu'aucune autre cause n'entretenait, disparaissait aussi et les

(1) J'ai lu avec plaisir qu'une manière de voir semblable, dans un sens plus général il est vrai, commence aussi à se répandre en Amérique. Le Dʳ John P. Roe (Proceedings of the Seventy-Seventh Annual meeting of the New-York state medical Society) déclare que les causes de la fièvre de foin consistent non-seulement dans une excitation spéciale, mais encore dans l'impressionnabilité particulière du tissu des voies nasales et que l'éloignement des régions malades de la muqueuse pourrait avoir pour conséquence la cessation des « asthmatic and nervous symptoms ».

réflexes cessaient. Mais c'est précisément cet arrêt absolu des accidents qui permettait à l'organisme de se remettre entièrement après chaque attaque; de cette manière, il ne se développa aucun de ces états neurasthéniques qu'aurait provoqués de son côté une augmentation des phénomènes réflexes.

Je crois d'ailleurs aussi, que si dans la fièvre de foin chacun des accès laisse à sa suite un état d'irritation prolongée, il n'en faut pas chercher toujours la raison dans l'état nerveux général, mais quelquefois dans le caractère particulier de la cause d'irritation. Les graines de pollen, qui à l'époque de la floraison de l'herbe pénètrent dans le nez, sont peut être difficiles à éloigner à cause de leur surface visqueuse ; mais il est encore plus difficile d'éloigner les graines plus petites renfermées dans les premières et devenues libres par la rupture de la membrane pollinique, car ces graines, par la rapidité bien connue de leur mouvement moléculaire, peuvent selon les circonstances s'enfoncer plus profondément dans la muqueuse. Mais cette cause particulière d'irritation n'est pas la cause essentielle des accidents ; cela est prouvé d'autre part par des observations dans lesquelles, indépendamment d'une influence mécanique semblable, **certaines odeurs** comme le parfum des roses et des fleurs de pêcher, suffisent pour provoquer exactement les mêmes symptômes.

Je ne voudrais pas terminer ce rapide aperçu sur la fièvre de foin, sans avoir indiqué encore un point important. On sait que cette maladie peut exister sans être accompagnée de **tous** les réflexes ayant leur point de départ dans le nez. Ainsi il arrive assez souvent qu'il n'y a point d'accès asthmatiques; de même dans d'autres cas on constate l'absence des réflexes secrétoires et, par suite, des accès d'éternuement ; Beard (1) a attiré l'attention sur le fait de l'absence des « *nasal symptoms.* » A mon point de vue, il n'y a là rien de surprenant : ces manifestations pathognomiques manquaient également dans beaucoup de mes observations précédemment décrites, où il s'agissait de réflexes dépendant du nez et qu'il fallait écarter par l'opération rhinochirurgicale. De ce fait négatif il n'est donc pas permis de conclure qu'il ne peut exister **aucune** cause locale de la maladie, et ayant sa source dans une affection du nez ; il est encore moins permis de citer ce fait comme une preuve que la fièvre

(1) The New-York med. Record 1878 II, pag. 348.

de foin représente dans tous les cas une affection nerveuse générale, dont les symptômes nasaux, qui l'accompagnent occasionnellement, ne seraient qu'une complication secondaire.

J'ajouterai à ce que je viens de dire les considérations suivantes. Des phénomènes réflexes, ayant leur origine dans une affection locale du nez, peuvent être compliqués de symptômes qui s'expliquent par une maladie des nerfs générale, sans qu'il y ait nécessairement une relation entre les deux genres de symptômes. Dans ce cas, le traitement local de l'affection du nez écartera les réflexes qui dépendent de celle-ci, sans exercer aucune influence sur les accidents qui résultent de l'état général. Comme preuves à l'appui, je rappellerai mes observations, précédemment décrites, de cas de migraine chez des femmes hystériques, où l'opération rhinochirurgicale fit disparaître l'hémicranie, tandis que le clou dans la région du sommet de la tête demeura invariable. Le cas d'épilepsie dont j'ai parlé, autorise une remarque analogue. Cela montre combien il peut être quelquefois inexact, même lorsqu'une affection nerveuse générale est constatée **d'une manière indubitable, de faire remonter à celle-ci tous les accidents nerveux sans distinction.** Ici encore des affections locales peuvent provoquer des accidents particuliers qui leur sont propres, lesquels peuvent être écartés par un traitement local ; mais jusqu'à présent il a été peu tenu compte de ce fait.

On commet, peut-être encore plus souvent, une faute analogue, en expliquant des accidents nerveux, qui ont leur origine dans une affection locale du nez, par une dyscrasie du sang, surtout par l'**anémie ;** malgré l'emploi de nombreuses préparations ferrugineuses dans ces cas, les symptômes nerveux, dont le principal est la **migraine,** demeurent naturellement invariables. J'insiste tout particulièrement sur ce fait, que dans plusieurs de mes observations, **je réussis à faire disparaître par l'opération les accès hémicraniques, malgré une chlorose prononcée.**

Même dans des cas, où les symptômes nerveux généraux dominent complètement, un traitement local peut être suivi de succès. C'est ce que prouvent encore diverses observations que j'ai faites (principalement le cas n° 19 au chapitre de la migraine). Mais la meilleure preuve est fournie par l'observation suivante :

M. P. G..., me fut adressé par mon confrère M. Batsch de Grossenheim

(Saxe). Il souffrait depuis des années d'affections nerveuses sans nombre. Douleurs à la tête, aux yeux, à la racine du nez, vertige compliqué de fréquente obstruction nasale, voilà les principaux parmi les accidents qui le déterminèrent à se rendre chez moi. En outre, il résulta de l'anamnèse qu'il se trouvait à peine une région nerveuse qui fût exempte d'un état d'irritation quelconque. Palpitations de cœur, congestions vers la tête, fourmillement dans les mains et décoloration de celles-ci, inquiétude et irritation nerveuses continuelles, humeur changeante, etc. ; tout cela indiquait un état-type de névrasthénie à un haut degré. Toutes les méthodes de traitement précédemment essayées et visant le raffermissement du système nerveux affaibli, comme le séjour dans des établissements hydrothérapiques et autres, s'étaient montrés inefficaces. A l'examen rhinoscopique, je trouvai les corps érectiles du nez extraordinairement proéminents, extrêmement sensibles au toucher. J'avoue que j'éprouvai dans ce cas une vive hésitation en procédant à l'opération et ne laissai espérer au malade que la possibilité d'un succès fort douteux. Après l'opération, bien que l'obstruction nasale fut levée, l'état du malade était encore moins consolant, à cause des nombreuses plaies causées par la cautérisation. Je pus, il est vrai, donner au malade l'espoir d'une amélioration probable quand les plaies seraient guéries ; mais un succès complet me parut plus que douteux. Grand fut mon étonnement quand, après plusieurs mois, mon confrère M. Batsch me fit l'amitié de m'annoncer que le *patient se portait exceptionnellement bien, comme il ne s'était jamais porté depuis plusieurs années*, et m'exprima sa joie de voir *mon succès, même dans un cas qui semblait désespéré*. Je ne crois pas que dans ce cas il faille tenir grand compte de l'influence morale produite par l'opération, c'est-à-dire de l'affermissement de la confiance en soi-même par suite d'une résolution qui exigeait certainement quelque courage ; car, ainsi que mon confrère l'écrivit plus tard, la guérison se fit malgré l'incrédulité absolue du patient, malgré ses assurances continuelles qu'aucune guérison n'était possible pour lui. Dans le présent cas les accidents nerveux résultant d'un mal local eurent pour effet une grande exagération de l'irritabilité nerveuse générale, laquelle diminua considérablement lorsque l'opération eut fait disparaître les symptômes nerveux susdits.

Mais de même aussi des accidents nerveux qui se manifestent dans des organes déterminés et par conséquent sont **locaux**, peuvent finir par une semblable amélioration de tout le système nerveux. Je veux ici parler surtout d'un phénomène que j'ai observé souvent : **l'asthénopie nerveuse.** Les malades cherchaient, il est vrai, la cause de l'affaiblissement de leurs facultés visuelles, la légère fatigue des yeux, dans l'épiphore abondante occasionnée par le mal du nez. Mais il n'est certainement pas impossible qu'une faiblesse de tout l'appareil d'accommodation et des muscles droits internes puisse avoir sa cause dans une faiblesse générale des nerfs, entretenue par le mal de nez, et disparaître en même temps que ce dernier. Il peut du reste exister aussi dans ce cas des causes psychiques d'une influence décisive, cela est évident.

Il est encore possible d'ailleurs que des accidents nerveux, ayant leur origine première dans une maladie du nez, puissent à la longue devenir **habituels;** et cela proviendrait de changements d'ordre secondaire dans le système nerveux survenus plus tard. Dans ce cas, une opération tardive de l'affection nasale ne peut plus faire disparaître les symptômes nerveux dont il s'agit. En voici un exemple.

M. B..., me fut adressé par M. le D* Lion de Kischineff (Bessarabie). Depuis sept ans il souffrait d'une douleur au front qui au commencement survenait par accès, puis devint permanente et augmentait à la suite de tout effort physique ou moral. Il avait consulté sans succès nombre de névrologues connus, qui ne purent découvrir aucune cause organique de cette céphalalgie. Un ophtalmologue célèbre, qu'il avait consulté dans le même temps, avait diagnostiqué, à cause d'une stase papillaire du nerf optique, une **tumeur du cerveau**; personne n'avait pensé à examiner le nez. Je constatai dans les deux fosses nasales, surtout au-dessus des cornets moyens, une hyperplasie très forte de la muqueuse; celle du septum était normale, les corps érectiles du nez proéminents; dans le pharynx se montraient de nombreuses végétations adénoïdes, qui tapissaient la cavité et la paroi postérieure, et se prolongeaient vers le bas sous forme de cordons granuleux très développés. Les choanes étaient assez libres, de sorte que la respiration par le nez se faisait sans trop de peine. Tout le monde sait que la présence seule de tumeurs adénoïdes du pharynx suffit pour produire un mal de tête persistant; je rappellerai seulement le cas 12, au chapitre de la migraine, avec lequel le cas présent a une grande ressemblance. C'est pourquoi je n'hésitai pas à détruire au galvano-cautère non seulement les parties hyperplastiques au-dessus des cornets, mais encore les végétations du pharynx. Mais, quoique j'eusse employé plusieurs séances à faire ces opérations, et que j'eusse partout cautérisé profondément les parties hyperplastiques, je ne réussis pas cependant à soulager considérablement le malade de sa céphalalgie. Encore aujourd'hui son état est à peu près le même, ainsi que mon confrère de Kischineff me l'a récemment écrit.

A mon avis, il s'était développé dans ce cas, sous l'influence des nombreux accès de migraine, un état durable, une **transformation hémicranique,** qui doit être placée au même rang que la **transformation** qui s'opère dans les cas d'asthme ou d'épilepsie. Mais comme il ne nous est jamais possible de calculer le temps qu'a mis à se développer un semblable état de permanence, je suis absolument d'avis que dans tous les cas, même dans ceux où le malade ne se présente que tardivement, on devrait au moins faire l'essai d'une opération pour détruire les symptômes en question.

Avant de terminer ce paragraphe, je veux encore appeler l'attention sur le fait suivant. Dans beaucoup de cas, il peut exister une dilatabilité considérable et fréquente des organes érectiles ; ceux-ci obstruent souvent la cavité nasale comme des tumeurs globuleuses, sans que la plupart du temps l'irritation qui en résulte provoque des réflexes secondaires. Mais, même dans ces cas, les souffrances ainsi causées et produites mécaniquement ne sont pas sans importance. Par suite de la difficulté de respirer par le nez, ces malades, quand ils s'efforcent de tenir la bouche fermée, sont obligés de respirer par le nez d'une manière sonore et sifflante. L'action de se moucher est ordinairement accompagnée d'un bruit peu esthétique, d'un véritable bruit de trompette. Cette manière bruyante de respirer par le nez prend souvent, et surtout pendant les repas, où la respiration par la bouche est gênée par la mastication, une importance telle que le malade se met littéralement à haleter, à souffler par le nez, comme un homme qui travaille péniblement. Pendant la nuit, le ronflement est insupportable. L'écoulement du mucus nasal en avant devient aussi très difficile ; les malades se plaignent de ne pouvoir éloigner que peu de mucus en se mouchant et d'être obligés de l'éloigner par l'aspiration en arrière, vers le pharynx ; ils disent que le mucus ne pouvant être éloigné reste et se dessèche en formant des croûtes de mauvaise odeur. En entendant ces plaintes, beaucoup de médecins ont coutume d'ordonner sans autre examen la douche nasale, afin de dégager, comme ils le croient, le mucus trop racorni ; mais que l'écoulement muqueux puisse être empêché par une cause mécanique, personne n'y pense. Cependant la douche produit d'ordinaire un très mauvais effet ; non-seulement l'injection d'eau augmente l'érectibilité ainsi que la sensibilité de la muqueuse, mais elle excite aussi des réflexes secondaires, comme le vertige et le mal de tête, là où ceux-ci faisaient défaut auparavant. Des cas de ce genre se présentent souvent dans mon cabinet de consultation. Je n'hésite pas à dire que la pratique médicale ne commet nulle part ailleurs plus de fautes, ne cause dommage, que par cette prescription aveugle de douche sans plan et sans critique; c'est tout au plus par l'ordonnance d'une poudre sternutatoire, qui se fait encore trop souvent hélas! Il ne peut être douteux, d'après les explications que j'ai données, que malgré un soulagement passager, cette méthode ne peut avoir à la longue pour effet que d'aggraver la situation dans tous les sens (1).

Lorsque la cloison est déjetée, la tuméfaction est ordinairement plus forte du côté contracté, peut-être parce que de ce côté l'action de renifler et de se moucher cause une irritation beaucoup plus grande. Dans un certain nombre de cas, j'ai tourné la nécessité de redresser la cloison, en extirpant profondément la tuméfaction de l'extrémité antérieure du cornet, du côté sténosé.

Une autre conséquence fâcheuse de la tuméfaction des extrémités antérieures des cornets inférieurs se trouve dans la **diminution de l'odorat**. Le courant inspiratoire passant par le nez ne peut pas arriver suffisamment jusqu'à la région olfactive, mais il est détourné horizontalement à travers les masses tuméfiées. Dans plusieurs de mes observations, **le sens de l'odorat redevint plus sensible aussitôt après la destruction des corps érectiles.**

Enfin, les organes érectiles trop remplis se font souvent remarquer aussi par un **saignement** fréquent désagréable. Mais cet accident est le plus souvent salué avec joie par le malade, parce que la sensation de tension qu'il éprouvait auparavant dans le nez se trouve alors momentanément soulagée (2).

De même que l'excitation plus forte produite par une douche nasale

(1) C'est avec un intérêt facile à comprendre que j'ai lu le travail récemment paru de Brandeis (on catarrhal headaches and allied affections, New-York, med. Rec., 1883, n° 16). Dans quatre cas l'auteur put constater la dépendance du mal de tête d'affections nasales; dans un cas il y avait des polypes dans le dernier tiers de la cavité nasale : après leur extirpation le mal de tête disparut. Dans les trois autres cas il n'y avait qu'une forte **hypertrophie** à l'extrémité antérieure des cornets inférieurs, laquelle ne fut guérie opérativement que dans un seul cas. Dans les deux autres cas l'auteur se contenta d'ordonner le remède anticatarrhal de **Hager**; dans le second de ces cas, Brandeis fit plus que d'ordonner ce remède, il souffla encore dans le nez du malade de la poudre sternutatoire de Schneleberger. Il va sans dire que je ne puis pas me déclarer d'accord avec cette thérapeutique.

(2) Dans deux de mes cas, dans lesquels le saignement se produisit sous mes yeux, je pus voir directement le point saignant du corps érectile. Il me parut vraisemblable que cette forme de saignement spontané est très fréquente — je ne saurais affirmer cependant qu'elle soit plus fréquente que les saignements observés par Hartmann à la cloison nasale et à la partie antérieure du plancher du nez. Qu'une **rhinite** accompagnant une forte hypérémie puisse déterminer assez souvent une rupture de vaisseaux sanguins du nez, ainsi que **Bresgen** l'affirme à plusieurs reprises, cela est évident; seulement, après mes observations ci-dessous mentionnées, je ne puis dans ce symptôme rien reconnaître de **pathognomonique** pour une rhinite.

peut quelquefois provoquer des réflexes secondaires dans les parties tuméfiées, tandis que celles-ci se montrent insensibles à des excitations plus faibles ; de même j'ai observé, dans certains cas, après l'opération au galvanocautère, des réflexes semblables qui ne s'étaient jamais manifestés auparavant. La plus remarquable de ces observations est celle-ci.

M. H..., marchand de vin, qui me fut adressé par mon confrère Weil, de notre ville, me consulta au sujet d'accidents mécaniques pareils à ceux décrits plus haut, qu'il désignait, suivant l'usage, du nom de coryza. Nul phénomène nerveux secondaire d'aucune sorte ; l'asthme nerveux surtout était totalement inconnu au malade. J'opérai au galvano-cautère l'extrémité antérieure du cornet inférieur, fortement tuméfiée ; je ne fis d'abord l'opération que **d'un côté**. Le soir, le malade fut pris d'un accès d'asthme si violent, qu'il fut obligé de quitter une réunion où il se trouvait en ce moment contre mon gré. Pendant la nuit, les accès atteignirent une telle intensité, qu'une suffocation semblait à craindre. Mais ces accidents disparurent aussitôt que les plaies causées par la cautérisation furent guéries.

Ces accidents, provoqués par l'opération elle-même, méritent la plus grande attention, parce qu'ils montrent par l'expérience **lesquels** parmi les maux nerveux peuvent prendre origine dans les organes érectiles du nez. J'ai déjà insisté ailleurs sur ce point, que dans différents cas je parvins à provoquer de cette manière une série d'accidents névralgiques dont je n'ai jamais pu jusqu'à présent constater directement dans mes observations l'apparition **spontanée**, par exemple **des douleurs aux joues**. Dans le cas qui va suivre, je vis l'opération produire des douleurs passagères au bras, telles que Ducheck en avait observées à la fin d'un coryza :

Chez M. B..., curé à Constance, le développement anormal des organes érectiles n'avait eu d'autre suite que les accidents mécaniques déjà cités. Mais l'opération produisit, outre une tuméfaction du visage semblable à un érysipèle et durant plusieurs jours, de vives douleurs dans les deux bras, s'étendant jusqu'au poignet, mais de courte durée.

Mais voici maintenant un cas qui semble prouver que des accidents vasodilatateurs, qui se manifestent dans des régions éloignées, dans des **articulations** par exemple, peuvent avoir aussi la même origine — et c'est là un point dont l'importance saute aux yeux.

Mme V..., femme d'un inspecteur supérieur de cette ville, me consulta au sujet d'une obstruction complète du nez, dont elle était affligée depuis treize ans. A l'examen, les deux cavités se montrèrent remplies de polypes nombreux. Leur présence n'avait jamais provoqué le moindre accident nerveux. Cette dame était parfaitement bien portante ; jamais elle n'avait souffert de rhumatismes articulaires. J'enlevai la plupart des polypes à l'anse galvano-caustique ; aucun incident ne survint d'abord, si ce n'est que la peau du nez parut pendant l'opération tuméfiée et rougie ; mais juste au moment où je venais de saisir avec l'anse un gros paquet de polypes du côté **gauche**, la batterie rata et ne permit pas au fil galvanique de se chauffer à blanc, par suite de la formation d'un courant accessoire. Je n'hésitai point, cela se comprend, à opérer exceptionnellement avec l'anse à froid, et quand à la fin le fil assez épais finit par ne plus trancher, j'enlevai d'un mouvement brusque la masse considérable des tumeurs ; la patiente se mit à crier et déclara qu'elle avait senti, rapide comme un éclair, une douleur extrêmement vive, s'étendant du bras au **poignet gauche**. Je rejetai d'abord toute possibilité d'un rapport entre cet accident et l'opération, et en cherchai la cause dans une surexcitation nerveuse générale, résultant d'une intervention chirurgicale toujours un peu brusque. Je fus d'autant plus surpris lorsque la patiente revint le lendemain me dire que les douleurs au poignet gauche ne cessaient d'augmenter, au point qu'elle ne pouvait plus le remuer. Mon étonnement s'accrut, quand en examinant ce poignet, je trouvai **qu'il était énormément gonflé et le siège d'une extrême douleur, et que la peau qui le recouvrait était œdématiée au plus haut degré et très chaude au toucher.** C'était exactement le même tableau que présente d'ordinaire le rhumatisme aigu. Seulement l'affection était ici bornée à une seule articulation et disparut en peu de jours sous l'influence d'un bandage légèrement compressif.

Cet accident a suivi l'opération avec une telle précision qu'il ne me semble pas permis d'attribuer cette coïncidence **au hasard**. Je me crois en droit d'admettre que ce sont précisément les mêmes accidents vaso-dilatateurs réflexes, qui avaient été provoqués sur la peau du nez par l'opération, qui furent également produits par l'irritation nasale dans le poignet du même côté. Et après cette expérience, je ne trouve pas moins plausible cette autre hypothèse, que des gonflements articulaires survenus **spontanément** peuvent aussi procéder occasionnellement de la muqueuse nasale, et ensuite être guéris par l'opération des parties du nez susceptibles d'excitation (1). Mais c'est là précisé-

(1) C'est ici que doit trouver place le cas communiqué par **Jamieson** (l. c.), qui fait connaître en même temps combien la thérapeutique a hésité jusqu'ici : chez une dame de soixante ans, bien portante jusque-là, survinrent d'abord des douleurs « rhumatismales »

ment ce qui ajoute à la chaîne de mes observations un anneau important, lequel confirme de nouveau l'unité étiologique de tous les accidents que nous avons décrits. Les conclusions que nous pouvons tirer de tout cela peuvent être résumées dans la proposition générale suivante :

Sont susceptibles d'un traitement radical par une opération rhinochirurgicale non-seulement certaines inflammations catharrhales de la muqueuse d'origine réflexe (tels que des névralgies rhumatismales, des affections rhumatismales des muscles), mais encore des inflammations rhumatismales des articulations : en un mot toutes ces maladies, énigmatiques et obscures entre toutes, qu'on a coutume de désigner (en ne tenant compte que d'une seule parmi des causes si nombreuses) sous le nom générique de maladies par refroidissement.

à la nuque et aux épaules, ensuite des gonflements passagers de diverses articulations, alternant fréquemment et douloureux, — enfin un gonflement de la peau du visage, accompagné de migraine, lequel ordinairement disparaissait vite au bout de quelques jours. Un traitement arsenical prolongé resta sans résultat. — **Rollet** (l. c.) a aussi vu, et cela comme accompagnement d'un coryza, des gonflements douloureux d'articulations.

III. L'OPÉRATION

Il va sans dire que toute opération nécessite la mise en évidence faite avec soin, à l'aide du speculum, du point à opérer. **Toute opération dans l'obscurité doit être formellement repoussée.** Je dois appeler ici l'attention sur certaines fautes que l'on commet en faisant l'examen à l'aide du speculum. Lorsqu'on se sert d'un speculum bivalve, il arrive d'ordinaire qu'en introduisant un peu profondément la branche extérieure, on arrive à écarter par la pression l'extrémité antérieure, tuméfiée, du cornet inférieur, laquelle dans ce cas ne devient pas visible. C'est pour ce motif que je préfère me servir du speculum de *Jurasz*. Je l'ai fait fabriquer pour mon usage dans les dimensions les plus variées : dans cette série, le speculum primitif de Jurasz représente la dimension moyenne. D'ordinaire, je tire fortement vers le haut les ailes du nez avec l'extrémité mousse de ce speculum, et je choisis le numéro de la série de telle sorte que déjà sa seule dimension cause une tension de la peau des ailes. Quand, pour une raison ou pour une autre, je sens augmenter cette tension, je me sers de l'autre extrémité du speculum, j'introduis les deux bouts libres du fil et les éloigne à volonté l'un de l'autre en passant entre eux le bout de mon petit doigt. Sans doute cet instrument ne permet pas, ainsi que les speculum dont j'ai parlé d'abord, de protéger avec les branches les endroits qui ne doivent pas être cautérisés ; mais quand on manie les galvano-cautères avec calme et sûreté, cet inconvénient se fait à peine remarquer.

En second lieu, il faut rappeler que l'excitation psychique, la peur de l'opération, peut causer la disparition des tumeurs érectiles. Si ces corps ont été faciles à reconnaître à l'examen qui a précédé l'opération, il n'y a pas lieu d'hésiter à enfoncer le galvanocautère dans les parties tuméfiées de la muqueuse, quand bien même elles ne le seraient que très peu ; souvent aussi la peur disparaît après la première cautérisation, et alors les parties tuméfiées réapparaissent distinctement. Dans beaucoup de cas, je réussis à « érectiliser » ces parties en passant légèrement avec la sonde sur l'extrémité antérieure du cornet.

Quant à l'opération proprement dite, je la faisais d'abord souvent avec l'anse galvano-caustique. Je posais l'anse aussi haut que possible autour de la muqueuse qui proéminait en forme de polypes, je serrais et faisais chauffer aussi lentement que possible. Malgré toutes mes précautions, il s'en suivait toujours une hémorragie profuse des régions caverneuses ouvertes ; ce saignement était difficile à arrêter, même par le tamponnement le plus complet, ce qui occasionnait une grande perte de temps, surtout aux heures de consultation. Mais cette méthode offrait encore un autre inconvénient plus fâcheux. Sur les restes des parties détruites se développaient extraordinairement vite de nouveaux organes érectiles, quoique plus petits, lesquels à leur tour donnaient naissance à des réflexes secondaires. Afin de prévenir une récidive aussi facile, je procède maintenant de la manière suivante.

Dans une première séance, je cautérise, à l'aide d'un large cautère appliqué à plat, la surface de la région à opérer. Cela suffit le plus souvent pour écarter les accidents réflexes, dont quelques-uns sont capables d'entraver l'opération, surtout l'éternel chatouillement sternutatoire et l'écoulement liquide du nez. Ce n'est qu'après que la tuméfaction considérable du champ d'opération qui suit la première cautérisation a cessé, c'est-à-dire après 8 ou 10 jours, que je procède à l'opération dans la profondeur. Un galvano-cautère en forme d'aiguille, recourbé sur le côté à angle obtus, est enfoncé dans le tissu caverneux, et comme pour l'opération des angiomes de la peau, le tissu est transpercé par un grand nombre de piqûres, aussi rapprochées que possible les unes des autres. Il va sans dire qu'il faut commencer tout au fond et procéder d'arrière en avant ; car si l'on opérait en sens contraire, l'inflammation rapide empêcherait le regard de pénétrer jusqu'au fond. L'opération faite de cette manière n'est pas douloureuse, quoique certains malades se plaignent d'éprouver une sensation pénible à chaque piqûre. Je me permets de faire remarquer ici que je fus souvent supplié par des personnes craintives de les chloroformer, mais que j'ai toujours réussi à les convaincre que la douleur serait assez légère pour être supportée sans anesthésique. Le plus souvent aussi il n'y a point de saignement : cela n'arrive que dans les cas où les malades sont impatients et enlèvent par un mouvement brusque le tissu à l'action du fer chaud. Bientôt après l'opération, la cavité nasale se tuméfie d'ordinaire au point de se fermer complètement ; c'est pourquoi j'ai l'habitude de n'opérer qu'un côté à la fois et de n'opérer l'autre que lorsque le premier est complètement désenflé. Toutefois, j'eus à opérer récemment quelques cas où la tuméfaction de l'extrémité antérieure des cornets inférieurs était tellement considérable que je fus obligé de revenir de nouveau à l'anse galvano-caustique : mais il me parut avantageux d'apporter au procédé les modifications suivantes. Après avoir poussé l'anse aussi près que possible de la base de la tuméfaction, je serre seulement assez pour que le tissu soit touché mais non écrasé, et ce n'est qu'alors que je chauffe le fil ; celui-ci creuse en brûlant un canal dans le tissu, ce qui empêche ensuite la déviation de l'anse lorsqu'on serre davantage. J'ai déjà dit du reste que le saignement dans cette opération est abondant. Ce qui me paraît encore d'une grande importance, c'est que maintenant, 8 à 15 jours après l'opération avec l'anse, je retouche profondément l'endroit opéré avec le cautère pointu recourbé sur le côté, précaution que j'avais négligée auparavant.

La réaction générale après les opérations que je viens de décrire est ordinairement très faible ; à peine, exceptionnellement, un peu de fièvre pendant les premiers jours, quelquefois aussi un léger mal de tête. Je ne veux pas cacher cependant que j'ai eu quelquefois à observer des fièvres intenses, parce que les patients se comportaient d'une manière déraisonnable ; mais elles ne duraient qu'un jour ou deux. C'est pourquoi le patient doit, après l'opération, se tenir tranquille, et avoir soin de régler ses garde-robes, surtout quand il a des dispositions aux maux de tête ou à des congestions ; il faut aussi éviter les boissons excitantes les premiers jours. Après une semaine environ, la masse détruite au galvano-cautère est ordinairement expulsée sous la forme d'une croûte cohérente ; quelquefois il faut la détacher avec une pincette, mais souvent elle se détache d'elle-même quand le patient se mouche fortement. Plusieurs fois, j'ai observé que l'escharre gangréneuse détachée s'était enclavée, desséchée, et se maintenait dure comme une pierre dans le voisinage de la plaie, dont elle retardait la cicatrisation de la manière la plus contrariante, quelquefois même avec continuation des accidents nerveux antérieurs. La destruction opératoire de ce corps étranger faisait cesser naturellement tous les symptômes alarmants.

J'ai observé plus d'une fois un retard prononcé dans la guérison des brûlures nasales, sans que la cause en fût celle dont je viens de parler. Cette circonstance se présentait le plus souvent chez des personnes qui, à raison du peu d'importance de la réaction, ne se ménageaient pas; mais quelquefois aussi chez d'autres personnes qui prenaient toutes les précautions; de sorte que la nature de ce retard ne me paraît pas bien claire. Par contre, le nombre des guérisons rapides s'est considérablement accru, depuis que je fais prendre aux malades la précaution suivante. Après l'opération, j'introduis dans la cavité nasale opérée un petit bourrelet d'ouate à pansement dégraissée, si légèrement pliée que l'air filtre à travers sans que la respiration soit empêchée. Ce bourdonnet est renouvelé d'abord fréquemment, à cause de l'abondance de la sécrétion, plus tard deux fois par jour seulement, et doit être, pour plus de sûreté, porté pendant plusieurs semaines.

Quelquefois il arrive qu'après guérison complète des plaies, il subsiste encore des restes érectiles sensibles; dans ce cas l'opération doit être répétée sur ces points.

Il est un symptôme secondaire que l'on pourrait s'attendre à priori à voir surgir à la suite de l'opération : **l'érysipèle typique du visage**; mais je ne l'ai pas rencontré une seule fois. On admet aussi généralement, et avec raison, que cet érysipèle peut provenir de lésions de la cavité nasale. Je m'attendais d'autant plus à cette complication, que j'avais pu moi-même me convaincre, par les résultats (1) d'un travail expérimental antérieur, que des surfaces recouvertes d'escharres possèdent une faculté de résorption extraordinaire; d'autant plus aussi, que, dans le cas dont il s'agit, les surfaces se trouvaient à des endroits relativement exposés, et n'étaient qu'imparfaitement garanties contre l'invasion de germes d'infection s'introduisant avec le courant inspiratoire. Il va sans dire que la persistance avec laquelle cette complication accidentelle (érysipèle) fit défaut dans mes observations doit être considérée comme purement fortuite. Car les patients, appartenant à ma clientèle privée, ne furent jamais en contact avec une cause occasionnelle d'infection érysipélateuse.

La manière d'opérer que j'ai exposée en dernier lieu ne préserve pas non plus complètement d'une récidive de tuméfaction des organes. Mais dans la plupart des cas cependant, il n'y a point de récidive,

(1) Ueber das Resorptions vermögen granulirender Flächen. Deutsche Zeitschrift für Chirurgie, 1879.

et s'il en survient, ce n'est que plus tard et plus lentement. La durée de mon temps d'observation est trop courte pour qu'il me soit possible d'émettre sur ce point un jugement décisif.

Une autre suite défavorable de l'opération, que je redoutais au commencement, n'eut pas lieu non plus. On pouvait admettre que la partie non affectée de la muqueuse, qui auparavant était protégée par les parties gonflées contre des excitations directes, ne l'étant plus après l'opération, pourrait dès lors s'enflammer beaucoup plus facilement. Mais ce fut le contraire qui arriva, évidemment parce que la cause principale d'inflammation, les processus vasodilatateurs produits par réflexe dans la muqueuse nasale, avait cessé d'exister. Sans doute les patients eurent quelque difficulté à s'habituer à la sensation particulière produite par le passage plus libre du courant inspiratoire à travers la cavité nasale. Ils durent littéralement apprendre d'abord à ne plus faire comme autrefois des efforts violents pour respirer par le nez. C'était là une légère incommodité, qui disparaissait bientôt, et qui, en regard du grand nombre de celles que les patients avaient dû subir auparavant, et quelquefois très longtemps, n'était pas prise par eux en grande considération.

CONCLUSION

La recherche et l'étude de beaucoup de faits scientifiques est souvent entravée, non par la **rareté**, mais par le **grand nombre** des phénomènes. Ce que nous rencontrons tous les jours nous paraît malgré nous trop commun pour mériter un examen sérieux, et la force de l'habitude nous conduit facilement à écarter des questions qui se posent à nous. Le développement tardif de plusieurs de nos nouvelles branches d'étude en est une preuve. Mais, dans le domaine sur lequel j'essaie par le présent travail de jeter quelque lumière, s'ajoute une autre difficulté à celle que je viens d'indiquer. C'est la force du préjugé, qui s'éleva ici contre moi sous les formes les plus diverses. Il me semblait souvent que tout ce qui reste encore aujourd'hui de superstition s'était concentré sur cette question. Même des hommes habitués à penser juste s'égaraient dans des contradictions, dès que j'essayais de noter des données anamnestiques sur les refroidissements et les rhumes de cerveau. J'insiste sur ce point, parce que je crois que cette considération contribuera à faire juger avec indulgence les communications faites dans le présent travail.

On comprend que je n'éprouve pas une mince émotion en livrant ce travail au public médical. Car je lui présente une série de conclusions nouvelles, auxquelles je suis arrivé, et que j'ai tirées d'une somme d'observations relativement restreinte, **surtout quand on considère le nombre infini de cas analogues qui existent sûrement, mais qui n'ont jamais été observés.** Je ne pourrai donc pas échapper entièrement au blâme d'avoir tiré des conclusions trop précipitées. Mais j'ai peut-être le droit de demander qu'on me reconnaisse au moins un mérite : c'est d'être resté autant que possible dans le cadre restreint de mon thème spécial. Différentes questions se rattachant à ce domaine devaient me tenter : je n'ai fait que les indiquer, je n'ai pas osé les aborder directement. Je n'ai parlé de faits analogues que lorsque cela était nécessaire pour l'éclaircissement de ceux que j'avais à exposer. Je n'ai pas voulu généraliser mes conclusions, quelque plausible que cela me parût sous le rapport pathologique comme sous le rapport physiologique : cela me semblait prématuré.

Et cependant, malgré cette abstention, souvent pénible, j'aurais volontiers différé encore cette publication, si je n'avais craint que tout retard ne devînt préjudiciable à une cause qu'il me tenait tant à cœur de mettre en lumière. Car, si je me suis moi-même abstenu de tirer de mes observations les conclusions générales, parce que, vu l'insuffisance des données dont je dispose, je pensais n'en avoir pas le droit, je crois néanmoins qu'on ne saurait refuser à quelques unes de ces conclusions, en admettant qu'elles soient justifiées, une assez grande portée. Mais pour prouver qu'elles sont fondées, il faudrait disposer de matériaux très considérables, et surtout très variés. Et pour qu'une pareille somme de matériaux, pris des côtés les plus divers, puisse être réunie, il est nécessaire que la rhinoscopie ne soit plus pratiquée exclusivement par des spécialistes, mais qu'elle trouve son application dans la pratique générale, que **surtout elle soit pratiquée par les représentants des branches d'études dont j'ai été obligé de toucher le domaine dans mes conclusions.** Je sais bien que ce souhait n'est pas très près de se réaliser. Malgré les travaux de Voltolini qui a tracé la voie, malgré une série d'excellents travaux spéciaux des auteurs les plus autorisés qui l'ont suivi, la rhinoscopie se trouve encore toujours dans une situation peu digne d'elle. Même devant les symptômes les plus prononcés du côté de l'organe nasal, l'examen de cet organe est négligé dans des cas fort nombreux; devant les accidents moins graves, il est naturellement considéré comme superflu.

Mais si la publication de cette brochure ne devait avoir qu'un seul résultat, celui de prouver que les méthodes d'examen rhinoscopique méritent une importance beaucoup plus grande que celle qu'on leur a attribuée jusqu'ici, si cette démonstration devait ensuite contribuer à faire examiner plus souvent et avec plus de soin l'organe nasal que cela n'a été fait jusqu'à présent, alors ce travail aurait reçu en lui-même sa récompense.

APPENDICE

Études complémentaires sur l'extirpation opératoire des organes érectiles du nez
(1884)

Ce qui me détermina à faire la présente communication, ce fut le fait suivant. Quelquefois, et de plus en plus souvent, je suis consulté par des patients qui souffrent de névroses prononcées prenant racine dans la cavité nasale, et qui déclarent avoir déjà été opérés ailleurs pour ce mal et **sans succès** — sans succès, quoique les opérations aient été faites d'après les prescriptions contenues dans mes publications antérieures. Cet honneur problématique est encore amoindri par l'anamnèse et par le résultat de l'examen objectif. Par l'**anamnèse**, j'appris que l'opération avait le plus souvent consisté dans une destruction superficielle au galvanocautère des extrémités antérieures des cornets inférieurs : qu'à la suite, l'obstruction du nez qui existait auparavant avait encore augmenté ; que les accidents nerveux, après une amélioration tout à fait passagère, étaient revenus plus graves encore. Quant au résultat de l'**examen objectif**, je veux me borner à faire cette remarque que c'est précisément dans les cas dont il s'agit que j'ai trouvé les degrés les plus élevés de gonflement de la muqueuse nasale qu'il m'ait été donné d'observer. Le fait que je réussis finalement à guérir aussi de leurs souffrances ces malades qui, pour la plupart, s'étaient déjà entièrement résignés à leur sort, ce fait semble indiquer que, dans ces cas, la première opération avait peut-être été faite un peu autrement que j'ai l'habitude de la faire.

Si je me permets dans ce qui suit d'exposer mes maximes opératoires sur ce point, je rendrai peut-être un petit service à plus d'un de mes confrères qui s'occupent de rhinochirurgie. Quelques-uns d'entre eux qui, dans les cas comme ceux dont je viens de parler, se sont déjà adressés à moi par lettre, ou qui m'ont honoré de leur visite, retrouveront dans ces lignes des choses déjà connues. Les autres, qui ne connaissent que mes dernières publications, pourront peut-être trouver dans ce qui suit un peu de nouveau. Moi-même je ne puis taire que certains des faits dont je vais parler ne se sont imposés à moi que plus tard, à la suite de mon expérience croissante, en face d'observations de plus en plus nombreuses et extraordinairement variées.

Qu'on me permette de revenir sur les points essentiels de mes communications antérieures. Dans des conditions déterminées, il se développe un état d'excitation de la muqueuse nasale qui se traduit par une réplétion plus forte, par une sorte d'érection des espaces caverneux qui se trouvent situés à l'extrémité antérieure du cornet **inférieur.** Ces « organes érectiles », gonflés jusqu'à la distension, peuvent être le point de départ de toute une série de réflexes secondaires de nature en apparence très différente tels que : asthme, migraine, névralgie du trijumeau, névroses sécrétoires, — mais qui probablement ont tous ceci de commun, qu'on peut les faire remonter à des excitations vaso-dilatatrices. Aussitôt que les organes dont il s'agit sont détruits ces accès ont coutume de cesser.

J'ai dû me convaincre récemment, dans beaucoup de cas, de ce fait qu'auparavant je n'avais pas su apprécier suffisamment, que de semblables réflexes secondaires peuvent avoir leur point de départ non seulement dans les parties érectiles de l'extrémité antérieure du cornet **inférieur,** mais encore dans le tissu érectile du cornet **moyen.** Dans ces cas, les attaques ne disparaissent point, malgré l'extirpation faite avec soin des parties désignées en premier lieu : elles ne cessent définitivement qu'après la destruction radicale au galvanocautère des parties nommées en second lieu. **J'ai fait cette expérience un nombre de fois relativement grand dans des cas de migraine opiniâtre, moins souvent dans des cas d'asthme.** Ce que je viens de dire mérite certainement d'être remarqué. J'ai éprouvé souvent cette impression que, dans ces cas, il existe peut-être une sorte de régularité que des observations ultérieures pourraient un jour permettre de définir d'une manière encore plus précise. Quiconque, négli-

geant celte observation; opérera **exclusivement** sur les cornets inférieurs, ne fera point disparaître les phénomènes réflexes ; l'opération
les aggravera même parce qu'elle a pour résultat d'hypérémier aussi
les parties avoisinantes et par conséquent les cornets moyens qui
sont susceptibles d'excitation.

Dans d'autres cas, le retour des accidents nerveux dont la guérison n'a été que passagère est produit par des causes qui ne peuvent
être reconnues a priori. Ce que nous allons considérer, je l'ai observé
sinon souvent, du moins plusieurs fois, même chez mes propres pa-
tents que j'ai pu surveiller attentivement. Il arrive par ci, par là, dans
des cas où un examen rhinoscopique consciencieux avait fait découvrir le gonflement des extrémités **antérieures** du cornet inférieur
comme la seule cause d'une obstruction nasale, il arrive, dis-je, dans
de pareils cas, qu'après une extirpation faite avec soin de ces parties, l'obstruction nasale, ainsi que les accidents nerveux qui en
dépendent, reparaissent dans un temps plus ou moins long. Si l'on
fait alors l'examen rhinoscopique, les parties opérées précédemment
se montrent si bien rétractées par le tissu cicatriciel qu'on peut à
peine les retrouver ; par contre, on est surpris de trouver les parties
moyennes, situées plus en arrière des cornets **inférieurs** en question, fortement gonflées et simulant de véritables tumeurs, découverte
qu'un éclairage insuffisant permet à peine de constater, vu la
profondeur de la lésion. Cette complication est une de celles qui
mettent le plus à l'épreuve la patience du médecin et du malade ; il
est évidemment très difficile de faire comprendre au malade que la
première opération a complètement réussi malgré le retour de ses
maux et que ce sont seulement des affections nouvelles qui sont venues
s'ajouter aux premières. La difficulté devient surtout très grande
lorsque, la guérison des plaies traînant en longueur, le gonflement
des parties moyennes se complique de celui des parties antérieures
produit par l'opération. Naturellement, dans ce cas, les malades,
n'ayant tiré aucun bénéfice de la première opération, ne sont pas peu
étonnés d'entendre parler de la nécessité d'une nouvelle intervention
opératoire dont il n'avait jamais été question dans le principe. Je n'ai
observé ce dernier fait que deux fois ; dans l'un et l'autre cas, je ne
parvins pas à convaincre mes clients qui se dérobèrent à mon traitement sans être guéris. Depuis que j'ai fait cette expérience j'ai l'habitude, en posant mon pronostic, de toujours tenir compte de cette

éventualité dont la fréquence pourrait être toutefois plus grande
que ma propre expérience ne me permet de le croire. Quant à la
thérapeutique, il ne reste naturellement pas autre chose à faire dans
ces cas que de se frayer un chemin à travers l'obstacle à l'aide du
galvanocautère et de détruire le plus radicalement possible les parties
moyennes des cornets inférieurs. Dans ces derniers temps, du reste,
je me suis efforcé en général de prévenir cette éventualité en modifiant
mon procédé opératoire de la manière que j'exposerai plus loin, lorsque je reviendrai sur ce sujet.

Mon expérience est encore insuffisante jusqu'à présent pour me
permettre de déterminer jusqu'à quel point un gonflement secondaire des parties **postérieures** des cornets inférieurs peut donner
lieu à ces récidives apparentes. On peut certainement admettre a
priori une pareille possibilité. Parmi le nombre de mes observations,
qui s'est élevé à près de **350**, je n'ai encore rencontré que peu de
cas de cette catégorie ; mais j'accorde volontiers que, sur ce point,
comme sur plusieurs autres indiqués plus haut, une observation
prolongée peut seule apporter la clarté définitive. A cette occasion,
j'ajouterai que, d'après mon expérience, je dois considérer aussi
comme relativement rare (1) le gonflement **primaire** de l'extrémité
postérieure du cornet inférieur, et que de l'existence de ce gonflement il n'est résulté, d'après mes observations, qu'une gêne mécanique
et aucun des phénomènes réflexes, du moins aucun des phénomènes ordinaires. Je suis donc en opposition flagrante avec **John
Mackenzie** de Baltimore qui, dans une publication (2) qui mérite
d'être lue, cherche précisément dans l'érectibilité de ces extrémités
postérieures le siège principal de l'excitation du nez pour les
réflexes. Naturellement je ne veux pas contester par là l'exactitude
des observations de **Mackenzie**, mais seulement leur valeur **générale**. Dans la patrie de **Mackenzie**, où précisément le « post-nasal
catarrh, » beaucoup plus rare chez nous, se montre si souvent qu'il

---

(1) Partant de la conviction qu'on pourrait bien trouver à ce singulier état de choses des
raisons anatomiques, j'engageai un de mes élèves, **M. Nöbel**, à examiner au microscope —
avec le concours bienveillant de M. le professeur **Schottelius** — une série de corps
érectiles que j'avais extirpé au moyen de l'anse galvanocaustique, aussi bien à l'extrémité
antérieure qu'à la partie postérieure du cornet inférieur. Il se trouva à l'extrémité **antérieure**
des espaces caverneux très étendus ; entre eux une masse de tissus glanduleux ; à l'extrémité
postérieure, des espaces caverneux beaucoup plus petits et entre eux du tissu conjonctif
hypertrophié.
(2) On nasal cough. Amer. Jour. of. Med. Sc. 1883. July.

a été appelé « american catarrh », dans ce pays-là, il est certainement possible, à cause de la différence de maintes conditions extérieures, de faire des expériences qui diffèrent des nôtres.

J'ai observé bien des fois un autre fait qui est aussi faussement interprété. Dans des cas de développement **unilatéral** d'affections nasales, le traitement opératoire fait disparaître à la vérité les symptômes du côté atteint; mais les symptômes reparaissent alors sur l'autre côté, libre auparavant, avec autant sinon plus d'intensité. Quand de pareils malades sont soumis à un contrôle constant, on peut sans difficulté suivre le développement progressif et la lente augmentation de volume des parties érectiles du côté atteint **ultérieurement.** Quelquefois ces symptômes remontent à l'opération du **premier** côté, ce qui provient peut-être aussi de ce que cette opération avait provoqué un très fort afflux de sang vers la cavité nasale toute entière. A l'examen rhinoscopique, le côté atteint en second lieu offre quelquefois dans un certain sens une image instructive que j'ai eu l'occasion de faire observer à plusieurs des confrères qui m'ont rendu visite sur des malades de ma policlinique : quoiqu'il règne sur le côté nouvellement atteint une hypérémie fortement prononcée de la muqueuse du nez, les sommets des parties érectiles se montrent plus pâles et quelquefois même **anémiés** à un haut degré. Évidemment la réplétion excessive des espaces caverneux produit une telle tension de la surface muqueuse que ses vaisseaux n'atteignent même pas leur degré normal de réplétion.

Cet état de choses d'ailleurs tend presque toujours à s'équilibrer plus tard. Quelquefois, malgré une opération radicale du côté atteint le **premier,** le côté atteint en **second lieu** entretient en partie les symptômes réflexes dépendant du côté déjà opéré. **Ce cas se présente fréquemment, surtout dans les affections névralgiques.** C'est là un fait dont l'importance pratique n'échappe à personne et qui forme le complément intéressant de cet autre fait que j'ai déjà communiqué précédemment (1) : qu'une affection nasale unilatérale peut aussi avoir pour conséquence **primaire** des douleurs névralgiques **bilatérales.** Si l'on pratique sur ce second côté l'opération devenue absolument nécessaire, on observe quelquefois

(1) Nasenleiden u Reflexneurosen. Berl. Kl. Woch. 1882-25.

que, par l'opération, ses manifestations réflexes sur les **deux** côtés ont été considérablement accrues pour une série de jours. Ce sont là des journées bien tristes pour le malade qui, au lieu de la délivrance qu'il avait espérée, doit passer par une aggravation notable de ses maux. Mais, pour le médecin, ce n'est pas une tâche facile non plus que de de ranimer l'espérance chez son malade découragé, et il est fort heureux que de pareils cas soient décidément l'exception.

Il peut arriver d'ailleurs que les complications dont je viens de parler fassent complètement défaut du côté des parties de la muqueuse non encore opérées, et que cependant des symptômes réflexes persistent longtemps encore après les opérations typiques à l'extrémité antérieure des cornets inférieurs. Alors ces symptômes se présentent quelquefois sous une toute autre forme que précédemment ; des hémicraniques qui ne connaissaient pas l'asthme auparavant, peuvent êtres pris de violents accès asthmatiques et réciproquement. Ou bien des maux de dents ou des douleurs faciales aparaissent là où jamais auparavant ne s'était montré la moindre prédisposition aux névralgies, et ainsi de suite. Fait-on dans ces cas l'examen rhinoscopique, il n'est pas rare de trouver les plaies en mauvais état, irritées par une sécrétion désséchée et montrant peu de tendance à la cicatrisation. Parfois cet état de choses trouve son explication dans l'indocilité des patients. Mais, pour des raisons que j'ignore, ce retard dans la guérison des plaies se rencontre aussi chez les malades les plus consciencieux et vivant dans les meilleures conditions. Il suffit souvent de nettoyer les plaies, d'éloigner avec soin les sécrétions accumulées et durcies, pour faire cesser aussitôt les phénomènes réflexes. Cela ne réussit pas toujours, il est vrai, et cette dernière opération peut même produire une aggravation considérable, mais passagère, des symptômes. Dans les cas exempts de complications, il est permis de compter avec la plus grande probabilité sur la disparition complète des phénomènes réflexes après guérison entière des plaies. Ce qu'il importe de relever, c'est que la guérison trop lente des plaies peut souvent n'être que **la conséquence d'un traitement mal dirigé**, de sorte que le résultat d'une opération, quoiqu'excellent en lui-même, reste longtemps sans se manifester. C'est avant tout au funeste et aveugle engouement, qu'on ne saurait assez condamner, de beaucoup de confrères pour les douches nasales, qu'il faut attribuer dans ce cas les suites les plus fâcheuses. Nulle part la douche n'est moins à sa place que dans une cavité nasale déjà extrêmement irritée par l'opération. De même tout arrachement brusque des escharres dans les parties opérées est une faute directe.

J'ai l'habitude, afin de favoriser l'élimination de la sécrétion, d'instiller avec précaution dans la fosse nasale opérée, et cela plusieurs fois par jour, une solution faible de bicarbonate de soude, à l'aide d'un compte-gouttes. Par des inspirations et des expirations légères, le malade imprime au liquide un petit mouvement de va-et-vient dans la narine, puis l'expulse en se mouchant aussi délicatement que possible. Une grande partie des mucosités est déjà éloignée; de cette façon on n'a plus besoin que d'un secours mécanique très léger. Un badigeonnage de vaseline forme ensuite le meilleur enduit protecteur pour les plaies dont il faut écarter en outre tout danger éventuel en bouchant la narine avec un peu d'ouate.

Ce traitement supplémentaire, le plus simple de tous, qui n'a d'autre but, comme on voit, que d'éloigner les produits de la sécrétion muqueuse et purulente et d'empêcher l'adhérence des escharres, m'a donné sans contredit les meilleurs résultats. Tous les essais de procédés antiseptiques dans la cavité nasale, toutes les lotions antiseptiques, moyens auxquels je revins toujours pour des raisons faciles à comprendre, se montrent beaucoup moins avantageux; j'ai acquis chaque fois l'expérience que, la plupart du temps, le degré de concentration des liquides antiseptiques que la cavité nasale pouvait supporter sans dommage, était tellement faible qu'il ne pouvait en aucune façon être question d'antiseptie.

Les déductions que j'ai faites jusqu'à présent se rapportaient à des fautes qu'il fallait attribuer principalement **au cercle trop restreint** de la région à opérer.

Je veux passer maintenant à un autre point particulièrement important, aux fautes commises dans la **technique** opératoire. Il y aurait ici plus d'une plainte à élever. Un **facteur** indispensable, **la mise à découvert suffisante du champ opératoire,** semble être regardé comme entièrement superflu par l'un ou l'autre de ces novices en rhinochirurgie. A différentes fois, j'eus le déplaisir de constater dans des cas de ce genre l'effet pernicieux de cautérisations énergiques, même avec le Paquelin, entreprises sans le secours d'aucune espèce de spéculum : dans tous les cas l'opération avait eu pour conséquence une recrudescence considérable des symptômes nerveux, abstraction faite du dégât commis dans la cavité nasale. Les confrères en question ne voyaient évidemment pas autre chose dans mon procédé que l'effet d'une dérivation énergique sur la muqueuse du nez au moyen du fer rouge, d'après des analogies connues. Mais l'accroissement des souffrances de leur malades a dû, depuis, les faire changer d'avis, et peut être soupçonnent-ils à présent que les choses ne se passent pas aussi simplement. Quant à moi, je me sers de préférence du speculum de **Jurasz**, le plus simple de tous, tout en accordant que l'habitude joue ici un grand rôle et que les speculums indiqués dans les ouvrages de **Fränkel**, **Voltolini**, **Bresgen** et autres ont incontestablement aussi leurs avantages.

Une autre faute qu'il faut mentionner ici a pour objet la manière **superficielle** de faire la cautérisation. J'avoue que j'ai moi-même commis cette faute au commencement et je ne sais pas encore maintenant si les changements importants que j'ai apportés dans mon procédé opératoire et que j'exposerai plus tard, justifient pleinement la manière de voir que je vais exposer dès à présent. Je suis absolument convaincu que la **destruction radicale complète des parties érectiles** peut seule offrir une garantie pour la guérison durable des symptômes réflexes procédant de ces parties. La difficulté de répondre à cette indication est évidente, et la question se pose naturellement de savoir si l'extraction des cornets **osseux** n'offrirait pas la meilleure garantie. J'en puis à peine douter, car il est certain, ainsi que **Voltolini** l'a déjà prouvé, que la constitution poreuse de ces tissus osseux favorise jusqu'à un certain point la formation des espaces caverneux dans la muqueuse qui les tapisse. Malgré cela, je me prononcerai avec la plus grande énergie contre la pratique habituelle d'une opération aussi importante, et je voudrais la voir réservée seulement à des cas exceptionnels très rares ; car il n'est pas douteux que, par suite de la transformation qui en résulterait pour la cavité nasale, pourvue d'ordinaire de larges évents, l'avantage physiologique de respirer par le nez deviendrait tout à fait illusoire. En conséquence, mes efforts tendirent à trouver un procédé opératoire qui permît de détruire les tissus nerveux au moins **jusqu'à l'os**. Il est clair qu'une cautérisation à plat répond moins que toute autre à cette condition. J'ai observé, à la suite cette manière de procéder, non seulement des récidives promptes, mais, ainsi que je l'ai déjà fait remarquer au début, une telle aggravation des symptômes que les malades en étaient tout à fait désespérés. J'insiste sur ce point, surtout en opposition avec **Sommerbrodt**, qui déclare, à la fin du travail très instructif qu'il a fait publier récemment (1), qu'il a pu le plus souvent se contenter de la cautérisation à plat ; c'est là une manière de voir que **Sommerbrodt**, après des expériences plus nombreuses, ne voudrait peut-être plus soutenir aujourd'hui. Mais, même l'**acupuncture** galvanocaustique que je recommandais autrefois et qui est naturellement beaucoup plus radicale que le procédé dont je viens de parler, ne satisfait pas entièrement non plus à la condition ci-dessus énoncée. Comme on ne voit les parties à opérer qu'en perspective géométrique, il est à peine possible d'éviter que l'opération, même la plus minutieuse en apparence, ne laisse encore subsister, dans les intervalles des piqûres, des parties pouvant devenir plus tard le point de départ de nouveaux corps érectiles. Par contre, l'usage de l'anse galvanocaustique peut prévenir plus sûrement ce danger, si l'on réussit à pédiculiser les corps érectiles siégeant toujours sur une base élargie. C'est spécialement dans ce sens que je me suis efforcé de perfectionner mon procédé. Les « transfixing needles » munies d'un manche, recommandées par **Jarvis** et **Bosworth**, me parurent peu propres à ce but ; le manche étant droit empêche le regard de bien pénétrer dans la cavité nasale. C'est pourquoi j'eus l'idée, qui d'ailleurs se présentait d'elle-même, de me servir d'aiguilles courtes et faiblement recourbées, en m'aidant d'un porte-aiguilles (2) coudé à angle droit et facile à décrocher. Ces aiguilles furent passées au ras de l'os en haut et en bas, à travers les parties érectiles de l'extrémité antérieure du cornet inférieur, puis l'anse galvanocaustique fut passée autour de la tumeur ainsi pédiculisée, ce qui ne fut pas toujours une tâche facile. En combinant avec précision le moment de serrer l'anse et celui de la faire rougir, et en réglant soigneusement la force du courant à utiliser, j'appris bientôt à être si bien maître de mon procédé que le saignement abondant que j'avais si souvent observé précédemment ne

(1) Mittheilung von Heilungen patholog. Zustände, durch reflexvorgänge von der Nase her Bewirkt. Berl. Klin. Wonenschr. 1884. 10.
(2) Construit par le fabricant d'instruments J. Nosch, de cette ville.

reparut présque jamais. Je reconnais que ce procédé était incontestablement le meilleur lorsqu'il s'agissait de détruire radicalement des corps érectiles hypertrophiés siégeant à l'extrémité antérieure des cornets inférieurs. Toutefois je continue toujours, dans ce cas comme dans les autres, à cautériser la surface de la plaie jusqu'à l'os à l'aide du cautère pointu, et cependant, malgré ce procédé énergique, je n'ai pas encore observé de séquestres. Mais, pour les parties des cornets inférieurs situées plus profondément ainsi que pour celles des cornets moyens, ce procédé n'est absolument pas applicable, pour des raisons faciles à comprendre. Le maniement des aiguilles est impossible à cette profondeur, et c'est pour cela qu'on ne peut employer ici l'anse galvanocaustique que dans des cas exceptionnels. C'est ici que **j'employai** avec le plus grand succès un procédé que je voudrais désigner sous le nom de traitement par **labourage (Furchenziehen)**, en opposition avec la cautérisation **ponctuée (Stichelung)**. Un cautère pointu, coudé à angle obtus, est enfoncé le plus profondément possible **derrière** la tumeur à opérer, de la même manière que pour l'**acupunction**. Mais, tandis que dans l'**acupunction** l'instrument est de nouveau retiré de la cavité même de la piqûre, le cautère recourbé est, dans ce cas, attiré avec force à travers tous les tissus placés devant lui de manière à tracer dans le tissu érectile un sillon d'environ 1/2 à 1 centimètre de profondeur. Ce résultat n'est obtenu qu'à la condition de ne pas opérer avec des batteries trop faibles. Ici encore, il est possible, en réglant exactement la force du courant, de couper les tissus sans hémorrhagie appréciable ; il faut cependant que la force du courant soit considérable et si grande qu'à l'air libre le cautère fondrait infailliblement. Les sillons sont tracés le plus près possible les uns des autres, et, s'il est nécessaire, doivent être retracés à la même place dans une autre séance. Ce procédé est moins violent qu'il pourrait sembler tout d'abord ; il abrège considérablement le nombre des séances et prend beaucoup moins de temps que l'acupunction, sans parler de la sûreté plus grande qu'il offre pour la destruction radicale des corps érectiles. Naturellement cette méthode convient mieux que l'anse, même pour des corps érectiles peu proéminents siégeant à l'extrémité antérieure du cornet inférieur. Mais, comme j'ai l'habitude d'appliquer le cautère fort en arrière, de manière que l'extrémité du sillon confine le plus possible au tissu sain, je crois qu'on prévient ainsi fort probablement un gonflement secondaire ultérieur des parties moyennes et postérieures du cornet inférieur.

Je passerai ici sous silence plusieurs modifications que, dans quelques cas spéciaux, je fus conduit à introduire dans les méthodes que je viens de décrire. Il me reste à mentionner encore une cause singulière d'insuccès, que j'eus à constater chez des malades opérés ailleurs. Dans différents cas, on avait pratiqué une cautérisation, sans résultat naturellement, sur des malades qui n'offraient pas le moindre symptôme d'affection nasale et chez lesquels il fallait plutôt rapporter les manifestations nerveuses à des causes centrales ou à une névrose générale. A ce propos, je dois vous signaler une manière de voir erronée que je parais avoir provoquée le plus innocemment du monde. Quoique dans ma brochure **Du traitement opératoire de certaines formes de migraine, asthme, fièvre de foin, etc.,** j'aie fait ressortir, non seulement dans le titre mais encore dans un grand nombre de passages, que **certaines formes** seulement, c'est-à-dire **certains** symptômes réflexes **déterminés,** dépendant d'une affection nasale, sont susceptibles d'être opérés par le nez même, on me prête cependant la prétention de vouloir, par mon procédé, guérir indistinctement **toutes** les formes de migraine, d'asthme, etc. Rien n'est certes plus éloigné de ma pensée. Mais cette supposition est tellement enracinée que plus d'une fois, quand je priais qu'on me montrât un seul endroit de mon livre qui trahît une pareille pensée, il me fut répondu que « c'était une raison de plus pour lire **entre** les lignes. » Cette supposition absolument gratuite a fait surgir contre moi deux sortes d'adversaires. Les uns qui, le plus souvent, sont totalement étrangers aux questions rhinologiques, s'effraient naturellement devant cette idée monstrueuse, qu'ils se sont forgée eux-mêmes il est vrai, que désormais **chacune** de ces manifestations réflexes doive provenir du nez et rejettent, en poussant trop loin les conséquences, **toutes** mes affirmations. Les autres forment la catégorie malheureusement très nombreuse des **enthousiastes.** Un nombre prodigieux de malades souffrant de névroses générales m'ont été envoyés, pour être opérés, par des confrères peu doués de discernement et ont été obligés, cela va sans dire, de retourner chez eux comme ils étaient venus. Ce serait tenir peu de compte de la faiblesse humaine que d'admettre que ceux à qui j'ai dessillé les yeux d'une façon si brusque aient tous continué à rester partisans enthousiastes de ma méthode.

En présence de ces deux extrêmes, je ne puis regarder comme superflu de passer à une courte exposition des points de vue sous lesquels je crois considérer tels symptômes réflexes comme dépendants du nez. Il s'en faut que des patients de cette sorte souffrent toujours de symptômes « nasaux » prononcés, d'obstruction nasale permanente, de sécrétion nasale extraordinairement forte ; une anamnèse rigoureuse fait reconnaître une série de signes peu importants en eux-mêmes et cependant extrêmement caractéristiques : **obstruction intermittente, passagère, du nez, écoulement séreux, éternuement fréquent,** sans cause occasionnelle spéciale. Des signes de cette sorte indiquent la présence dans le nez d'un état d'excitation déterminé et l'on peut prouver, à l'aide de la rhinoscopie, que, dans la très grande majorité des cas, une réplétion considérable des organes érectiles constitue l'expression ultime de cet état d'excitation. Dans quelques cas assez rares la proéminence des corps érectiles fait défaut, il est vrai, malgré la présence des symptômes du nez énoncés et l'on ne trouve qu'une forte hypérémie comme expression d'un pareil état d'irritation. Dans ces cas rares, la cautérisation à plat suffit pour guérir les symptômes.

Il s'ensuit donc que j'attache beaucoup plus d'importance aux symptômes pathognomoniques dont il est question plus haut qu'à l'existence des corps érectiles considérables dont la présence dans beaucoup de cas n'occasionne que des incommodités mécaniques. Il n'est nullement nécessaire, cela va sans dire, que, dans le cas où ces symptômes pathognomoniques sont prononcés, la cavité nasale forme le siège exclusif d'excitation pour les phénomènes réflexes dans l'organisme ; s'il existe encore d'autres foyers d'excitation, l'opération du nez peut, il est vrai, amender les symptômes, mais ne peut les faire disparaître entièrement. J'ai déjà parlé en détails de ces faits dans mon premier travail.

Maintenant je vous avouerai que je fus moi-même forcé quelquefois d'opérer des patients chez lesquels une guérison des symptômes par l'opération ne pouvait être espérée, parce qu'il n'existait point d'affection du nez, mais une névrose générale. Mais ce qui me décidait à tenter l'opération, c'étaient uniquement les prières instantes des patients désespérés qui voulaient à tout prix que je fisse un essai. Et je ne m'y décidais qu'après avoir instruit les malades de la probabilité extrême d'un insuccès. Je ne puis voir que la confirmation de mes hypothèses dans le résultat négatif qui en était effectivement la suite. Mais il importe, il est vrai, de faire remarquer qu'une névrose générale peut être considérablement aggravée lorsqu'elle se complique de symptômes dépendant d'une affection nasale et s'améliore d'une manière surprenante aussitôt que les manifestations nasales ont été traitées opératoirement ; des preuves à l'appui de cette assertion se trouvent également consignées dans ma brochure.

Il me reste encore à vous communiquer un fait digne de remarque. Il me vint quelquefois des patients, déjà cautérisés superficiellement aux extrémités antérieures des cornets inférieurs, chez lesquels on n'avait absolument pas remarqué l'existence d'autres affections nasales beaucoup plus importantes. Plusieurs fois le fond de la cavité nasale se trouva remplie de nombreux polypes ; une fois l'espace nasopharyngien était comblé par des tumeurs adénoïdes visibles, même à travers la bouche, derrière le voile du palais. Mes confrères avaient évidemment entrepris l'opération sans avoir aucune idée de la technique rhinoscopique et se trouvaient certainement dans une ignorance complète des questions de pathologie rhinoscopique. Je ne puis m'empêcher, cela se comprend, de leur donner à entendre que l'étude des **traités** qui existent sur les maladies du nez est absolument indispensable à tous ceux qui veulent s'occuper de rhinochirurgie. J'ignore à la vérité si ce conseil, imposé par la nécessité, a toujours été bien compris.

Si l'on compare ce que je viens de dire avec ce que j'ai exposé dans ma brochure, on pourra m'accuser de m'être trompé quelquefois dans un sens. Il est certain que les corps érectiles de l'extrémité antérieure des cornets inférieurs ne constituent par le siège **exclusif** des excitations procédant du nez, ainsi que je le pensais autrefois, mais que les autres corps érectiles peuvent aussi, soit être à priori de pareils sièges d'excitation, soit le devenir ultérieurement. Après de nombreuses observations plus récentes, je demeure entièrement convaincu (et au fond rien ne me surprend davantage) que, parmi les cas que j'ai précédemment publiés, dans lesquels pourtant je ne détruisis le plus souvent que les corps érectiles antérieurs, je n'aie rencontré jusqu'à présent que très peu de récidives. D'où il ressort que les corps érectiles antérieurs sont certainement un siège d'excitation fréquent, et quelquefois le **seul**, d'après la plupart des observations que j'ai publiées précédemment ; mais que ce dernier cas soit le plus fréquent (et les ré dives dont j'ai parlé en sont la preuve) je n'oserais plus l'affirmer aujourd'hui.

En terminant, je voudrais encore me permettre une remarque. Plus mon matériel d'observations rhinologiques s'accroît, plus j'acquiers la certitude que c'est précisément sur ce domaine qu'il reste encore extraordinairement à faire et que des questions sans nombre attendent encore leur solution. Les opinions que nous nous sommes formées jusqu'ici, il ne faut pas nous le cacher, subiront certainement encore plus d'une modification. C'est pour cette raison que des observations en apparence négatives me semblent beaucoup plus instructives que celles qui paraissent pour ainsi dire guérir sans complications. Car les premières, en nous montrant les **bornes** de notre savoir, deviennent pour nous un stimulant continuel et efficace vers de nouvelles recherches.

Traitement chirurgical d'affections asthmatiques (Discours prononcé dans la deuxième séance du quatrième Congrès de médecine interne en 1885.)

Messieurs,

Ce n'est pas de mon propre mouvement que je suis venu ici pour vous entretenir du sujet qui se trouve en ce moment à l'ordre du jour. C'est plutôt le comité préparatoire du Congrès qui m'a fait l'honneur de m'inviter à venir vous communiquer mes expériences sur le traitement chirurgical d'affections asthmatiques. J'avoue que c'est avec une vive satisfaction que j'ai répondu à cet appel ; car, s'il est une chose que j'aie toujours sentie et que j'aie déjà souvent exprimée depuis des années, c'est ce fait qu'aucune spécialité n'a autant besoin d'être en rapport constant avec la médecine générale que la **rhinologie**, et c'est justement votre assemblée qui sait particulièrement apprécier l'importance de cette union.

Mais, avant d'aborder mon sujet, permettez-moi de faire d'abord cette déclaration que je ne suis pas en état de répondre aux termes mêmes de votre invitation. Car, depuis que, dans diverses publications, j'ai cherché à défendre cette idée, qu'à côté de l'asthme bronchique il existe encore un grand nombre de névroses pouvant, dans un certain sens, être attaquées par une opération, d'autres ont également étudié la question, et avec une telle compétence que je servirais mal vos intérêts si je me bornais à ne vous communiquer que mes propres idées. Je crois que j'éviterai beaucoup facilement l'écueil du point de vue exclusif en vous communiquant aussi ce que d'autres ont accompli sur ce domaine spécial. Je ne voudrais point le faire cependant, sans jeter un coup d'œil **rétrospectif** sur les travailleurs qui m'ont stimulé moi-même et sur les travaux desquels j'ai ensuite continué d'édifier.

C'est **Voltolini** et plus tard **Hänisch**, s'aidant du matériel d'observation de celui-ci, qui, les premiers, comme vous savez, fixèrent l'attention sur ce fait que la présence de polypes dans le nez pourrait avoir pour conséquence des affections asthmatiques, lesquelles seraient guéries par l'extirpation des néoplasmes et récidiveraient avec le retour de ceux-ci. Une influence décisive du traitement opératoire sur l'affection nerveuse était manifeste et il était naturel de penser que ces néoplasmes pourraient être une cause importante d'affections asthmatiques. **Voltolini** laissa indécise la question de savoir quel est le mode d'action de ces néoplasmes : agissent-ils en troublant les fonctions chimiques de la respiration ou bien par voie d'excitations réflexes ? Quand au fait lui-même sur lequel Voltolini avait appelé l'attention, il fut confirmé dans la suite par d'autres observateurs. C'est **Schäffer** qui fixa plus tard avec plus de précision l'hypothèse, que des affections nasales pourraient produire l'asthme, par voie réflexe, notamment par l'entremise du nerf vague ; en même temps cet auteur élargit un peu la question en démontrant que d'**autres** affections nasales encore, telles que des catarrhes chroniques, peuvent s'accompagner des mêmes réflexes que ces néoplasmes. Ce point de vue plus général fut ensuite présenté avec des preuves nouvelles et intéressantes par **B. Fränkel** dans un article que vous connaissez tous. Un état d'excitation anormal des nerfs sensibles de la muqueuse nasale, produit soit par des polypes soit par des catarrhes, serait par lui-même, ainsi conclut **Fränkel**, la cause des symptômes réflexes en question.

Quand j'entrepris moi-même d'étudier de près le sujet, je fus avant tout frappé d'un fait, que j'ai pu contrôler suffisamment comme assistant des cliniques chirurgicales pendant de longues années, savoir que des polypes du nez sans nombre étaient observés et opérés tous les ans, sans que jamais — sauf de très rares exceptions — un symptôme nerveux concomittant quelconque ait été accusé par les patients. De là il fallait nécessairement conclure que les polypes ne constituent point par eux-mêmes une cause d'excitation, mais qu'à côté de cette affection, un autre facteur inconnu doit encore entrer en jeu, dans des cas relativement très rares. En poursuivant dans leurs conséquences le cours des idées de **Schäffer** et de **Fränkel**, je sentis s'imposer à moi l'hypothèse suivante : des affections nasales légères, par exemple des catarrhes, qui, à côté d'une légère altération de structure de la muqueuse, s'accompagnent de sténose à peine sensible, ne seraient-elles pas un terrain plus favorable à la production de réflexes qu'une muqueuse altérée par des néoplasmes? Il me paraissait clair a priori, que les appareils terminaux des nerfs étaient bien plus susceptibles d'être excités directement, quand ils s'étalaient sur une muqueuse hyperémiée ou modérément gonflée, que lorsqu'ils étaient recouverts de tissu conjonctif hypertrophié ou de tumeurs dépourvues de nerfs. Afin de rassembler des matériaux sur ces affections légères du nez, lesquelles, à raison du préjugé dominant qui veut qu'on n'y attache aucune importance, ne se présentent que très rarement dans le cabinet du rhinologiste, je procédai longtemps de la manière suivante. D'abord je me fis un devoir d'inspecter le nez de tout malade, dût-il me consulter pour n'importe quelle autre maladie. Ensuite je questionnais chaque patient minutieusement sur toute espèce de troubles nerveux pouvant aussi, l'expérience nous l'apprend, survenir exceptionnellement par réflexe, tels que l'asthme et autres ; si l'anamnèse donnait un résultat positif, je sondais avec le plus grand soin la cavité nasale. En poursuivant cette idée pendant des années, je finis par réunir une série de cas qui me paraissent très probants, dont la publication tardive me procura un matériel qui s'accrut rapidement et augmente encore tous les jours. Quant aux déductions tirées de ces expériences, où je tins un compte particulier des espaces caverneux de la muqueuse nasale découverts par **Kohlrausch**, je crois pouvoir les résumer brièvement ainsi : des corps érectiles, situés à un endroit relativement exposé de la muqueuse nasale, forment, d'une façon surprenante, le

trait d'union entre certaines excitations nerveuses. **D'un** côté la
réplétion de ces organes caverneux est provoquée par des accidents
réflexes qui peuvent avoir leur point de départ dans un état d'excitation particulier de la muqueuse nasale elle-même; de l'**autre** les
réflexes qui se manifestent souvent dans des régions très éloignées,
asthme, migraine et autres, tirent leur origine de ces espaces caverneux tuméfiés. Mais toute cette chaîne de processus nerveux peut
être rompue aussitôt qu'on réussit à extirper par voie opératoire
l'anneau intermédiaire, c'est-à-dire les organes érectiles. Tous les
processus pathologiques qui sont accompagnés d'une altération considérable de la structure de la muqueuse nasale, par exemple le
catarrhe chronique hyperplastique du nez, peuvent, en entravant
« l'érectibilité » des espaces caverneux, rendre la production du
réflexe plus difficile, même impossible. Si dans le catarrhe chronique
la muqueuse reste quelque peu susceptible d'être excitée, les troubles
nerveux ainsi déterminés ne sont pas la **suite** du catarrhe, mais au
contraire persistent **malgré** ce catarrhe, à raison du peu d'importance de l'altération de structure qui l'accompagne. L'entrave la
plus importante au développement des réflexes, ce sont les polypes
du nez; si, par hasard, les polypes sont accompagnés d'asthme, il
n'est pas difficile de prouver que la compression qu'ils produisent ne
suffisait pas complètement à arrêter l'érectibilité des espaces caverneux. J'arrivai à en faire encore la démonstration directe de la manière suivante: dans une série de cas, je ne commençai point par
l'extirpation des polypes, mais par la destruction de la muqueuse
tuméfiée; les attaques d'asthme cessaient alors, quoique les polypes
continuassent à pulluler dans la cavité nasale, après comme avant.
Quant aux réflexes eux-mêmes, j'essayai de les classer comme vaso-
dilatateurs, malgré leur grande diversité.

Bientôt les publications se multiplièrent et se succédèrent rapidement. Je sais que je suis obligé de me restreindre, et c'est pourquoi
je ne pourrai mentionner que les plus importants parmi les travaux
allemands, en passant forcément sous silence la littérature étrangère, qui est considérable. Les travaux allemands étaient en partie
purement confirmatifs et continuateurs. C'est ainsi que nous devons
à **Sommerbrodt** la preuve que des accidents vaso-dilatateurs de la
muqueuse bronchique, se manifestant sous forme de catarrhe diffus,
peuvent, même sans asthme, procéder de la muqueuse nasale et

être guéris définitivement avec celle-ci. D'autres travaux, en partie restrictifs et plutôt critiques, comme ceux de **E. Fränkel**, **Schäffer** et **Schech**, s'accordent cependant sur ce point, qu'à côté de l'asthme bronchique, il existe un grand nombre d'états névrotiques (je m'exprime d'une manière aussi générale que possible) pouvant être influencés favorablement par un traitement de la muqueuse nasale. Je crois que les critiques de B. Fränkel ont surtout beaucoup contribué à faire progresser la question ; car, si quelque chose menaçait de la compromettre gravement, c'était l'enthousiasme trop vif et peu réfléchi d'un grand nombre de médecins. J'ai déjà relevé précédemment combien j'eus moi-même à souffrir de ce faux enthousiasme, et que de fois je me vis obligé de renvoyer à mes confrères, sans les avoir opérés, des malades qu'ils m'avaient adressés, parce que les cas ne rentraient en aucune façon dans le cadre de ma spécialité, mais portaient plutôt l'estampille de névroses générales graves. Quant à la nature de la dépendance existant entre les névroses et la muqueuse nasale, en d'autres termes quant au rôle qu'y jouent les corps érectiles, les opinions différaient beaucoup. Au congrès international qui s'est tenu l'an dernier à Copenhague, les différentes opinions furent pesées avec soin, et la majorité s'accorda à conclure que la présence des corps érectiles n'est nullement une condition essentielle à l'éclosion de ces névroses réflexes, que cette muqueuse tuméfiée n'est que l'expression d'une rhinite chronique, — thèse qui fut soutenue par Bresgen, — et que le point essentiel de la question réside dans l'irritabilité plus forte des nerfs sensibles de la muqueuse nasale, irritabilité que B. Fränkel avait déjà signalée précédemment. Par contre, deux écrits plus récents, l'un de **Goetze** qui communiqua des cas fort intéressants de la clinique de **Rossbach**, et un autre qui vient de paraître de **Sommerbrodt**, se placent de nouveau sans réserve au point de vue que j'ai soutenu.

Permettez-moi, Messieurs, de passer sous silence les détails de ces luttes qui règnent au sein même du camp des rhinologistes, car ils ne touchent que très indirectement le point de vue ultérieur que j'aurai à soutenir devant vous, si, comme je le crois, je comprends bien mon mandat ; et je ne puis nier non plus qu'en somme les raisons concluantes du pour et du contre manqueront aussi longtemps que le matériel justificatif pathologico-anatomique et surtout physiologique restera aussi incomplet qu'il l'est à cette heure. Je n'ose, il est vrai, me soustraire à l'obligation de vous préciser le point de vue auquel je me trouve placé en ce moment dans la question, si je veux répondre pleinement à ce que vous attendez de moi. Mes expériences sont tirées d'un matériel d'observations de près de six cents cas, dans lesquels des névroses réflexes, tantôt se montraient directement, tantôt du moins existaient encore peu de temps auparavant; — je reviendrai encore une fois sur ces derniers cas et sur les raisons que j'ai de les compter aussi. Me soumettant à l'usage de donner des indications de chiffres, je voudrais ajouter cependant que la force démonstrative des données statistiques, déjà caduque en soi, perd encore davantage de sa valeur absolue sur le présent terrain, parcequ'ici ce n'est pas le genre de la maladie qui conduit le patient chez le médecin, mais le plus souvent jusqu'à présent de simples occasions fortuites. Parmi les cas que j'ai traités, ce sont les affections de la classe des migraines qui forment de beaucoup le plus grand nombre, environ deux cents quarante cas, et qui en même temps aussi me fournirent relativement le plus de guérisons définitives; le nombre des asthmatiques que j'ai opérés est beaucoup moindre (87 cas). En me basant sur ce matériel d'observations plus étendu, j'ai dû modifier les propositions que j'ai énoncées antérieurement, et cela dans le sens que je vais dire.

Tous les points de la cavité nasale où, dans les conditions physiologiques, se trouvent des tissus érectiles, peuvent devenir le point de départ de névroses réflexes à la suite d'un état d'excitation qui n'est pas encore nettement défini. Quelquefois des conditions purement mécaniques dans la cavité nasale favorisent cet état d'excitation : de petits polypes non obstruants, des éperons osseux, partant de la cloison nasale, auxquels se frotte un corps érectile de la paroi voisine, très souvent des synéchies membraneuses congénitales entre les corps érectiles et la cloison nasale, tels sont les cas que j'ai notés dans mes observations; et le même coup de ciseaux qui tranchait la synéchie avait aussi le pouvoir, dans quelques cas assez rares, de couper court immédiatement à la production des névroses réflexes. Mais ce sont là de grandes exceptions qui, d'ailleurs, nous devons bien l'avouer, ne nous permettent absolument pas de tirer aucune conclusion relativement à la nature de cet état d'excitation ; dans la plupart des cas, nous sommes obligés de deviner à l'aide d'autres symptômes l'existence de cet état, et parmi ceux-ci le plus important est précisément la réplétion extraordinairement forte des organes érectiles.

Mais qu'une muqueuse nasale légèrement altérée soit un terrain plus favorable à un pareil état d'excitation qu'une muqueuse hyperplastique, c'est ce que je crois être maintenant en mesure de prouver directement — et cela à l'aide des cas cités plus haut où les patients ne me consultèrent qu'à propos d'une sténose nasale survenue à la suite d'une hypertrophie de la muqueuse et où l'anamnèse la plus scrupuleuse dirigée sur ce point fit voir qu'il y avait eu dans le passé des névroses prononcées. Je dispose à présent de quatre-vingt-un cas dans lesquels, en même temps que progressait la rhinite hyperplastique, des névroses, de l'asthme principalement, quoiqu'invétérées depuis des années, avaient spontanément et totalement disparu. Beaucoup plus grand, d'ailleurs, est le nombre de mes observations sur des cas de rhinite chronique hyperplastique, dans lesquels les patients n'avaient jamais été, à aucune époque de leur vie, tourmentés d'une névrose quelconque et n'étaient allés trouver le médecin que pour une sténose croissante. Ces cas ne sont naturellement pas comptés ici, parce qu'ils ne touchent pas à notre sujet. Messieurs, de ces faits nous pouvons tirer cette conclusion que la longue durée d'une rhinite chronique ne favorise nullement par elle-même de pareils réflexes ; et c'est pourquoi je ne puis faire autrement que d'établir une distinction tranchée entre les formes dans lesquelles **le tissu caverneux seul** est gonflé extraordinairement et peut-être aussi hyperplasié, et les formes dans lesquelles **le revêtement de la muqueuse et les éléments proprement dits de la muqueuse** surtout se montrent hypertrophiés : j'accorde naturellement sans difficulté que des transmutations peuvent avoir lieu dans les deux sens. Mais cette distinction me paraît aussi d'une importance décisive sous le rapport pronostique. Car c'est précisément dans l'inflammation chronique du revêtement de la muqueuse qu'il suffit quelquefois d'employer le traitement ordinaire des muqueuses atteintes de catarrhe, c'est-à-dire les astringents, par-ci par-là même d'éloigner simplement les mucosités accumulées, pour faire disparaître les réflexes, — tandis que je n'ai pas encore rencontré, quant à moi, un seul cas d'hypertrophie pure et simple des corps érectiles, dans lesquels j'eusse pu éluder l'opération. Cette distinction, sous le rapport pronostique, a d'ailleurs aussi son importance en **sens contraire** : si le traitement anticatarrhal de la rhinite hypertrophique se montre impuissant, alors l'opération rencontre de toutes autres difficultés que dans l'hypertrophie simple, parce que dans le premier cas il est beaucoup plus difficile d'atteindre avec le cautère les espaces caverneux qui sont restés au fond et dont la destruction en pareil lieu a aussi la plus grande importance à mon avis. Que l'état d'excitation de la muqueuse dont nous avons parlé puisse exceptionnellement se rencontrer aussi sans hypertrophie des corps érectiles, cela me paraît hors de doute ; quoique je sois disposé à regarder ces corps érectiles comme une sorte d'accumulateur pour les excitations vaso-motrices, j'accorde cependant sans difficulté que, dans les cas où ces tissus ont un développement moindre, probablement congénital — ici encore toutes les données anatomiques nous manquent —, où par conséquent ils ne sont pas proéminents, mais où il existe le plus souvent une hypérémie générale de la muqueuse du nez, un pareil état d'excitation est possible. Mais il se pourrait que cet état — du moins cela me paraît beaucoup plus plausible que l'hypothèse de B. **Fränkel** indiquée plus haut — se manifestât dans une faculté d'excitation directe croissante des extrémités nerveuses du **sympathique**.

De nos quatre-vingt-sept cas je suis obligé d'en éliminer vingt-cinq aussi bien ceux qui, l'opération étant trop récente, ne permettent pas de porter un jugement définitif, vu la tendance notoire de l'asthme à subir des temps d'arrêt, que ceux dans lesquels les patients me mirent dans l'impossibilité d'apprendre quoi que ce fût sur la marche ultérieure de leur maladie ; mais je suis d'autant mieux fixé sur les soixante-deux autres. Immédiatement avant mon départ pour me rendre ici, j'ai écrit à un grand nombre de ces patients pour les prier de me donner de leurs nouvelles. Sur soixante-deux cas, trente-trois paraissent **guéris** définitivement : jusqu'à présent, du moins, je n'ai encore reçu communication d'aucune récidive, bien que pour quelque-uns il se soit passé près de trois ans, et qu'une partie des malades vivent aujourd'hui dans des conditions plus défavorables à leur santé qu'auparavant. Ainsi je ne reçois jusque dans ces tout derniers temps que les nouvelles les plus favorables d'une jeune dame qui était autrefois saisie d'un accès d'asthme violent toutes les fois qu'elle était réglée, qui partit ensuite pour les États-Unis et à qui je ne cachai point mes craintes sur la durée de sa guérison dans ce pays riche en poussière. Dans dix-sept de mes cas il y a eu **amélioration** considérable, soit parce que les attaques sont devenues plus faibles et plus rares, soit parce que les malades combattent maintenant avec beaucoup plus de succès qu'auparavant l'attaque une fois développée. Quelques-uns d'entre ceux-ci ne peuvent assez louer l'effet frappant du traitement pneumatique, auparavant sans résultat, et en attendent, probablement à bon droit, une guérison définitive. D'autres m'ont mandé que quelques inspirations profondes dans une atmosphère chargée de vapeur médicamenteuse, autrefois tout à fait inefficaces, suffisent aujourd'hui pour couper l'accès. Un autre utilise une ordonnance de quebracho autrefois restée sans effet et est enchanté du résultat obtenu maintenant. Dans douze de mes cas je n'ai **rien** obtenu par l'opération, si ce n'est une amélioration passagère ; quelquefois même je n'ai pas pu empêcher une constante aggravation du mal. **Vous voyez que, relativement au traitement chirurgical de l'asthme, il n'y a absolument aucun danger à ce que les choses soient poussées à l'extrême.** Dans quelques-uns des cas, d'ailleurs, permettez-moi de le dire, l'opération n'est nullement terminée ; seulement les malades, après un premier insuccès, n'ont pas pu se résoudre à laisser continuer l'opération. Dans la plupart de ces cas, la maladie avait duré depuis **un temps extraordinairement long ;** ou bien c'étaient des personnes **âgées** ou encore des malades atteints de **maladies pulmonaires profondes**, ou encore des individus chez lesquels on constatait avec évidence une **prédisposition héréditaire** aux névroses. Et cependant c'étaient des cas, — vous voyez encore, ici la grande lacune, — dans lesquels le résultat objectif de l'examen du nez paraissait indiquer avec la plus grande vraisemblance que l'asthme se laissait influencer du côté du nez. De semblables cas sont assurément d'un grand appoint pour cette hypothèse que l'asthme aussi peut conduire à une **altération centrale**, qui peut être mise d'une certaine manière en parallèle avec la **transformation épileptique**. Des causes héréditaires favoriseront naturellement la production d'une pareille transformation centrale. Ainsi j'eus à traiter entre autres trois fils d'une même famille, dont l'un souffrait de la fièvre de foin, et les deux autres d'asthme bronchique, pendant que la mère était fortement éprouvée par des crampes hystéro-épileptiques. Parmi ces fils, le plus jeune, âgé de 15 ans, me mit à même de faire une observation intéressante. Chez ce jeune homme j'obtins, il est vrai, par l'opération, que les attaques revinssent plus rarement, mais elles revenaient cependant toujours après quelques semaines. Quand je pus constater avec précision l'époque de ces récidives, je remarquai avec surprise qu'elles évoluaient presque exactement d'après un cycle typique de 4 semaines (1), et qu'on pouvait les attendre avec une entière certitude malgré toutes les précautions, tandis que les accès irréguliers qui survenaient autrefois dans les intervalles ne reparurent plus après les opérations. Ainsi, dans ce cas, un asthme dépendant d'une cause centrale paraissait s'être combiné avec un autre procédant du nez par réflexe : ce dernier put être guéri, le premier resta. Dailleurs, il n'est nullement nécessaire de nous contenter toujours de cette hypothèse d'une altération centrale ; le fait, qui pour moi n'est pas douteux, qu'un asthme bronchique peut être produit non seulement par chaque point du tractus respiratoire, depuis son origine jusqu'à ses dernières ramifications, mais encore par d'autres muqueuses, celle de l'estomac par exemple, ce fait suffit complètement à éclairer la question. Dans quelques-uns de mes cas suivis d'amélioration, je pus, il est vrai, empêcher le retour de l'asthme développé à la suite d'influences nuisibles produites sur la muqueuse nasale, mais il revenait toujours après l'usage de certains aliments. **Je crains, et le danger est grand, que bientôt on n'exagère outre mesure l'influence de la muqueuse nasale sur l'asthme, et je ne voudrais pas négliger, en m'appuyant sur mes propres insuccès, de protester contre une telle exagération.**

Laissez-moi, pour terminer, discuter encore une fois le côté utile de notre intervention dans la question qui nous occupe. Dans quelques-uns de mes cas, les patients, à côté de l'asthme, se plaignaient encore de palpitations nerveuses du cœur et de pesanteurs de l'estomac, et celles-ci subissaient une influence favorable et heureuse à la suite d'une intervention sur la muqueuse nasale. En attendant, ce

(1) Je ne veux pas omettre de communiquer que j'ai observé plusieurs fois aussi l'apparition d'autres névroses, revenant périodiquement toutes les 4 semaines, chez des garçons entrant en puberté. Götze (Monatschr. f. Ohrenklinik, 1884, n° 18) cite aussi un cas de la clinique de *Rossbach* où, chez un patient de 15 ans, il survenait toutes les 4 semaines un gonflement vaso-moteur de la peau du visage rappelant l'érysipèle. Je sais très-bien que ces cas pourraient être utilisés dans un sens intéressant, à savoir comme faits justificatifs à l'appui de cette thèse qu'il existe aussi dans le sexe *mâle* une sorte « de mouvement ondulatoire » mensuel, lequel, imperceptible au temps normal, se montre d'une manière plus prononcée dans de certaines conditions pathologiques et pendant la puberté; mais je sais aussi combien il est oiseux d'échafauder sur des cas isolés des hypothèses qui vous égarent loin du sujet.

sera plutôt une affaire de goût que le résultat d'une conviction raisonnée, que de décider si l'on doit mettre cette combinaison plutôt sur le compte du nerf vague que sur celui du nerf sympathique: je ne puis pas non plus réprimer ici le désir d'exprimer ma propre préférence pour une explication par des excitations du nerf sympathique. Les accidents stomacaux étaient de nature cardialgique en partie, en partie dyspeptique, et je crois que l'expression de « névroses réflexes dyspeptiques », employée par **Rossbach** au dernier Congrès de médecine interne, me paraît juste pour ce dernier cas. Par hasard, tous les malades dans ce cas avaient fait une cure à Carlsbad, qui n'avait pas donné tout le résultat favorable qu'on en attendait. Je ne voudrais mentionner brièvement qu'un seul cas ; il y a quelques semaines encore, quand je pouvais compter sur la présence de M. de Frerichs, qui nous est maintenant, hélas ! enlevé pour toujours, je me proposais de communiquer ce cas avec détails parce que lui aussi l'avait vu et s'y était intéressé ; il me sera permis peut-être de vous en faire aussi à vous une courte communication. Ce cas concerne un asthmatique du Chili qui était venu exprès en France chercher la guérison de son mal et qui, après avoir consulté les médecins les plus divers et en avoir reçu l'assurance que son mal était incurable parce qu'il provenait de l'« arthritisme », finit pas s'égarer chez moi après de nombreuses pérégrinations. Asthme bronchique, palpitations nerveuses du cœur et accidents dyspeptiques se montraient très prononcés. Comme à cette époque, en août dernier, je partais pour un voyage, j'envoyai provisoirement le patient à Reichenhall; M. de **Liebig** doit s'en souvenir encore. Il se rendit ensuite à Carlsbad, après avoir pris précisément sur ce point l'avis décisif de M. de **Frerichs**. J'eus ensuite longtemps moi-même le patient en traitement rhinochirurgical ; j'eus à retirer de son nez des tumeurs caverneuses extraordinairement volumineuses; j'en ai apporté ici la plus grande comme pièce à conviction. J'obtins pour résultat que l'asthme, qui auparavant revenait presque tous les jours, cessa complètement ; il y eut de même amélioration frappante dans les accidents dyspeptiques et dans ceux du cœur, quoique le patient eut à souffrir, presque après toutes les opérations, d'agitation fébrile très forte. Ce cas eut un épilogue qui ne manque pas d'intérêt : il y a quelques semaines, immédiatement avant son départ pour le Chili, le patient tenta de se montrer à un de ses médecins antérieurs pour lui faire voir qu'il était désormais guéri ; mais le médecin ne voulut pas le recevoir, quoiqu'il se fût présenté deux fois en personne et que deux fois il l'en eût prié par lettre.

Je voudrais toucher encore brièvement un autre point. A côté de l'attaque asthmatique complète, dans laquelle on a constaté presque tous les symptômes de cette pénible maladie, une série d'autres affections similaires, mais où des symptômes **isolés** seulement (et ceux-ci encore d'une manière imparfaite) arrivent à s'accentuer, peuvent avoir leur racine dans une affection du nez. Précédemment déjà, j'avais cru trouver un paradygme de pareilles attaques d'asthme imparfaites dans certains accès nocturnes de cauchemar ne troublant que le rêve et non le sommeil, et qui, chez beaucoup de mes patients, alternaient avec les attaques d'asthme typiques qui survenaient en d'autres temps. Je possède aussi maintenant un cas de **somnambulisme** qui appartient sans doute à la même catégorie. Dans l'intervalle, je fis encore une série d'observations qui confirmaient cette hypothèse que, même à l'état de veille et en plein jour, il peut se produire une sorte d'angoisse qu'il faut ranger dans une certaine parenté avec l'accès asthmatique. A l'heure typique, les patients étaient pris, au lieu de l'accès d'asthme attendu, d'un paroxysme d'angoisse qu'il leur était impossible de surmonter ; des inspirations et des expirations profondes suivaient, les patients éprouvaient la sensation d'un énorme fardeau opprimant leur thorax, menaçant d'arrêter leur respiration, jusqu'à ce que les symptômes, après une durée plus ou moins longue, eussent subitement pris fin. Ici encore le résultat on ne peut plus satisfaisant du traitement rhinochirurgical fournit la preuve que la maladie était indubitablement sous la dépendance d'un état d'excitation de la muqueuse nasale. Dans quelques cas, ces attaques étaient compliquées aussi de palpitations à un haut degré. Dans un cas, ce phénomène se trouvait tellement en évidence et était accompagné de si violentes douleurs dans la région du cœur, que tout le tableau ressemblait à celui d'une attaque **stenocardiaque** dont la subordination éventuelle à la muqueuse nasale ne me paraît pas invraisemblable après cette expérience. Dans une autre observation, où il s'agit d'une dame qui me fut adressée par un médecin psychiâtre et qui se trouve en ce moment en traitement, les attaques d'asthme alternaient avec des états d'angoisse troublant sa raison, pendant lesquels la patiente ne pouvait se défaire de l'idée qu'elle pourrait, avec des aiguilles ou autres objets insignifiants, mettre son entourage dans le plus grand danger de mort. Les attaques d'asthme ont disparu en attendant à la suite d'un traitement opératoire, mais l'idée fixe n'a encore subi aucune modification. Enfin je voudrais mentionner encore une observation de nature singulière, dans laquelle les états d'angoisse avaient encore eu un autre symptôme pour résultat. Chez le patient en question, un père de famille bien portant et surtout très respectable, l'accès d'angoisse était précédé, exactement comme l'asthme, de la sensation d'une obstruction subite du nez dont le patient cherchait à se débarrasser en se mouchant fréquemment ; l'inutilité de ses efforts incessants augmentait son angoisse à tel point, que le patient, au désespoir, cherchait à la faire disparaître en ingurgitant coup sur coup de grandes quantités de spiritueux jusqu'à ivresse complète. Je détruisis radicalement les parties érectiles qui n'étaient pas peu considérables, et j'eus la satisfaction de réduire au silence tout l'ensemble des symptômes et d'apprendre par des nouvelles fréquentes la persistance de la guérison. Malheureusement il me devint impossible dans la suite de continuer mes observations sur ce cas intéressant, car le malade succomba à une fièvre typhoïde. Vous voyez donc que des altérations psychiques peuvent tout aussi bien prendre leur point de départ dans la muqueuse nasale, ainsi que nous avons pu le constater pour d'autres organes et surtout pour le tractus sexuel.

Messieurs, d'après la teneur de mon sujet, vous vous attendez peut-être à ce que je vous communique maintenant encore quelques détails sur la technique de ma méthode chirurgicale. Mais je crois que je répondrai mieux au caractère du tableau d'ensemble que je me propose de vous esquisser, si je ne me perds point ici dans des détails. Le fait général suffit, je pense, à savoir qu'une destruction radicale du tissu érectile me parait de la plus haute importance. Dans ces derniers mois j'ai, dans un très grand nombre de fois, lorsque la galvanocaustique ne m'offrait pas une garantie suffisante, extirpé aussi des parties de la charpente osseuse au moyen de ciseaux fabriqués exprès, opération que le patient supporte très facilement si l'on fait usage de cocaïne. Ce qui me parait avoir un grand intérêt théorique, c'est que j'ai observé plusieurs fois après les opérations un gonflement sérieux des articulations de la main, et quelquefois des articulations des deux genoux. Il n'est pas très rare de voir apparaître des névralgies de la **cinquième paire.** Dans un cas très remarquable, il survint, pendant la destruction des corps érectiles du cornet inférieur **gauche,** une violente sciatique du côté **gauche,** dont le patient n'avait encore jamais souffert auparavant; et quand, quelques jours plus tard, j'opérai sur le côté **droit,** il survint de même aussitôt après l'opération une sciatique du côté **droit** (1). D'ailleurs toutes ces complications, déjà très rares par elles-mêmes, se perdaient bientôt au bout de quelques jours.

Voilà, Messieurs, ce que je puis vous dire de plus important sur le traitement chirurgical des affections asthmatiques. Vous aurez, je le crois, acquis avec moi le sentiment que la question est encore bien loin d'être élucidée et que nous en sommes encore là-dessus aux premiers rudiments de notre savoir. Un domaine plus étendu est ouvert, ici encore, aux recherches expérimentales; des questions sans nombre, que j'ai à peine osé indiquer, attendent leur solution définitive. Je verrais comme un immense progrès pour notre cause que la médecine interne voulût s'occuper de ce « pays nouveau » dans lequel tant de régions sont encore en friche : le succès ne se ferait pas attendre. Pour le dire en terminant, je crains presque d'avoir été obligé peut-être de détruire chez plus d'un d'entre vous quelques illusions, par l'exposé franc et sans détours de mes expériences. J'ai dû vous démontrer à l'aide de mes propres insuccès que des états asthmatiques graves et anciens n'offrent au traitement opératoire aucun pronostic favorable; j'ai dû aussi, en me plaçant à mon point de vue, insister sur ce point que, malgré des symptômes **nasaux** prononcés, il ne faut pas oublier qu'il existe encore pour l'asthme beaucoup d'autres sièges d'excitation. Pour d'autres cas, il est vrai, la valeur de la méthode me semble hors de doute, surtout pour les cas de date plus récente, qui concernent des individus généralement sains, et généralement exempts de prédispositions névropathiques. Mais il reste encore une chose à considérer dans beaucoup de ces cas, non prononcés, indécis, qui, précisément pour cette raison, sont facilement taxés au-dessus de leur importance, tant par le médecin que par le malade, et dans lesquels tous deux songent à peine à un

(1) J'ai eu depuis l'occasion de faire la même observation dans deux autres cas.

traitement thérapeutique ; dans ces cas souvent un soulagement peut être obtenu par voie chirurgicale. Nous le savons tous, Messieurs, ce ne sont pas les personnes notoirement malades et pouvant se soustraire aux devoirs de leur état qui sont les plus tourmentées ; souvent des maladies beaucoup moindres font souffrir encore davantage. Les personnes sur lesquelles pèse tout le poids des obligations professionnelles, qui n'ont pas le droit d'être malades et ne veulent pas l'être parce que le mal dont elles se plaignent se laisse à peine définir, celles-là savent encore mieux que les malades gravement atteints, apprécier, après leur guérison, ce mot bien connu de Martial : « **Non est vivere, sed valere vita !** »

Sur le catarrhe automnal et la fièvre de foin.

(1886)

Quiconque a parcouru attentivement la littérature du siècle dernier sur la « fièvre de foin », n'a certainement pas oublié une publication américaine, l'œuvre méritoire du docteur Morill Wyman, intitulée « Autumnal Catarrh ». Différentes raisons justifient un intérêt si particulier. Il existe aux États-Unis, ainsi que nous l'apprend l'auteur, deux formes rigoureusement distinctes d'un catarrhe dont le retour annuel est périodique. **L'une,** survenant au mois de **mai** et durant jusqu'à la fin de juin ou au commencement de juillet, correspond à la forme de maladie appelée « fièvre de foin », et qui est connue aussi en Europe. La seconde forme, l' « Autumnal Catarrh », est beaucoup moins connue, mais ne serait nullement rare, d'après les nombreux documents statistiques de l'auteur. Celle-ci commence sans aucune cause déterminée, chaque année dans la seconde moitié d'août ou au commencement de septembre, et dure jusqu'à la fin de ce mois, quelquefois jusqu'au commencement d'octobre. Le cours de cette maladie tardive est d'ailleurs entièrement analogue à la marche de celle qui apparaît au commencement de l'été. Elle commence par une obstruction de la cavité nasale, des éternuements sans fin (1), une sécrétion profuse du nez, une vive démangeaison dans les angles internes des yeux ; puis en même temps que croît et décroît l'intensité de ces symptômes, il survient quelquefois au milieu d'une agitation fébrile violente des attaques pareilles à de la migraine, une forte injection de la conjonctive accompagnée de photophobie, une excitation à la toux pénible, des accès d'asthme. Cette maladie peut disparaître de nouveau tout aussi subitement qu'elle avait commencé ; dans beaucoup de cas, le premier froid délivre les patients qui souffrent cruellement de ces attaques annuelles. Une observation, faite avec la plus grande précision par Wyman, offre un intérêt particulier : c'est que, si répandue que soit cette maladie aux États-Unis, il s'y trouve cependant un assez grand nombre de régions qui jouissent d'une immunité absolue. Des malades qui, à l'époque de l'attaque typique, se trouvaient dans la région de White Mountains, des Adirondaks, des Catskill Mountains ou dans certaines parties des Alleghanies, restaient préservés de l'attaque, et, s'ils se réfugiaient dans ces régions avec la maladie déjà développée, elle disparaissait en peu de jours, et cela à une époque où ailleurs ils en souffraient d'ordinaire encore cruellement.

Une préservation absolue de l'attaque annuelle est encore assurée par un séjour en Europe. Dans de nombreux cas rapportés par **Wyman**, des malades qui se trouvaient en Europe pendant les mois d'automne, se virent épargnés par leur mauvais génie ; retournaient-ils aux États-Unis, le paroxisme reparaissait l'année suivante, aussi inexorable que par le passé. De ces faits et d'autres semblables,

(1) L'un des patients de Wyman, M. Henry Ward Beecher, dans l'exposé de sa maladie, décrit les attaques d'éternuement d'une manière si saisissante qu'il m'est bien permis de citer le passage qui s'y rapporte (*Autumnal Catarrh*, page 13 Ann) : « The nose sympathizes. your henb korchief suddenly becomes the most important object in life. By the next day the slighted draft of wind sets you to sneezing. It is a revelation. You never before even suspected what it was really to sneeze. If the door is open, you sneeze. If a pane of glass is gone, you sneeze. If you look into the sunshine, you sneeze. If a little dust of the carpet rises, or the odor of flowers is wafted to you, or smell of smoke, you incontinently sneeze. If you sneeze once, you sneeze twenty times. It is a riot of sneezes. First a single one like a leader in a flock of sheep, bolts over ; and then, in spite of all you can do, the whole flock, fifty by count, come dashing over, in twos, in fives, in bunches of twenty... »
Le même patient décrit d'une façon tout aussi réaliste les incommodités que lui a causées l'obstruction de la cavité nasale pendant la durée de l' « Autumnal Catarrh » (loc cit. page 21) : « Eating becomes a matter of skill. You cannot eat with your mouth at the a single track, one or the other must switch off. Thus, you chew and breathe a while. Thus you shut off, alternately, bread and breath. This stage lasts about two weeks more., »

rassemblés avec la plus grande exactitude, Wymann conclut que là
forme typique de l' « **Autumnal Catarrh** » représente une
maladie particulière aux **États-Unis** et qu'en général elle n'existe
pas dans d'autres pays, surtout en Europe.

Cette dernière assertion de Wyman n'a jamais été contredite jusqu'à présent, autant que je sache. Beard lui-même (1) qui, dans sa
monographie détaillée sur la fièvre de foin, se pose en adversaire
des opinions de Wyman, affirme cependant en termes exprès : The
claim made, by Dʳ Wyman that the later form of hayfever is
peculiar to the United States in confirmed by my researches and by
all subsequent study of the subject. » En effet, il n'est arrivé à ma
connaissance aucun cas dans lequel la forme typique, décrite plus
haut, de la maladie en question, ait été observée en d'autres contrées
qu'aux États-Unis.

Cette circonstance me paraît devoir justifier la publication d'un
cas, dans lequel apparaissait tout l'ensemble des symptômes du catarrhe automnal des Américains, quoique le patient, un Allemand,
eût toujours vécu en Allemagne.

Le professeur E., trente-quatre ans, appartenant au corps ensei-
gnant d'une université du nord de l'Allemagne, me consulta au commencement d'octobre de l'année dernière. Depuis 22 ans, raconta le
malade, il était pris chaque année, à partir de la seconde moitié
d'août, par un refroidissement qui d'habitude se faisait toujours sentir
exactement à cette époque, sans cause déterminée, et qui atteignait un
degré d'intensité tout particulier. Comme le malade était en général sujet
aux refroidissements, il n'était pas rare de voir se développer chez lui des
rhumes à d'autres époques de l'année; ainsi le caractère propre de ce catarrhe automnal périodique se montrait d'une façon d'autant plus tranchée.
Les rhumes « ordinaires » avaient beau se montrer dans la saison froide,
par suite d'imprudences graves durant la mauvaise saison et dans les
conditions de température les plus défavorables, ils ne devenaient
cependant jamais assez violents pour exercer une influence considérable
sur l'état général du malade. Malgré des précautions extrêmes que
l'expérience amère de nombreuses années pouvait seule le forcer à
prendre, le patient, à chaque retour annuel de son mal, était tellement
incommodé par la fièvre qui l'accompagnait, par la sécrétion aqueuse
profuse, par des éternuements incessants, par une affection des bronches
qui revenait toujours, qu'il dut cesser tout travail. Mais bien d'autres différen-

(1) Hay-Fever. New-York, 1876.

ces existaient encore. Tandis que les refroidissements ordinaires ne s'accompagnaient en aucun temps de manifestations asthmatiques, l'attaque automnale se signalait par un symptôme apparaissant avec régularité au premier plan, j'ai nommé l'**asthme nerveux** prononcé. Ensuite, tandis que les refroidissements qui survenaient en d'autres temps se laissaient influencer favorablement et abréger dans leur durée par des mesures diététiques, telles que le séjour dans un appartement chaud, des bains de vapeur, et autres, le catarrhe automnal au contraire résistait à toute thérapeutique, quelle qu'elle fût. C'est pour cette raison que le malade n'avait plus consulté aucun médecin depuis des années, jusqu'à ce que, au bout d'un certain nombre de semaines, la maladie eût achevé son cours cyclique et disparu d'elle-même. Tout voyage fait à l'époque critique, ce à quoi les vacances universitaires, qui ont lieu précisément dans cette saison, offraient mainte occasion, et principalement le voyage en chemin de fer, avait presque toujours pour conséquence une aggravation considérable du mal. Le malade fut d'autant plus frappé par cette circonstance, que pendant deux années différentes, où il passa hors de chez lui la période critique, l'attaque ne se manifesta pas. La première fois, en automne 1878, le patient se trouvait en Suisse ; la seconde fois, en 1884, à Blankenese. Mais quand, l'année suivante, le malade, encouragé par cette découverte, se laissa aller à l'espérance que peut-être tout autre changement de lieu pourrait produire le même résultat favorable et se rendit, en prenant toutes les mesures de précaution imaginables, à Ems, dont la situation a cependant déjà procuré du soulagement à tant de malades souffrant de catarrhes du nez, l'attaque revint cette fois avec une violence toute particulière et une durée extraordinairement longue. En effet, lorsque je vis le malade au commencement d'octobre, l'attaque était, il est vrai, en voie de régression, mais la tendance aux accidents asthmatiques subsistait encore toujours et les symptômes nasaux étaient encore très considérables. L'examen rhinoscopique me fit voir des deux côtés une forte saillie des corps caverneux aux cornets inférieur et moyen dans toute leur longueur. La muqueuse était fortement hyperémiée et se montrait, pendant que je l'examinais avec la sonde, excessivement sensible ; l'attouchement des cornets moyens surtout provoquait facilement des accès d'éternuement. Le gonflement de la muqueuse se laissait facilement déprimer par la pression de la sonde, pour reparaître aussitôt qu'elle cessait. D'après ces données, il ne me parut pas douteux que l'excitabilité extraordinaire des tissus érectiles dans la cavité nasale ne fût un facteur essentiel dans le développement des symptômes décrits ci-dessus, et que leur extirpation s'imposait comme une nécessité. Néanmoins, l'opération dut être ajournée pour des motifs étrangers, et provisoirement l'intervention thérapeutique dut se borner à des palliatifs pour soulager les manifestations catarrhales. En attendant, l'amélioration rapide qui s'ensuivit pourrait être mise sur le compte de cette circonstance que l'époque de l'intervention thérapeutique coïncida avec celle de la cessation normale du catarrhe.

Il me paraît hors de doute que la maladie que je viens de décrire représentait vraiment tout autre chose qu'un refroidissement ordinaire. Contre cette dernière opinion militaient l'intensité frappante de tous les symptômes, l'apparition de manifestations qui ne se montraient habituellement à aucune autre époque, telles que les accès d'asthme, l'apparition inévitablement certaine de l'affection à l'époque typique malgré toutes les mesures de précaution, enfin l'insuccès de toute thérapeutique. Si la maladie s'était montrée exactement avec les mêmes symptômes à l'époque de la fenaison, époque à laquelle d'ailleurs le patient se sentait d'ordinaire parfaitement bien, le diagnostic n'eût pas été douteux. Mais ce qui me paraît être d'une importance particulière, c'est que, comme le démontre la présente observation, **un catarrhe revenant périodiquement à époques déterminées et n'étant pas lié à l'époque de la floraison des herbes, peut se rencontrer aussi dans nos contrées.** Car cette circonstance pourrait contribuer à faire ressortir le caractère **exclusif** de l'opinion encore très répandue qui veut que le centre de gravité de la maladie en question soit cherché dans l'influence exercée par la poussière pollinique répandue dans l'air au commencement de l'été. L'action du pollen a été, il est vrai, indiquée comme la cause du catarrhe automnal des Américains : on suppose que c'est au pollen d'une Ambrosiacée qu'on ne rencontre qu'en Amérique et qui fleurit en août et septembre, l' « ambrosia artemisiafolia », qu'il faut attribuer le phénomène; et l'existence exclusive de cette plante dans les États-Unis expliquerait en même temps l'apparition exclusive du catarrhe automnal dans ces contrées, — opinion que **Wyman et Marsch** ont fait ressortir et que **Beard** aussi a acceptée (1). Et cependant les cas sont très nombreux dans lesquels les causes les plus hétérogènes peuvent produire exactement les mêmes phénomènes que le pollen de différentes plantes. Le plus zélé défenseur de la théorie du pollen, **Blackle** lui-même, est obligé de citer un cas qui lui fut communiqué avec détails, dans lequel les attaques furent provoquées par les exhalaisons du lapin ; il est obligé de rappeler

(1) Il paraît d'ailleurs que, depuis ces dernières années, d'après des personnes compétentes auprès desquelles je me suis renseigné, l'Ambrosia artemisia folia, dont la semence serait arrivée chez nous mêlée à de la semence de trèfle américain, s'est rencontrée dans quelques endroits de l'Allemagne méridionale. Ce fait, qu'on ne peut naturellement pas invoquer pour expliquer cette maladie qui existe déjà depuis beaucoup plus longtemps, je ne le mentionne ici que pour être plus complet.

le cas remarquable de **Charlton Bastian** qui, en disséquant une ascaris megalocéphala, un parasite du cheval, fut pris de symptômes d'une telle violence qu'on ne les rencontre ailleurs que dans la fièvre de foin. Il est vrai que, dans ce dernier cas, il ouvre violemment la porte à l'hypothèse qu'ici aussi une quantité de pollen non découverte pourrait avoir été en jeu. Wyman non plus ne peut rier que, dans beaucoup de cas qui lui ont été rapportés, les émanations d'animaux, de vaches, de chiens, de chats (1) peuvent provoquer les mêmes phénomènes que le pollen. La multiplicité des causes qui produisent les symptômes de la fièvre de foin est démontrée par un classement qu'on trouve dans l'ouvrage de Beard, classement qui n'est pas entièrement sans défaut et qui, d'autre part aussi, est encore loin d'être complet. Mais la théorie du pollen est invoquée par ses partisans pour expliquer les phénomènes, même dans des cas qui, pour tout homme libre de préventions, plaident précisément contre le bien-fondé de cette hypothèse. Je ne citerai qu'un exemple, tiré de l'ouvrage de **Morell Mackenzie** qui s'efforce aussi, dans la dernière édition de sa brochure (2), de défendre avec une vigueur extrême la théorie des pollens. **Walshe** (3) et **Albot Smith** (4) rapportent des cas dans lesquels la maladie ou persistait même **en pleine mer** ou y arrivait à éclosion; dans le premier cas, la traversée de l'Océan atlantique même n'avait pas été capable d'arrêter le mal. Mais ici **Morell Mackenzie** ne peut s'empêcher, pour expliquer ce fait, d'observer qu'il serait possible que le pollen ait été transporté par le vent au loin, par-dessus les flots, et ait entretenu le mal de cette manière. Dans le cas de **Smith,** où la maladie se montra pendant que le patient faisait de grands efforts pour hisser les voiles, c'est l'hypothèse

(1) J'ai pu moi-même observer chez une jeune Anglaise qui me consulta l'été dernier un fait qui trouve ici sa place. Cette jeune dame n'était en aucune manière incommodée par le pollen, aussi jouissait-elle, même à l'époque de la fièvre de foin, d'une parfaite santé; par contre elle éprouvait une irritation des plus intenses quand elle se trouvait d'une manière quelconque en contact avec des chats. La présence d'un de ces animaux se faisait sentir chez cette personne non seulement par l'excitation de l'odorat, mais encore par l'obstruction du nez, puis par l'apparition rapide de tous les symptômes qu'on a coutume d'observer dans la fièvre de foin.

Des détails intéressants m'ont été communiqués par des personnes absolument dignes de confiance sur un autre cas tout à fait analogue, mais que je n'ai point observé moi-même.

(2) Hay-fever. Third Edition. London 1885.

(3) Pract. Treatize on the disease of the lungs 1859 cit-bei Beard (l. c. pag. 14.)

(4) On Hay-fever, 4h édition. London 1886. Cit-bei Blackley, pag 34,

de Blackley qu'on invoque, que peut-être le pollen excitateur se se trouvait caché dans les plis des voiles. A ces deux observations, concernant l'influence négative du voyage par mer sur la fièvre de foin, je suis en mesure d'en joindre une troisième ayant trait à un de mes propres cas : chez un patient de Java, qu'un confrère de ce pays, Van der Elst de Malang, m'envoya pour le traiter, les symptômes de la maladie persistèrent également pendant des semaines durant le long voyage en mer. Je ne puis entrer ici dans des détails sur ce cas qui est encore intéressant à un autre point de vue; dans cet ordre d'idées, je voudrais l'utiliser à l'appui de mon opinion que l'ensemble des symptômes désigné sous le nom malheureux de fièvre de foin, dépend d'autres facteurs encore que de la présence éventuelle de pollen et que, pour cette raison, il peut se développer aussi dans une **atmosphère exempte de pollen** et, — comme le prouve le cas cité au commencement, — à une époque où il ne peut plus être question de l'influence du pollen des herbes.

Je voudrais ajouter ici encore deux autres cas, dans lesquels des phénomènes typiques intensifs tels qu'on ne les observe ordinairement qu'à l'époque de la fièvre de foin se produisirent à une époque de l'année où en général, du moins dans nos contrées, il n'y a plus de floraison dans les conditions normales, c'est-à-dire en **hiver**. L'un des cas concerne une dame appartenant à la plus haute société d'une grande ville, — dont j'eus plus tard le **fils** en traitement pour cause de fièvre de foin typique, — qui, pendant un hiver, par suite des nombreuses obligations que lui imposait son rang dans la société, tomba malade des nerfs à tel point que l'atmosphère des salles de concert et de bal provoquait chez elle les symptômes les plus prononcés de la « fièvre de foin », si bien qu'il ui devint impossible de prendre part aux distractions du monde. Ces symptômes cessèrent dès le commencement du printemps, et un traitement ayant simplement pour objectif le raffermissement du système nerveux, avant tout un séjour prolongé aux bains de mer pendant la saison d'été, empêcha complètement leur retour. Dans le second cas, il s'agit d'un aubergiste d'une petite localité de la Forêt-Noire, qui, depuis un grand nombre d'années, était habituellement atteint des mêmes symptômes aux mois de février et de mars. Aussitôt qu'arrivaient les premières journées plus chaudes, les symptômes avaient coutume de disparaître tout d'un coup. Le patient ne serait probablement pas venu chez moi, car à son avis il n'existait pas de remède à son mal aux périodes typiques, si un symptôme ne l'avait inquiété : quelques-uns des symptômes ordinairement bornés à l'époque typique commencèrent à devenir habituels, surtout l'asthme qui se mit à le tourmenter souvent, même dans les intervalles. J'aurai à revenir brièvement sur ce point.

Des cas de ce genre, dans lesquels la maladie commença avec tous ses symptômes locaux et généraux, mais totalement indépendants de l'époque d'un dégagement éventuel de pollen, seraient peut-être propres à démontrer combien est insoutenable l'opinion, émise d'abord par **Wirght Wilson** et défendue depuis par **Morell Mackenzie,** que le caractère particulier de la fièvre de foin serait déterminé par certaines propriétés **vitales** de la substance pollinique, que les grains de pollen pourraient entrer dans les capillaires par pénétration **active** à travers leurs parois et provoquer des symptômes généraux par leur présence dans la masse du sang. Mais je suis prêt à reconnaître que les grains de pollen sont capables, à raison de certaines propriétés **physiques,** — notamment à raison de la viscosité de leur surface qui rend leur élimination difficile, — de devenir une cause d'excitation énergique. Cette cause qui serait **unique** parmi beaucoup d'autres, il est vrai, pourrait entrer en activité aussitôt qu'elle se trouverait sur un terrain favorable. J'ai dit un terrain **favorable,** car c'est là que je cherche le centre de gravité de la maladie, c'est-à-dire dans la faculté d'excitation spéciale de certains appareils terminaux des nerfs. Des expériences nombreuses me forcent à maintenir cette opinion — que j'ai déjà cherché à soutenir il y a plusieurs années — opinion qui, indépendamment de moi, trouve aussi son expression, avec quelques variantes de détail, dans diverses publications marquantes en Amérique ; je ne citerai que les travaux de **Daly, Roe, Sajous, Bosworth, Ingals, Harisson, Allen** et surtout **John Mackenzie.** La faculté d'excitation se trouve renforcée dans les extrémités de nerfs dont l'irritation produit une réplétion secondaire des tissus érectiles du nez, surtout des terminaisons des nerfs de la muqueuse nasale et ceux du nerf olfactif, probablement les deux ensemble. La qualité de l'excitation irritative est ici d'une importance tout à fait secondaire ; on peut admettre à priori déjà que dans ces conditions un très grand nombre de causes d'excitation peuvent avoir le même effet. Mais un second facteur est encore en jeu, savoir une « érectibilité » plus facile par elle-même des corps caverneux du nez, par laquelle est entretenue la faculté d'excitation de la muqueuse nasale. Cette érectibilité plus facile suppose certainement dans beaucoup de cas une activité réflexe, renforcée dans son ensemble, ayant sa source dans une diathèse nerveuse, et c'est là que ma manière de voir et celle de **Beard** se rapprochent jusqu'à un certain point. Car il est extrêmement vraisemblable que l'influence d'une prédisposition névrosthénique puisse aussi être préjudiciable au fonctionnement des réflexes vasomoteurs ; il n'est pas moins vraisemblable que des causes débilitantes en général et déprimant le système nerveux, telles que l'action de la chaleur et autres, soient capables d'augmenter encore une pareille activité réflexe renforcée. A ce point de vue, l'on comprend que l'influence tonifiante pour les nerfs d'un séjour au bord de la mer ou dans les montagnes suffit seule à modérer une attaque de fièvre de foin ou à la couper. Cette circonstance explique l'immunité remarquable dont jouissent certaines contrées, circonstance à laquelle **Wyman** attache un si grand poids. La non-réapparition de l'attaque automnale dans le cas que j'ai mentionné au commencement pourrait être attribuée à des circonstances semblables. Mais certainement on ne saurait, chez les personnes atteintes de la fièvre de foin, déterminer à priori quels symptômes il convient de mettre sur le compte d'une prédisposition névrosthénique ; dans nombre de cas, les symptômes névrosthéniques pourraient être de nature secondaire, déterminés précisément par l'action débilitante des attaques de fièvre de foin sur les nerfs. A cela il faut ajouter encore une autre circonstance à laquelle on a prêté beaucoup trop peu d'attention : c'est que la plupart des patients de cette sorte ont coutume de souffrir aussi dans les intervalles, de symptômes qu'il faut rapporter à une sensibilité exagérée de la muqueuse nasale, laquelle, cela va sans dire, favorise une progression graduelle de cette névrasthénie secondaire. Il n'est pas rare de pouvoir démontrer par l'anamnèse que l'un ou l'autre des symptômes qui, dans le principe, n'apparaissait qu'à l'époque typique, demeure de moins en moins restreint à cette époque, pareillement à ce que nous avons vu dans le cas déjà mentionné plus haut ; et il est possible qu'ici encore la nervosité lentement progressive joue un rôle. Sur quarante et un malades de la fièvre de foin que j'eus à traiter, dans les dernières années, je pus établir que, dans le plus grand

nombre des cas, ils avaient contume de souffrir aussi dans les intervalles d'éternuements spasmodiques très fréquents, d'asthme, de
migraine, etc. Chez une dame extrêmement nerveuse, la migraine
qui durait sans interruption apparut si bien au premier plan de tous
les symptômes, qu'au moment de procéder au traitement opératoire
en automne, il ne me vint point à l'idée de demander si la malade
n'aurait pas eu la fièvre de foin au commencement de l'été. Après
que j'eusse débarrassé la cavité nasale d'excroissances polypeuses
ainsi que de parties érectiles fortement développées, la migraine disparut. Mais j'avais atteint sans m'en douter un résultat bien plus important. Car lorsque la patiente, au mois de mai suivant, 8 mois après
mon traitement, s'attendit au retour de son attaque de fièvre de
foin, dont elle avait souffert habituellement chaque année depuis
19 ans, ainsi que je l'appris seulement plus tard, l'attaque, à son
grand étonnement, ne reparut pas cette fois, bien qu'aucun autre
changement ne fût survenu dans ses conditions de vie extérieures.
L'effet fortuit et inattendu dans ce cas de la thérapeutique locale
sur le paroxysme de la fièvre de foin montre évidemment combien on pourrait se tromper quelquefois, même dans une maladie
nerveuse générale diagnostiquée avec certitude, en voulant rapporter
à cet état général **tous** les phénomènes nerveux sans distinction. Ici
encore des affections locales peuvent provoquer leurs propres symptômes **qui doivent être guéris par une thérapeutique locale.**

Mes observations contiennent des preuves nombreuses à l'appui
de ce que je viens d'exposer. Mais je ne voudrais pas me perdre dans
les détails. En outre, j'ai l'intention de communiquer bientôt avec
détails mes expériences sur la question encore toujours contro-
versée de la fièvre de foin. Ici je n'ai voulu émettre que quelques
idées qui m'obsèdent depuis ma première observation de **catarrhe
automnal.** Je suis disposé à croire que des cas de ce genre ne sont
nullement si rares, même chez nous, et que nous ne pouvons pas,
dans ce cas, reconnaître aux Américains l'avantage problématique de
posséder une maladie inconnue dans l'ancien monde. Mais il est
certain que des médecins sans nombre maintiennent encore ferme-
ment, avec une foi peu justifiée le dogme de l'apparition exclusive,
à l'époque de la floraison des herbes, des symptômes de la fièvre de
foin, et méconnaissent ensuite complètement le caractère particulier
de cas comme celui que j'ai décrit au commencement. Comme toute

nouvelle observation du **catarrhe automnal typique** me paraît avoir pour cette raison une grande valeur, je serais reconnaissant à tous mes confrères qui voudraient bien me communiquer éventuellement leurs expériences à ce sujet.

Contribution à la thérapeutique du goître exophthalmique.

Discours prononcé à la XIe Assemblée des médecins névrologistes et aliénistes de l'Allemagne du Sud-Ouest, tenue à Baden-Baden, en 1880.

Messieurs,

Permettez-moi de vous faire un rapport sur un cas de goître exophthalmique (maladie de Basedow), dans lequel la thérapeutique opératoire mise en pratique fut suivie du plus éclatant succès. Vous voudrez bien m'autoriser à vous présenter d'abord brièvement les faits à considérer et à ne penser qu'ensuite aux déductions que je voudrais soumettre à votre appréciation.

Le cas concerne une jeune personne de dix-sept ans, qui me fut amenée au mois de septembre de l'année dernière par mon confrère M. Traub de Mannheim : c'est en présence de ce dernier que j'exécutai la plupart des opérations et je lui dois des remercîments pour les données anamnestiques qu'il m'a fournies sur sa cliente qu'il traitait depuis de longues années. Depuis sa plus tendre enfance, cette jeune personne souffrait d'une exophthalmie bilatérale très considérable, sans que précédemment ce symptôme se fût compliqué d'autres troubles quelconques. De la même époque date un autre phénomène qui incommodait très souvent la patiente, savoir une prédisposition à l'obstruction du nez. Il y a environ cinq ans, la patiente eut un violent rhumatisme articulaire, affectant les extrémités supérieures, qui récidiva encore plusieurs fois pendant les deux années suivantes. L'examen le plus minutieux du cœur ne permit jamais de constater la moindre participation de cet organe à ces manifestations. Mais voici qu'au mois de mars de l'année dernière la malade, sans aucune cause occasionnelle extérieure, commença à se plaindre de douleurs lancinantes dans la région du cœur et de palpitations remarquablement violentes ; ces symptômes s'améliorèrent d'une manière passagère après l'emploi de la digitale, pour se répéter ensuite à des intervalles plus ou moins longs. Le pouls était presque toujours fréquent, et s'élevait le plus souvent à 100 pulsations. A cette époque les symptômes dont il a été question empirèren aussi, les yeux saillirent fortement et une hypertrophie du lobe gauche de la glande thyroïde, peu développée auparavant, augmenta sensiblement. L'examen du cœur fit constater peu à peu une hypertrophie considérable dans tous les sens, principalement à gauche ; le choc du cœur s'étendait vers la gauche à deux travers de doigts de la ligne mamillaire, il était sensible et visible à travers plusieurs espaces intercostaux ; dans toute la région cardiaque on constatait un ébranlement systolique. Le symptôme qui incommodait le plus la malade était en ce temps-là l'augmentation continuelle de l'obstruction nasale qui l'obligeait à tenir presque continuellement la bouche ouverte. C'est pour ce dernier symptôme que la malade me fut amenée. Aussitôt qu'elle entra je fus frappé de la forte proéminence du globe oculaire; le regard de la malade avait quelque chose de singulièrement fixe par suite de l'arrêt de la paupière supérieure **lors de l'abaissement** du champ visuel et par suite du large écartement de la fente palpébrale et d'un rare clignotement involontaire. Dans le nez, il y avait une hyperplasie considérable du tissu érectile des cornets moyens et inférieurs des deux côtés, le tissu était surtout hypertrophié aux extrémités postérieures des cornets inférieurs. Je ne veux pas vous fatiguer par les détails des opérations rhinochirurgicales et ne mentionnerai que l'essentiel. Quand j'eus cautérisé les parties érectiles du cornet inférieur *droit*, il survint, le lendemain, tandis que ce côté du nez était encore entièrement obstrué par l'inflammation réactive et les escharres, un phénomème qui me surprit autant que la patiente et son entourage : **l'exophtalmie sur le côté opéré avait à peu près disparu.** Ce phénomène fut si frappant que la jeune patiente était beaucoup plus défigurée par l'attitude différente des deux globes oculaires qu'elle ne l'était auparavant alors que la protrusion était bilatérale. C'est avec un intérêt facile à comprendre que nous suivions, après cette expérience remarquable, le succès de la destruction des tissus érectiles qui fut faite quelques jours plus tard au cornet inférieur gauche. Ici encore, bien que quelques jours plus tard et avec plus de lenteur, se manifesta un amoindrissement très sensible de la proéminence du globe ; il ne fut cependant pas aussi prononcé que celui du côté gauche. Mais en outre on put encore constater autre chose. Tandis que se rétablissait l'harmonie entre le mouvement de la paupière supérieure et celui d'abaissement de l'œil, que le clignotement des paupières devenait plus fréquent, que leur écartement diminuait beaucoup, on vit d'autre part disparaître la fixité singulière du regard, si bien que le changement de l'expression du visage frappa même les autres patients qui se trouvaient dans mon antichambre. Quant à la dimension des pupilles, l'opération n'avait exercé sur elle aucune influence. Il va sans dire que je fis disparaître aussi les symptômes d'obstruction nasale avec leurs incommodités, ce qui nécessita encore une série d'opérations que je ne veux pas décrire ici en détail. Tels furent les effets qui se produisirent **immédiatement** après l'opération. Mais ce ne fut pas tout, d'autres résultats beaucoup plus importants se montrèrent **plus tard**, car lorsqu'après de longs mois, je m'informai de notre patiente auprès de mon confrère M. Traub, il me fit un rapport détaillé, qui m'apprit les heureux résultats suivants. Les symptômes oculaires et particulièrement la diminution frappante de l'exophthalmie étaient demeurés complets; en outre un autre effet favorable s'était manifesté : l'injection autrefois fréquente de la conjonctive survenait à présent beaucoup plus rarement, mais le symptôme le plus important, qui se perdit presque entièrement, ce furent les palpitations nerveuses du cœur. Mais cet effet fut suivi à son tour d'une autre manifestation favorable. Ainsi que me l'écrivit mon confrère, un examen minutieux du cœur, très souvent répété, fit voir que les limites de la matité étaient alors revenues complètement à leurs dimensions normales, de l'ébranlement systolique de toute la région du cœur il ne restait plus rien, le choc du cœur n'était sensible qu'à son niveau physiologique. De même aussi l'hypertrophie de la glande thyroïde du côté gauche avait diminué et molli, mais restait d'ailleurs encore toujours visible. Un autre symptôme — quant à celui-ci d'ailleurs j'hésite, cela s'entend, à admettre une connexion **directe** avec l'affection nasale — un autre symptôme, dis-je, subit également une amélioration considérable: une faiblesse antérieure de la vue diminua au point que la patiente, légèrement myope auparavant, possédait alors, d'après un examen fait par le D' Weiss de Mannheim, une acuité visuelle de 6/6 avec des lunettes concaves 1,5.

Messieurs, permettez-moi tout d'abord encore un mot sur le diagnostic. Vous reconnaîtrez certainement avec moi que le symptôme de l'exophthalmie, accompagné des fortes palpitations et du développement modéré du goître, compliqué en outre du symptôme dit **de Græfe**, du défaut d'harmonie entre le mouvement du globe et celui de la paupière supérieure, vous reconnaîtrez que cet état de choses autorisait à établir le diagnostic en question. Dans tous les cas, il est intéressant de remarquer que, dans mon observation, l'exophthalmie formait le premier symptôme et resta longtemps le seul. De même la dilatation de la pupille qui existait dans ce cas n'a pas coutume d'être observée très souvent dans le goître exophthalmique. Je ne veux pas du reste non plus rejeter la possibilité que la mydriase ait pu se rattacher moins à l'ensemble des symptômes du goître exophthalmique que peut-être à la myopie de la patiente.

Permettez-moi à présent de vous soumettre un essai d'explication du mode d'action de ma thérapeutique. En ce faisant, je ne peux m'empêcher, il est vrai, ne fût-ce qu'à cause du contraste, de rappeler au moins quelques-unes des nombreuses théories qui ont été produites sur la nature du goître exophthalmique. Il me sera bien permis de passer sous silence les opinions d'autrefois qui cherchaient la nature de cette maladie dans une dyscrasie du sang (**Basedow**), ou dans une affection primaire du cœur (**Stokes**); je voudrais me borner exclusivement aux hypothèses névrotiques. Quelques-unes d'entre elles que, pour de certaines raisons, je veux principalement rappeler ici, s'appuient, comme on sait, sur les expériences faites par **Claude Bernard** sur la section du nerf sympathique du cou. L'insuffisance de cet essai d'explication est caractérisée déjà par cette circonstance que les résultats de Bernard ne firent apparaître qu'une partie des symptômes du goître exophthalmique, c'est-à-dire les symptômes vasomoteurs, la pulsation plus forte des vaisseaux de la tête et du cou, lesquels symptômes, suivant l'opinion de quelques auteurs, produisaient le goître, tandis qu'ils n'eurent jamais pour conséquence l'exophthalmie, mais plutôt une rétraction du globe. La proéminence du globe dans la maladie de Basedow fut donc mieux expliquée par l'hypothèse d'un état d'excitation du sympathique; cette opinion fut aussi confirmée par l'expérimentation en ce que l'excitation électrique de l'extrémité supérieure du sympathique produisit l'exophthalmie, la dilatation des pupilles et l'élargissement de la fente palpébrale. Comme explication de cet effet on admit, vous le savez, la contraction du « muscle orbital » innervé par le sympathique découvert par **H. Muller**; de même aussi le défaut d'harmonie entre le mouvement des paupières et l'abaissement du champ visuel; car, d'après H. Muller, il y a aussi des fibres musculaires lisses qui se rendent à la paupière supérieure et dont la contraction peut en gêner le mouvement. Ce qui vient d'être dit fait assez voir combien il était difficile d'expliquer d'une manière uniforme la maladie en question par une affection primaire du sympathique, parce qu'il fallait admettre pour tel symptôme tantôt un état d'excitation durable, tantôt pour tel autre un état de paralysie permanent. Pour le troisième symptôme aussi, pour les palpitations du cœur on supposa, comme vous le savez, des processus tantôt d'excitation, tantôt de paralysie, dans le sympathique. Cette difficulté ne diminue absolument pas, si avec **Geigel** on cherche les excitations opposées entre elles non dans le **cordon** sympathique, mais dans les **centres** d'où partent des fibres se disséminant dans le sympathique du cou, si le centre ciliospinal se trouvant en excitation permanente, le centre vasomoteur est censé demeurer en paralysie continue. Sans doute on ne saurait nier d'un autre côté que dans beaucoup de cas de goître exopthalmique les phénomènes qui l'accompagnent peuvent servir à appuyer l'hypothèse de l'origine centrale de la maladie.

Pour le cas que je viens de décrire, aucune de ces hypothèses ne me sourit. Malgré cela, il me paraît très naturel d'admettre aussi pour ce cas une névrose du sympathique; mais, il est vrai, dans un sens très différent de celui qui est admis dans les théories décrites ci-dessus. Je voudrais chercher le nœud de ce cas pathologique, non dans les centres ni dans le cordon du sympathique, mais tout au contraire dans l'excitation continue de certains appareils terminaux **périphériques** du sympathique qui s'étendent dans les tissus érectiles de la cavité nasale. De cette manière le cas autorise une analogie naturelle, ce me semble, avec une grande série de névroses réflexes, qui, d'après ma ferme conviction, ont continué de prendre leur point de départ dans la muqueuse du nez. Il y a plusieurs années déjà j'avais essayé de classer comme **vasodilatateurs** une série de pareilles névroses réflexes dont la guérison pouvait être poursuivie par des opérations rhinochirurgicales, notamment certaines formes d'asthme et de migraine. Ce qui détermina fortement ma manière de voir à cet égard, ce furent des expériences que je pus faire sur la muqueuse de la conjonctive chez plusieurs malades. Chez ces patients toute opération rhinochirurgicale provoquait une forte hypérémie de longue durée de la conjonctive ; réciproquement, dans des cas où il y avait une hyperémie opiniâtre de la conjonctive ayant résisté à tous les autres modes de traitement, je pus arriver à une guérison définitive par l'extirpation des tissus érectiles hypertrophiés du nez. Cette dernière expérience est aussi confirmée peu à peu et de plus en plus par des ophthalmologistes, entre autres dans une brochure rédigée par le Dr **Grüning** de New-York **qui communiqua un grand nombre de cas relatifs à ce sujet.** J'ai pu faire aussi des expériences analogues au sujet de certains gonflements et rougeurs de la peau extérieure du nez, dont l'interprétation comme réflexes de nature vasodilatatrice me parut la plus vraisemblable. Il ne me semble nullement difficile à présent de faire rentrer aussi dans le cadre de cette explication le cas cité plus haut d'un goître exophthalmique réflexe si vous voulez, d'autant plus que les très fréquentes hypérémies de la conjonctive de mes patients peuvent également être considérées comme des phénomènes de congestion névrotonique. L'engorgement de la cavité orbitaire causé par la dilatation réflexe de ses vaisseaux, une turgescence plus forte du tissu adipeux rétrobulbaire que **Michel**, à un certain endroit de son excellent ouvrage, désigne franchement comme une sorte de tissu érectile, telles seraient donc, suivant cette opinion, les causes de l'exophthalmie dans le présent cas. Malheureusement il ne reste sur la période de temps qui a précédé mon traitement aucune donnée ophthalmologique chez ma patiente ; il eût été intéressant de constater si le pouls artériel spontané, trouvé par **O. Becker** dans de pareils cas, existait aussi chez elle. Mais actuellement encore on peut ophthalmoscopiquement constater à la pression avec une étonnante facilité le pouls artériel, comme le prouva l'examen fait par mon confrère Weiss. Pour ce qui concerne maintenant le deuxième symptôme, les palpitations du cœur survenant par accès, ce sont précisément celles-ci qui ont coutume de former dans les maladies du nez un symptôme concomittant relativement très fréquent. Il y a un an, en parlant de l'asthme réflexe nasal au congrès de Wiesbaden, j'avais mentionné cette complication très fréquente, ainsi que sa guérison définitive par voie rhinochirurgicale ; je voudrais rapporter ici un essai d'explication que je n'ai pas communiqué à ce congrès pour ne point dépasser les limites du thème qui m'était alors prescrit. De même que l'attaque asthmatique peut être expliquée par un gonflement du tissu muqueux bronchique par suite de vasodilatation, de même des processus vasodilatateurs dans les vaisseaux du cœur, dans les artères coronaires, peuvent survenir par accès et exciter plus fortement les ganglions automatiques du cœur par un afflux de sang plus considérable. Mon opinion concorde, comme vous voyez, dans ses conséquences avec une autre, développée précédemment par **Friedreich**, avec cette différence que **Friedreich** admettait une paralysie des vaisseaux au lieu d'une dilatation active. Que l'agrandissement des limites du cœur, constaté par la percussion, puisse être expliquée suffisamment par l'imbibition sanguine plus forte du muscle cardiaque, j'aime à en douter : problablement il peut y naître, par suite d'une nutrition surabondante et d'efforts excessifs du muscle cardiaque, des phénomènes hypertrophiques, qui, après la cessation des causes susdites, sont susceptibles d'une régression complète. Le dernier symptôme aussi, le goître, peut être expliqué sans difficulté d'une manière semblable. Qu'on parvienne à expliquer aussi de la même manière la diminution de l'acuité visuelle constatée auparavant, par exemple, par une augmentation réflexe de la pression intraoculaire en suite d'une influence vasodilatatrice, c'est ce que je voudrais laisser indécis, du moins pour le cas présent qui auparavant n'avait pas été examiné sous ce rapport. Lors même que beaucoup de cas analogues montreraient la possibilité qu'une excitation du centre vasomoteur et une exagération réflexe de la pression intraoculaire, même avec un caractère glaucomateux, puissent bien aussi prendre leur point de départ dans la muqueuse du nez, il faudrait cependant dans une question si importante attendre encore toute la force démonstrative d'observations incontestables. Toujours est-il que ce que je viens d'exposer pourrait stimuler les ophthal-

ologistes à faire des recherches ultérieures dans la direction indiquée. Comme vous le voyez, beaucoup de points, dans ce que je viens d'exposer, concordent avec l'opinion émise dans son temps par **Be-**

nédikt, avec cette différence toutefois qu'à l'inverse de cet auteur je présuppose jusqu'à un certain point l'intégrité des centres nerveux vasomoteurs.

Je ne veux tirer de mon observation particulière aucune conclusion **générale** sur la nature du goitre exophthalmique, cela se comprend. Je ne saurais nier que, pour plusieurs autres cas, que j'eus par hasard l'occasion d'observer dans mon cabinet de consultation, j'étais moi-même très disposé à admettre une origine centrale du mal. Mais que tout l'ensemble des symptômes puisse être aussi d'origine **périphérique**, cela me paraît d'une grande importance pour la thérapeutique. C'est ce que fait voir mon observation, c'est ce que démontre aussi un autre cas d'un haut intérêt communiqué l'an dernier par **Hopmann** dans une relation malheureusement trop courte. Dans ce dernier cas de goitre exophthalmique **unilatéral**, la guérison de l'affection du nez qui existait du même côté suffit pour faire disparaître définitivement l'ensemble des symptômes. Je n'ose naturellement point décider si des cas semblables sont très nombreux. Certaines observations dans lesquelles la maladie provenait d'un refroidissement violent, telles qu'elles sont communiquées par différents auteurs (**Farri, Romberg, et Henoch, Mackenzie, Schnitzler, Geigel, Paul**) trouveraient peut-être en partie leur place ici. Dans tous les cas il vaudrait la peine d'entreprendre un **examen rhinoscopique** dans les cas de goitre exophthalmique où il existe des symptômes **nasaux** : un résultat positif de cet examen permettrait peut-être alors, par analogie avec le cas que je viens de mentionner, de chercher la guérison non dans des médicaments d'un effet douteux, mais dans le succès d'une intervention chirurgicale.

TABLE DES MATIÈRES

Tours, Imp. Rouillé-Ladevèze, Deslis frères, successeurs, rue Gambetta, 6.

Librairie Georges CARRÉ
112, BOULEVARD SAINT-GERMAIN, 112

SCIENCES MÉDICALES

MÉDECINE. — PHARMACIE. — HYGIÈNE

ASSAINISSEMENT DE PARIS

Les Odeurs de Paris et les Systèmes de Vidanges

(TOUT A L'ÉGOUT. — CANALISATION SPÉCIALE)

Prix : 1 fr. 50

ÉPURATION ET UTILISATION DES EAUX D'ÉGOUT DE LA VILLE DE PARIS

(Presqu'île de Gennevilliers et forêt de Saint-Germain)

Prix : 2 francs

BARADUC FILS

DES VENTOUSES VÉSICANTES

DANS LES CONGESTIONS CHRONIQUES MÉDULLAIRES

(Traitement Baraduc)

Brochure in-8°. — Prix : 1 franc

BARELLA

De la mort subite puerpérale. In-8° . . . . 2 fr.

Clinique médicale des affections du cœur et de l'aorte. Observations de médecine pratique, traduites de l'anglais. In-8°, 240 pages et planches. . . . . 4 fr.

2 Georges **CARRÉ**, ÉDITEUR, 112, BOUL. ST-GERMAIN, PARIS

BAUDON

DE LA VALEUR RELATIVE DES AMPUTATIONS

ET DES

RÉSECTIONS DANS LES TUMEURS BLANCHES

In-8°, 147 pages. — Prix : **2 francs**

C. BLAS

PRÉCIS DE PHARMACOGNOSIE

ET ÉLÉMENTS DE PHARMACIE

PREMIÈRE PARTIE

ÉLÉMENTS DE PHARMACIE

In-12, relié. — Prix : **7 francs**

AIDE-MÉMOIRE DE PHARMACOGNOSIE

DEUXIÈME ÉDITION

In-12. — Prix : **1 franc**

BLAS & VAN MELCKEBEKE

EAUX ALIMENTAIRES

Quels sont les caractères des Eaux alimentaires ?
Dans l'état actuel de la Science, quels sont les meilleurs procédés pratiques
à recommander pour la constatation de ces caractères ?

Rapport fait au 6e Congrès International pharmaceutique,
tenu à Bruxelles en septembre 1885.

70 pages. — Prix : **1 fr. 50.** (Épuisé.)

CH. BOCK
Professeur de Leipzig

LE LIVRE
DE L'HOMME SAIN ET DE L'HOMME MALADE

TRADUIT DE L'ALLEMAND SUR LA 5ᵉ ÉDITION ET ANNOTÉ

Par le Docteur Victor DESGUIN
Lauréat de l'Académie de Médecine de Paris,

Et M. Camille VAN STRAELEN

Ouvrage enrichi de planches et gravures intercalées dans le texte, et précédé d'une Introduction sur la nécessité de faire de l'étude de l'homme la base de tout système rationnel d'éducation.

Par le Docteur DESGUIN

Deux volumes in-8ᵉ de 400 pages chacun. — Prix : 10 francs

Faire un livre qui fût à la portée de tout le monde, bien entendu du monde instruit, tel a été le but que s'est proposé le professeur Bock en composant cet ouvrage.

L'immense succès qu'a obtenu en Allemagne l'ouvrage que nous offrons au public, nous dispense d'en faire l'éloge. Quand une œuvre sérieuse a eu, dans l'espace de neuf années, l'honneur de cinq éditions, dont la dernière, tirée à soixante-dix mille exemplaires, a été épuisée en fort peu de temps, tout panégyrique devient inutile : le public a jugé et son verdict s'est traduit par un succès toujours croissant.

BOËNS

Louise Lateau ou les mystères de Bois-d'Haine dévoilés. Deuxième édition, revue et augmentée. . . . . **2 fr.**

Traité pratique des maladies, des accidents et des difformités des houilleurs. In-8ᵉ, 162 pages. . . . . **5 fr.**

La variole, la vaccine et les vaccinides en 1884. In-8ᵉ, 124 pages. . . . . **2 f. 50**

BOJANUS

APPLICATION DE LA MÉDECINE HOMÉOPATHIQUE
AUX TRAITEMENTS CHIRURGICAUX

FAITS DIVERS DE MÉDECINE OPÉRATOIRE

Compte-rendu des résultats obtenus à l'hôpital des Apanages de Nijny-Nowgorod (Russie).

In-8ᵉ, IV-233 pages avec atlas de 15 planches photolithographiques.

Prix : 7 francs

4   Georges CARRÉ, ÉDITEUR, 112, BOUL. ST.-GERMAIN, PARIS

BORLÉE

DE LA REHABILITATION DE LA SAIGNÉE
ET DES ÉMISSIONS SANGUINES
DANS LES CONGESTIONS ET LES INFLAMMATIONS
Danger de leur abandon : de leurs principales indications

Brochure in-8°. — Prix : **0 fr. 75**

BOUQUÉ

DU TRAITEMENT DES FISTULES URO-GÉNITALES DE LA FEMME, PAR LA RÉUNION SECONDAIRE. (Cautérisation simple. — Cautérisation suivie de l'application des instruments nécessaires). In-8°, 261 pages. . . . . **4 fr.**

ED. BRIBOSIA
Oculiste, médecin-adjoint à l'Institut ophtalmique de Namur

ÉTUDE SUR LA COCAÏNE

Brochure grand in-8°, 26 pages. — Prix : **1 franc**

PAUL BRUNEAU

EMPOISONNEMENT
PAR LE GAZ DE L'ÉCLAIRAGE
Recherches sur les propriétés physiologiques du Propylène
(AVEC TRACÉS ET FIGURES)

Médaille d'or de la Société de médecine publique et d'hygiène professionnelle de Paris, Médaille d'argent de la Faculté de médecine de Paris.

Grand in-8°. — Prix : **3 francs**

Georges CARRÉ, ÉDITEUR, 112, BOUL. ST.-GERMAIN, PARIS   5

A. BURGGRAEVE

LA MÉDECINE DOSIMÉTRIQUE CONTEMPORAINE

CORRESPONDANCES, CONSULTATIONS, CAUSERIES, VARIÉTÉS,
QUESTIONS PROFESSIONNELLES

MÉDECINE HUMAINE

(PREMIÈRE SÉRIE. 1871-1886)

Un volume grand in-8°, 560 pages. — Prix : 8 francs

MÉDECINE VÉTÉRINAIRE

(PREMIÈRE SÉRIE. 1871-1886)

Un volume grand in-8°, 440 pages. — Prix : 8 francs

DU MÊME AUTEUR

LES APPAREILS OUATÉS OU NOUVEAU SYSTÈME DE DÉLIGATION

Pour les fractures, les entorses, les luxations,
les contusions, les artropathies, etc.

Avec 20 planches gravées sur des épreuves photographiées.

Grand in-folio, 100 pages. — Prix : 50 francs

ŒUVRES MÉDICO-CHIRURGICALES

Grand in-8°, 423 pages. — Prix : 8 francs

MISCELLANEA DOSIMÉTRIQUES

Un vol. grand in 8°, 480 pages. — Prix : 8 francs

6   Georges CARRÉ, ÉDITEUR, 112, BOUL. ST-GERMAIN, PARIS

BUYS

TRAITEMENT DU KYSTE DE L'OVAIRE

DU PYOTHORAX, DE L'HYDROTHORAX, DES PLAIES, ETC.

Par la compression et l'aspiration continues

PROCÉDÉS ET APPAREILS NOUVEAUX

Ouvrage extrait des Mémoires de l'Académie royale de médecine de Belgique

ORNÉ DE TROIS GRANDES PLANCHES LITHOGRAPHIQUES

Suivi d'une observation de corps étranger, extrait de l'articulation du genou,

Recueillie par M. HAUCHAMPS

Dans le service de M. le Docteur DEROUBAIX, à l'hôpital Saint-Pierre de Bruxelles

In-8°, 118 pages et planches. — **Prix : 3 francs**

CAHOURS
(de l'Institut)

DÉCORATION SANS POISON DES JOUETS EN CAOUTCHOUC

PAR DES PEINTURES A L'HUILE INOFFENSIVES

PROCÉDÉ DE M. EUG. TURPIN

Suivi d'une note sur l'Eotine et la Fluorescine.

Prix : 0 fr. 50

CAMPARDON

SOCIÉTÉ DE MÉDECINE PRATIQUE

Rapport fait au nom de la Commission
des Applications nouvelles à la thérapeutique pendant l'année 1884

DEUXIÈME ANNÉE

Brochure in-8° de 60 pages. — **Prix : 2 francs**

LUCIEN CARLET

Ancien externe des hôpitaux et de la Maternité de Saint-Louis.
Médaille de bronze de l'Assistance publique.

DU TRAITEMENT ÉLECTRIQUE

DES

TUMEURS FIBREUSES DE L'UTÉRUS

(D'APRÈS LA MÉTHODE DU D' APOSTOLI)

Un volume grand in-8° de 260 pages. — **Prix : 4 francs**

Une des questions les plus intéressantes de la gynécologie est, sans contredit, l'étude des fibrômes utérins ; ces tumeurs constituent une des maladies les plus fréquentes des organes génitaux internes de la femme ; d'après Bayle, en effet, elles existeraient chez un quart des femmes ayant dépassé trente-cinq ans ; Klob va plus loin et prétend qu'elles existent chez quarante femmes sur cent qui atteignent l'âge adulte. Cette proportion est peut-être exagérée, mais il est bien certain pourtant que dans la pratique, on met souvent sur le compte de la *métrite chronique*, de l'*engorgement de l'utérus*, des *ulcérations du col*, de l'*antéflexion* ou de l'*antéversion*, et surtout de la *rétroflexion* ou de la *rétroversion* des affections qui ne sont autre chose que des *tumeurs fibreuses*, le plus souvent interstitielles, peu développées, mais qui demandent pour être diagnostiquées une assez grande habitude du toucher vaginal et de l'hystérométrie. Ce qui a surtout frappé l'auteur, dans l'étude des tumeurs fibreuses de l'utérus, c'est l'insuffisance, pour ne pas dire l'impuissance de la plupart des moyens thérapeutiques ; c'est pourquoi ayant été témoin des remarquables résultats obtenus au moyen de l'électricité dans la cure de ces tumeurs, et ayant été à même de constater *de visu* combien cette méthode constitue un grand progrès thérapeutique, l'auteur a entrepris d'exposer au public médical cette méthode de traitement des fibrômes utérins.

CASSE

TERRAINS ET MICROBES

In-8°, 18 pages. — **Prix : 1 fr. 25**

EM. CAUDERLIER

LES BOISSONS ALCOOLIQUES

ET LEURS EFFETS SOCIAUX EN BELGIQUE

D'APRÈS DES DOCUMENTS OFFICIELS

Prix : 1 franc

DU MÊME AUTEUR

LES BOISSONS ALCOOLIQUES EN BELGIQUE

ET LEUR ACTION SUR L'APPAUVRISSEMENT DU PAYS

Brochure grand in-8°. — **Prix : 1 franc**

8   Georges CARRÉ, ÉDITEUR, 112, BOUL. ST.-GERMAIN, PARIS

CAZENAVE
(de la Roche)

TRAITÉ PRATIQUE DES EAUX-BONNES
In-8°, 260 pages. — **Prix : 8 fr. 50**

E. CHATELAIN

LE CONSEILLER DE LA JEUNE MÈRE
Guide pratique pour l'élevage des jeunes Enfants
Brochure de 35 pages. — **Prix : 1 franc**

N. CHARLES
Professeur d'Accouchements et Chirurgien-Directeur de la Maternité de Liège, etc.

PROPHYLAXIE DE LA FIÈVRE PUERPÉRALE

GÉNÉRALITÉS SUR LES SYMPTÔMES ET LA NATURE
DES

MALADIES SUITES DE COUCHES
MOYENS DE LES ÉVITER
Emploi des Antiseptiques dans les Accouchements
In-16 de 60 pages. — **Prix : 2 francs**

Brochure de 60 pages, avec deux planches intercalées dans le texte, l'une représentant les microbes dans la fièvre puerpérale, l'autre la diminution considérable de la mortalité par l'emploi des antiseptiques.

Dans cette brochure, l'auteur donne un tableau frappant des symptômes de cette redoutable affection ; ce livre est appelé à devenir le vade mecum du praticien, qui désormais ne pourra plus méconnaître les débuts souvent insidieux de cette maladie.

L'auteur s'appuie sur sa longue expérience personnelle et sur les résultats obtenus par les accoucheurs contemporains les plus éminents. Il démontre que la fièvre puerpérale doit disparaître et indique, en un style clair et concis, comment cet excellent résultat sera obtenu. Les détails de l'antisepsie sont décrits avec un soin minutieux et permettent à tous de suivre exactement la pratique qui y est recommandée.

Le format de cette brochure permet de la mettre facilement en poche et de l'avoir ainsi constamment sous la main pour la consulter au besoin.

DU MÊME AUTEUR

Des déplacements de la matrice en arrière pendant la grossesse (mémoire couronné par l'Académie de médecine de Paris ; prix Capuron, 1874). In-8°, 300 p. et fig. **6 fr.**

Clinique obstétricale, 2e série de cent opérations pratiquées dans les accouchements difficiles. In-8°, 108 pages . . . . **4 fr.**

Georges CARRÉ, ÉDITEUR, 112, BOUL. ST-GERMAIN, PARIS

E. CHARON

CONTRIBUTION A LA PATHOLOGIE DE L'ENFANCE
DEUXIÈME ÉDITION REVUE ET AUGMENTÉE
AVEC GRAVURES
Un volume in-8°, 285 pages. — **Prix : 6 francs**

On compte de nos jours un nombre considérable de traités de pathologie de l'enfance ; par contre, il n'existe guère, à part quelques traités cliniques de professeurs éminents, de recueils d'observations prises au lit même du malade et dans lesquels sont consignés les résultats des nécropsies. L'auteur n'a eu d'autre prétention en publiant ce volume, que de compléter, par l'exposé des faits, les considérations théoriques développées dans les traités de pathologie infantile.

Ce qui donnera peut-être quelque garantie d'authenticité aux observations et aux comptes rendus des autopsies publiés dans ce volume, c'est que les pièces ont, la plupart du temps, été présentées à la Société anatomo-pathologique de Bruxelles où elles ont subi le contrôle d'hommes compétents. Ces observations se rapportent : les unes à la chirurgie, les autres à la médecine.

CHIVÉ

DES EMPOISONNEMENTS ATMOSPHÉRIQUES. Épidémie diphtéritique
Intermittente de quatorze mois de durée. In-8° . . . . **1 fr. 50**

CONGRÈS PÉRIODIQUE INTERNATIONAL
DES

SCIENCES MÉDICALES
Cinquième session, Genève, (9 au 15 septembre 1877)
COMPTES-RENDUS ET MÉMOIRES
PAR
MM. PREVOST, J.-L. REVERDIN, PICOT, D'ESPINE
Secrétaires du Comité d'organisation,
AVEC LE CONCOURS DES SECRÉTAIRES DES SECTIONS
Un fort vol. grand in-8°, L. et 893 p., orné de beaucoup de figures dans le texte et de planches en couleur. Tiré à petit nombre.

Prix : 15 francs

Cet ouvrage est pour ainsi dire un résumé des derniers progrès en médecine et en chirurgie.

CONTENU :
I. — ASSEMBLÉES GÉNÉRALES

Localisations cérébrales, par *Broadbent*. — Géographie médicale de la malaria, par *H.-Cl. Lombard*. — Fonctions de la rate, par *Schiff*. — Considérations sur l'étiologie, la nature et le traitement des maladies contagieuses du système pileux, par *Hardy*. — Étiologie de la fièvre typhoïde, par *Bouchard*. — Résumé de mes observations et travaux sur l'ulcère chronique simple d'estomac, par *Lebert*. — La décharge électrique de la torpille comparée à la contraction musculaire, par *Marey*. — La provenance des entozoaires de l'homme, par *Vogt*.

10 · Georges CARRÉ, ÉDITEUR, 112, BOUL. ST-GERMAIN, PARIS

II. — SÉANCES DES SECTIONS

Section de médecine

De nova quorumdam aorticorum aneurysmatum curatione, par *Baccelli*. — Deux observations d'anévrysme de l'aorte traitées par la méthode de Baccelli, par *Tawerthal*. — Contribution à l'étude de la myélite aiguë, par *Proust* et *Joffroy*. — De l'unité de la phthisie, par *Grancher*. — Diphtérie, croup, trachéotomie, par *Revilliod*. — Note sur les cas de croup traités à la maison des enfants malades à Genève, par *Duval*. — La pneumothérapie dans les maladies du poumon et du cœur, par *Schnitzler*. — Traitement de la phthisie par la créosote vraie, par *Gimbert*. — Des altérations anatomiques du sang dans l'anémie, par *Hayem*. — Note sur l'action du fer, par *Paquelin*. — Asphyxie par compression due aux ganglions bronchiques, par *de Valcourt*. — Présentation de pièces anatomiques (Perforation du péricarde et des bronches par des ganglions dégénérés), par *Zahn*. — Des fièvres intermittentes, par *Déclat*. — Note sur certaines complications nerveuses de la fièvre typhoïde dans leurs rapports avec la médication antipyrétique et spécialement avec l'emploi de l'acide salicylique et de son sel de soude, par *de Cérenville*. — Inoculabilité de quelques affections cutanées, par *Vidal*. — Note sur la gravelle pileuse, par *Deboul-d'Estrées*. — L'hydrophobie au point de son traitement, par *Valenzuela*. — Perforation de l'intestin grêle intact par des ascarides durant la vie du malade, par *Sangalli*. — Nouvelle thérapeutique de l'acné, par *Garnier*.

Section de chirurgie

De l'influence réciproque de la grossesse et du traumatisme, par *Verneuil*. — Des résultats définitifs des résections articulaires. Conclusions, par *Ollier*. — Note sur la névrotomie, par *Létiévant*. — Modification au procédé de résection du maxillaire supérieur, par *Létiévant*. — De la périostite externe et des abcès sur-périostiques, par *Duplay*. — De l'ischémie artificielle, par *Esmarch*. — Présentation de nouveaux instruments pour la taille avec le thermo-cautère, par *Th. Anger*. — Appareil destiné à redresser les membres déviés par la coxalgie, tout en permettant aux malades de marcher, par *Th. Anger*. — De la suture des tendons au point de vue de la médecine opératoire, par *Le Dentu*. — Étude sur un nouveau cathéter cannelé et une nouvelle méthode pour la taille périnéale, par *Gritti*. — Traitements de l'ozène, par *Rouge*. — Altérations de forme et de capacité de la vessie. Résumé et conclusions, par *Mallez*. — Appareil pour maintenir la réduction de la fracture du maxillaire inférieur, par *Bexsières*. — Note sur quelques perfectionnements apportés à certaines sutures, spécialement à la suture vésico-vaginale. Description d'une nouvelle suture à points ou fils d'attente, occlusion vaginale pariétale, par *Derohbaix*. — De la hernie de la ligne demi-circulaire, par *Mollière*. — Comparaison de la prothèse et de l'opération plastique dans les divisions congénitales de la voûte et du voile du palais, par *Trélat*. — Observation de fracture du petit trochanter, par *Julliard*. — Observation d'ulcère tuberculeux de la langue guéri, par *Julliard*. — La galvanocaustique, par *Julliard*. — Ueber eine neue Methode der Operation von Kehlkopf-Polypen, par *Voltolini*. — Eine galvanokaustische Zange, an welcher beide Branchen, jede für sich, glüht, par *Voltolini*. — Réduction de la hernie étranglée, taxis par le rectum, au moyen d'un doigt artificiel, par *Roussel*. — Electro-aimant pour l'extraction des projectiles et des corps étrangers en fonte de fer, par *Milliot*. — Appareil pour l'opération de la fistule vésico-vaginale, par *Galli*. — Instrument pour l'extraction des épingles à cheveux de la vessie des femmes, par *Galli*. — La transfusion du sang, par *Roussel*. — Note pour servir à l'histoire de l'anesthésie chirurgicale, par *Rottenstein*. — Des fistules pénienes cicatricielles et de leur traitement, par *J.-L. Reverdin*. — De l'hémostase définitive par compression excessive, par *Kœberlé*.

Section d'obstétrique et gynécologie

Emploi des anesthésiques pendant l'accouchement naturel, par *Piachaud*. — Quelques considérations sur l'anesthésie obstétricale. Conclusions particulières, par *Campbell*. — De la pathogénie de la dysménorrhée membraneuse, par *Gautier*. — Pesée des nouveau-nés, par *Blache*. — Du bruit de souffle utérin, par *O. Rapin*. — Amputation du col de l'utérus, par *Le Blond*. — De la symphyséotomie par la méthode sous-cutanée, par *Piccinini*. — Sur une modification au spéculum Sims, par *Devricat*. — D'un moyen de contention et de traitement du prolapsus utérin, par *Vuiliet*.

Section de médecine publique

L'hydrothérapie tonique et révulsive, par *Glatz*. — De l'anémie des mineurs dite d'Anzin, par *Manouvriez*, etc., etc.

Georges CARRÉ, Éditeur, 112, boul. St-Germain, PARIS. 11

CONGRÈS INTERNATIONAL D'HYGIÈNE
DE SAUVETAGE ET D'ÉCONOMIE SOCIALE

Deux forts volumes grand in-8°, d'environ 900 pages chacun.

Prix : 25 francs

Congrès périodique International des sciences médicales, 3e session, Vienne, 1873. Compte rendu résumé, publié d'après les documents officiels fournis par le bureau du Congrès de Vienne, par le comité de publication des actes du Congrès médical de Bruxelles. In-8° . . . . . **4 fr.**	Congrès périodique International des sciences médicales, 4e session, Bruxelles, 1875. Compte rendu publié, au nom du bureau, par MM. WARLOMONT, DUWEZ et VENRIEST. In-8° (1876), 1050 pages avec figures. . . . . **15 fr.**

CONGRÈS NATIONAL SCIENTIFIQUE D'ANVERS

PROPHYLAXIE
DES
MALADIES PESTILENTIELLES EXOTIQUES

Un volume in-8°, 356 pages. — Prix : 6 francs

CROCQ

TRAITÉ DES TUMEURS BLANCHES DES ARTICULATIONS

Ouvrage publié par la Société des Sciences médicales
et naturelles de Bruxelles, accompagné de planches lithographiées

In-8°, xvi-725 pages. — Prix : 6 francs

DU MÊME AUTEUR
DU TRAITEMENT DES FRACTURES DES MEMBRES

Mémoire couronné par l'Académie de médecine

In-4°, 844 pages. — Prix : 6 francs

12

12 Georges CARRÉ, ÉDITEUR, 112, BOUL. ST-GERMAIN, PARIS

EDGAR M. CROOKSHANK
Member of the Royal College of Surgeons of England, Demonstrator of Physiology,
King's College, etc. etc.

MANUEL PRATIQUE
DE
BACTÉRIOLOGIE
(BASÉE SUR LES MÉTHODES DE KOCH)
Traduit de l'anglais par M. BERGEAUD
Médecin-vétérinaire, Inspecteur de la boucherie de Paris

Un beau volume in-8° de 300 pages, orné de 32 magnifiques planches
en chromolithographie et de 44 gravures sur bois.

Prix : broché 24 francs. — Cartonné à l'anglaise 26 fr. 50

L'importance que l'étude des microbes a prise dans les études médicales justifie la tentative de l'auteur et fait du manuel de bactériologie de Crookshank un livre éminemment utile. La technique, en pareil cas, est en effet chose capitale, et c'est rendre un grand service aux médecins qui ne peuvent plus se consacrer aux recherches de laboratoire que de leur présenter un résumé succinct et lucide des résultats obtenus par les cultures des divers micro-organismes isolés jusqu'ici.

Pour répondre d'une façon précise aux exigences de la pathologie, il faut en effet s'entourer d'une série de précautions spéciales; le microbe doit être recueilli dans le sang, la lymphe ou les tissus de l'animal ou de l'homme malade; il faut l'isoler et le cultiver de façon à l'avoir à l'état de pureté, puis le réinoculer à des espèces animales similaires, afin de reproduire la maladie primitive. Quand l'expérimentation satisfait à ces conditions, le microbe peut être considéré comme pathogène.

Le manuel de Crookshank est divisé en trois parties distinctes :

La première est consacrée à la description des appareils et du matériel de laboratoire nécessaires à la démonstration des microbes. Les réactifs destinés à durcir, à fixer les tissus, les matières colorantes, les divers procédés de décoloration et de montage des pièces, la préparation des bouillons de culture préalablement stérilisés (gélatine, agar-agar, pommes de terre, sérum sanguin, etc.), sont passés en revue avec les perfectionnements les plus récents. Puis l'auteur décrit les recherches expérimentales qu'il convient de faire sur les animaux, ainsi que les moyens d'isoler les micro-organismes des liquides et des tissus après la mort.

La seconde partie de l'ouvrage traite de la description morphologique des bactéries. C'est une sorte de flore cryptogamique, basée sur la classification des genres et des espèces. L'auteur, après un court historique des classifications des Schizomycètes tentées par Billroth, Cohn, Flügge, adopte la division de Zopf en quatre groupes : les coccacées, les bactériacées, les leptotrichées et les cladothrichées. Chacun de ces groupes se subdivise en genres, d'après la méthode dichotomique, usitée en botanique, et les genres eux-mêmes donnent lieu à une série d'espèces décrites séparément, avec les applications à la pathologie qu'elles comportent. Il y a dans cette méthode une grande clarté et à propos de chacune des espèces de microbes marquants en pathologie, des figures bien faites, en chromolithographie, donnent au lecteur une idée exacte de la morphologie de ces micro-organismes. L'étude de ces parasites est complétée par celle des procédés de coloration, de culture, applicables à chacun d'eux, et une rapide étude sur leur extension pathologique.

Le dernier chapitre comprend la description des diverses variétés de levure et de ferments de la bière, du lait, du sucre ainsi que les mucédinées qui peuvent se rencontrer dans les humeurs et les sécrétions de l'organisme. Ce complément était nécessaire pour montrer les affinités comme aussi les différences d'allure des champignons inférieurs et des microbes véritables.

Un appendice, qui termine l'ouvrage, présente les perfectionnements les plus récents de la *microphotographie*. Deux planches accompagnent ce chapitre, qui montrent les résultats obtenus par l'auteur dans cette science encore toute nouvelle, résultats qui seront une véritable surprise pour le monde savant, et qui ont excité le plus grand intérêt à la Société royale de Londres, à la Société royale de microscopie et à l'exposition de Glasgow. Cette partie, la plus originale du livre, en fait le plus complet des ouvrages de ce genre, pour la partie pratique.

Georges CARRÉ, ÉDITEUR, 112, BOUL. ST-GERMAIN, PARIS 13

DA COSTA ALVARENGA

PRÉCIS DE THERMOMÉTRIE CLINIQUE GÉNÉRALE

TRADUCTION DU PORTUGAIS

Par le Docteur PAPILLAUD

Un volume. — Prix : 6 francs

DAMBRE

TRAITÉ DE MÉDECINE LÉGALE

ET DE JURISPRUDENCE DE LA MÉDECINE

TROISIÈME ÉDITION

REVUE PAR UN PROFESSEUR

In-8°, 612 pages. — Prix : 8 francs

L. DANDOIS

Ancien élève de l'Université de Louvain

DU RÔLE DES ORGANISMES INFÉRIEURS

DANS LES COMPLICATIONS DES PLAIES

Mémoire couronné au concours de l'Enseignement supérieur de l'année 1881-1882

Volume in-8°, 332 pages. — Prix : 5 francs

DEGIVE

MANUEL DE MARÉCHALERIE

Cartonné. — Prix : 2 fr. 50

14 Georges CARRÉ, ÉDITEUR, 112, BOUL. ST-GERMAIN, PARIS

E.-G. DELFRAYSSE DE FRAYSSES

NOUVEAU GUIDE PRATIQUE

DE

MÉDECINE POPULAIRE POSITIVE

Basée sur l'action physiologique des médicaments complexes
d'après leur finalité thérapeutique et divisés en spécifiques pour chaque maladie

Selon les Méthodes des Docteurs BELLOTI et FINELLA

Un volume in-16, 230 pages.

Prix : broché 3 francs. — Cartonné à l'anglaise : 4 francs

L'auteur s'est proposé, en composant ce livre, de donner au public un guide médical pratique, simple et facile.

Beaucoup d'ouvrages ont été publiés dans ce but soit par des allopathes, soit par des homéopathes; malgré leur simplicité et leur mérite, ils sont obscurs et incomplets.

Pour qu'un ouvrage de médecine populaire soit pratique, il faut écarter le diagnostic scientifique, car, pour diagnostiquer scientifiquement une maladie, il faut être médecin.

La vérité ne s'impose aux hommes que lentement, de même que la vue ne s'habitue que graduellement à la pleine lumière. Ainsi, un sourd ne comprendra ni la mélodie, ni la différence des sons; il jouera pourtant passablement des airs sur un clavier numéroté. Il faut donc donner au public un guide lui permettant de faire de la médecine, comme un clavier numéroté permet à un sourd de faire de la musique.

C'est le résultat que l'auteur s'est efforcé d'obtenir en composant et en disposant par numéro d'ordre ses spécifiques complexes pour que le malade n'ait qu'à suivre les indications du symptôme *douleur* et prendre, sans danger, le spécifique qui étend sa sphère d'action sur les organes qui en sont le siège.

Il suffit, pour le traitement efficace, de connaître soit le nom de la maladie ou celui des organes affectés, soit le siège de la douleur, et d'administrer le numéro du spécifique correspondant. Rien n'est donc plus facile.

DE MOLINARI

GUIDE DE L'HOMÉOPATHISTE

Indiquant les moyens de se traiter soi-même
dans les maladies les plus communes, en attendant l'arrivée du médecin

DEUXIÈME ÉDITION

Un volume in-12. — Prix : 3 francs

Georges CARRÉ, ÉDITEUR, 112, BOUL. ST-GERMAIN, PARIS   15

DENEFFE & VAN WETTER

DE L'ANESTHÉSIE
PRODUITE PAR INJECTION INTRA-VEINEUSE DE CHLORAL
Selon la Méthode de M. le professeur ORÉ
In-8° de 230 pages. — **Prix : 3 fr. 50**

DU MÊME AUTEUR

Nouvelles études sur l'anesthésie par injection intra-veineuse de chloral. In-8°, 128 p. 2 fr.

De la ponction de la vessie. In-8° de 300 pages et planches chrom. . . . . 4 fr.

V. DENEFFE

CREUZNACH

ÉTUDES MÉDICALES
SUR SES
EAUX CHLORURÉES, IODO-BROMURÉES
TROISIÈME ÉDITION
Un volume in-8°, 380 pages. — **Prix : 4 francs**

Il y a bientôt un demi-siècle que Prieger et Engelmann frères ont fondé scientifiquement la réputation de Creuznach, par leurs écrits ; depuis lors, des milliers de malades venus de tous les points du monde, ont vulgarisé les effets merveilleux des sources chlorurées, iodo-bromurées de Creuznach et de Münster am Stein.

Un grand nombre de médecins allemands, parmi lesquels nous citerons Prieger et Engelmann fils, dignes héritiers de noms célèbres, Housner, Frantzius, Stabel, Röchrig, Wimmer, Micheels et bien d'autres encore ont exposé les propriétés thérapeutiques de ces eaux.

Mais presque toutes ces publications, faites en langue allemande ou anglaise, n'ont pas pris, dans la littérature médicale française ou belge, la place que leur assignait leur mérite.

Vulgariser dans les pays de langue française les propriétés thérapeutiques des eaux de Creuznach, tel a été le but de ce travail.

Loin de nous la pensée qu'en France, en Belgique et en Suisse, Creuznach ne soit pas connu, il l'est assurément ; mais nous estimons qu'il ne l'est pas assez. Et nous avons pensé qu'à une époque où les conditions sociales ont donné une si grande prédominance au tempérament lymphatique, ont tant prédisposé les deux sexes aux inflammations chroniques, ce serait faire œuvre utile que de signaler une fois de plus à l'attention des médecins et des malades, une station balnéaire capable de modifier profondément ces dispositions morbides.

DU MÊME AUTEUR

Nouveaux trocarts pour la ponction hypogastrique de la vessie.
In-8°, avec planches. . . . . 1 fr.

16 Georges CARRÉ, ÉDITEUR, 112, BOUL. ST-GERMAIN, PARIS

FRANÇOIS DENEUBOURG

TRAITÉ PRATIQUE D'OBSTÉTRIQUE

OU DE LA PARTURITION DES PRINCIPALES FEMELLES DOMESTIQUES

COMPRENANT :

TOUT CE QUI A RAPPORT A LA GÉNÉRATION ET A LA MISE BAS NATURELLE;
LES SOINS A DONNER A LA MÈRE ET AU NOUVEAU-NÉ, DE SUITE APRÈS LA NAISSANCE,
PENDANT L'ALLAITEMENT ET A L'ÉPOQUE DU SEVRAGE;
LES MALADIES LES PLUS IMPORTANTES QUI ATTAQUENT LES FEMELLES
ET LES NOURRISSONS; AINSI QUE L'EXPOSÉ DES DIFFICULTÉS DU PART
ET DES MOYENS D'Y REMÉDIER

Un volume in-8°, 584 pages, avec 38 figures dessinées par l'auteur.

Prix : 8 francs

En entreprenant de combler les lacunes laissées par les auteurs et par l'enseignement dans la pratique des accouchements, l'auteur n'a eu d'autre but que d'être utile à l'industrie animale, et au bien être de l'agriculture qui en dépend. Il a espéré aussi rassurer ses jeunes confrères contre des appréhensions plus imaginaires que fondées, et pourtant bien légitimes; en effet, l'accouchement des grandes femelles est, sans contredit, pour le vétérinaire qui exerce à la campagne, dans un pays d'élève, la partie la plus importante en même temps que la plus épineuse de son art. En raison des intérêts qui lui sont confiés, une grande responsabilité lui incombe, et de l'évidence des faits, des moyens employés et des résultats obtenus, il a à redouter des conséquences qui pourraient être, quelquefois, telles que son amour-propre en soit profondément humilié et sa réputation compromise. Aussi la pensée de devoir intervenir dans un cas de parturition difficile se dresse-t-elle dans l'imagination des débutants sous l'aspect d'un fantôme effrayant. C'est que la plupart n'ont pas eu, pendant leur séjour à l'école, l'occasion d'assister à une opération obstétricale; plusieurs même n'ont jamais vu une vache vêler, ou une jument pouliner. Il faut qu'ils abordent ce côté ardu de la profession, l'écueil de tant de confrères instruits, n'ayant pour toute expérience que des exercices sur un mannequin, et sans autre guide que des ouvrages de théoriciens aussi peu expérimentés qu'eux dans cette branche essentiellement pratique et toute manuelle de la chirurgie vétérinaire.

C'est une chose incontestable que non seulement les exercices sur le mannequin ne servent de rien, mais qu'ils sont nuisibles : on contracte, à ce jeu, des habitudes dangereuses, on se faisant, au sujet de la jument surtout, une fausse idée des accouchements laborieux et contre nature; et pour qu'un livre soit un guide utile et sûr, il doit être l'œuvre d'un accoucheur ayant eu souvent à lutter avec les obstacles et les difficultés du sort : on ne sait bien que ce qu'on a vu et pratiqué soi-même; et en bâtissant des théories sur des faits et des procédés publiés par d'autres, à défaut de l'expérience nécessaire pour les contrôler, on propage des erreurs.

Les procédés simples, d'une exécution facile auxquels l'auteur doit les nombreux succès qu'il a obtenus étaient encore ignorés, incompris ou mal appréciés; en les faisant connaître, en mettant en évidence leur utilité, il prétend amener ceux qui sauront les employer avec dextérité et intelligence à dire avec lui : que la pratique des accouchements n'est qu'un jeu parfois assez fatigant sans doute. Mais à combien de jeux ne prend-on pas plaisir et qui pourtant, sans moins de fatigues, ne procurent pas des satisfactions aussi vraies, aussi bien senties ?

A. DE POTTER

CONTRIBUTION A L'ÉTUDE

DES

MALADIES MENTALES

LA PESTE DÉMOCRATIQUE

(*Morbus democraticus*)

Grand in-8°, 100 pages. — Prix : 2 francs

DEROUBAIX

CLINIQUE CHIRURGICALE

DE L'HOPITAL SAINT-JEAN

Observations recueillies par M. THIRIAR, aide de clinique

DEPUIS LE 1er AVRIL 1881 JUSQU'AU 1er JUILLET 1882

Grand in-8°, 220 pages avec figures dans le texte. — Prix : 5 francs

DU MÊME AUTEUR

Clinique chirurgicale de l'hôpital Saint-Jean.

I. Observations et leçons cliniques recueillies par M. Lebrun, aide de clinique, depuis le 1er octobre 1877 jusqu'au 1er juillet 1879. Grand in-8° avec figures.. . . . . 4 fr.

II. Seconde partie des observations et leçons cliniques recueillies depuis le 1er octobre 1877 jusqu'au 1er juillet 1878. Grand in-8° avec fig . . . . . 4 fr.

Traité des fistules uro-génitales de la femme, comprenant les fistules vésico-vaginales, vésicales cervico-vaginales, uréthro-vaginales, cervico-utérines, vésico-utérines. Un gros volume in-8° de 824 p., orné de pl., intercalées dans le texte. . . . 12 fr.

Compte rendu des travaux relatifs à la chirurgie pendant la période 1841-1866. In-8°, 103 pages . . . . 1 fr. 50

Fragments sur la compression. In-8°, 50 pages. . . . . . . 1 fr.

Quelques mots à propos du nouveau projet de loi sur l'enseignement supérieur. Brochure in-8° de 48 pages . . . . 1 fr. 25

DE SAINT-MOULIN

DE L'ACCOUCHEMENT PRÉMATURÉ ARTIFICIEL

Particulièrement envisagé dans ses moyens d'exécution.

In-8°, 154 pages. — Prix : 2 fr. 50

18 Georges CARRÉ, ÉDITEUR, 112, BOUL. ST-GERMAIN, PARIS

DESGUIN

Nouvelle étude critique sur les symptômes cérébraux du rhumatisme. In-8°, 120 pages. . . **2 fr.**
Étude de métalloscopie et de métallothérapie. In-8° . . . **2f.**

Le burquisme, métalloscopie et métallothérapie. Rapport fait à l'Académie royale de médecine de Belgique, dans la séance du 20 décembre 1883. In-8°. . . . . **1 fr. 25**

ÉDOUARD DESMET

DES RÉTRÉCISSEMENTS DU CANAL DE L'URÈTHRE

In-8°, 560 pages. — Prix : **7 fr. 50**

JOSEPH DE SMETH

LES MALADIES ET LES INFIRMITÉS DE L'ESPRIT

Conférence clinique recueillie par LONGFILS
(*Extrait des Annales de l'Université*)
In-8°, 40 pages. — Prix : **2 francs**

DESMETH

SYMPTÔMES ET TRAITEMENT DES MALADIES MENTALES A LEUR DÉBUT, par le docteur Alb. ERLENMEYER. (Mémoire couronné par la Société allemande de psychiatrie et de psychologie légale.) Traduit de l'allemand, sur la cinquième édition. In-8°, 160 pages . . . . **3 fr.**
DE LA MÉLANCOLIE. Étude médicale. Thèse présentée à la faculté de médecine de Bruxelles. In-8°. . . . . **5 fr.**

DE VAUCLEROY

HYGIÈNE DES SAISONS

Brochure In-8°. — Prix : **1 fr. 50**

DIDACUS

LA SCIENCE DU MOUVEMENT

Et des innovations proposées pour l'enseignement de la Gymnastique.
In-8°. — Prix : **3 francs**

Georges CARRÉ, ÉDITEUR, 112, BOUL. ST-GERMAIN, PARIS   19

DROIXHE
(DE HUY)

GUIDE DANS L'ART
D'ÉLEVER ET DE SOIGNER LES PETITS ENFANTS
Brochure in-12, 134 pages. — Prix : 1 fr. 50

L'art d'élever les enfants est de tout premier ordre; mais l'on n'en voit point qui soit plus mal pratiqué. Cependant, comme dit Montaigne, « nos plus grands vices prennent leur pli dès notre plus tendre enfance. » Où donc la routine, les préjugés ont-ils mieux assis leur domination qu'en pareille matière? Éclairer l'inexpérience des jeunes mères serait chose facile, si ce n'était l'intervention des matrones et des grands-mères. Il faut renoncer à convaincre celles-ci et chercher à persuader les premières. La sage-femme est appelée à jouer un grand rôle dans cette éducation, mais la sage-femme elle-même, à la ville comme à la campagne, est encore mal instruite dans une science qui la touche de si près.

Aussi espérons-nous que ce travail sera le *vade-mecum* des mères et des sages-femmes qui, profitant des notions que nous avons cherché à leur inculquer, les feront fructifier en les propageant; les mères consulteront ces leçons, et nous aurons ainsi la douce satisfaction d'avoir fait une bonne action et un bon livre.

DU MÊME AUTEUR
CONFÉRENCES UNIVERSITAIRES
SUR LA

MÉDECINE PRATIQUE DE L'ENFANCE
(PARTIE SPÉCIALE)
In-8°. — Prix : 4 francs

DUBOIS
(DE LIBIN)

DU TABAC
TROUBLES PHYSIOLOGIQUES DE CEUX QUI EN ABUSENT
Hygiène et Thérapeutique
Brochure in-8°, 160 pages. — Prix : 2 francs

L'étude des questions hygiéniques est à l'ordre du jour.

Depuis quinze ans, l'auteur du présent travail a pris des notes nombreuses sur l'action du tabac.

Une étude sur un agent toxique à petites doses, dont l'emploi est quasi aussi général, chez l'homme, que celui des aliments, doit intéresser les personnes qui s'occupent de la santé publique et aussi un grand nombre de particuliers.

« La sincérité avec laquelle nous parlerons, dit l'auteur, nous laisse une crainte : beaucoup de propositions que l'on va rencontrer sont nouvelles pour de nombreuses personnes ; celles-ci, en lisant la description des cas morbides graves, souvent exceptionnels, où peuvent conduire de grands abus du poison, s'imagineraient facilement que nous avons donné dans les exagérations et que nous prétendons accuser le tabac de tous les maux.

« Nous protestons de toutes nos forces contre pareille opinion : nous sommes bien loin de nous élever contre l'usage modéré des distractions; mais nous avons le courage de faire notre devoir quand il nous commande de signaler les dangers que peuvent faire courir l'abus d'une substance active, l'emploi sans mesure et sans frein d'un poison. »

N. DUMOULIN
Professeur de thérapeutique et de clinique médicale à l'Université de Gand

DE L'EMPLOI THÉRAPEUTIQUE DES SELS DE CUIVRE
DANS LA SCROFULOSE
Brochure in-8°, 40 pages. — Prix : **2 francs**

DU MÊME AUTEUR
LA TOXICOLOGIE DU CUIVRE
Un volume in-8°, 285 pages. — Prix : **7 francs**

DUTRIEUX-BEY

SOUVENIRS
D'UNE
EXPLORATION MÉDICALE
Dans l'Afrique Intertropicale
(AVEC CARTE EXPLICATIVE)
Un volume grand in-8° de 146 pages. — Prix : **3 fr. 50**

Sous le titre de *Souvenirs d'une exploration médicale dans l'Afrique intertropicale*, vient de paraître une intéressante publication d'un voyageur africain bien connu dans le monde scientifique, M. le docteur Dutrieux.

Elle ne contient pas seulement des considérations approfondies sur les maladies, l'hygiène et l'acclimatement des Européens dans l'Afrique centrale ; on y trouve de curieuses observations sur les mœurs et le caractère des Africains orientaux parmi lesquels l'auteur a passé plus d'une année. Un chapitre, où abondent les aperçus originaux, est consacré à l'analyse des impressions morales auxquelles sont exposés les voyageurs européens dans l'intérieur du continent mystérieux.

DU MÊME AUTEUR
LE CHOLÉRA DANS LA BASSE-ÉGYPTE EN 1883
Relation d'une Exploration médicale dans le Delta du Nil
pendant l'épidémie cholérique,
In-8°, 287 pages avec carte explicative. — Prix : **5 francs**

G. EDARD

LA VIE

PAR LE MAGNÉTISME ET L'ÉLECTRICITÉ

DEUXIÈME ÉDITION ORNÉE DE CINQ PORTRAITS

Un volume grand in-8º de 600 pages. — **Prix : 20 francs**

Ce curieux et volumineux travail est un nouvel essai d'application de la théorie magnétique de Mesmer à l'art de guérir.

On s'occupe beaucoup en ce moment des phénomènes, on peut dire merveilleux, de l'hypnotisme. Il serait donc intéressant d'étudier aussi les hypothèses des partisans sincères du mesmérisme, qui, par leurs observations empiriques, ont fourni de nombreux matériaux à la science positive d'aujourd'hui.

Les expériences des alchimistes, quoique sans méthode scientifique, ont néanmoins contribué dans une large mesure aux progrès de la chimie. Les mesmériens pourraient à leur tour servir utilement la science qui a pour objet l'étude des phénomènes nerveux.

Ainsi envisagé, le livre de M. Edard, le plus complet, croyons-nous, de tous ceux qui ont paru jusqu'à présent sur cette question, a sa place marquée parmi les publications d'actualité.   (*Revue Contemporaine.*)

FRÉDÉRIC ESMARCH

LES PREMIERS SOINS

A DONNER EN CAS D'ACCIDENTS PUBLICS

Traduit par le Docteur Eugène Van OYE

Un volume in-16, 100 pages. — **Prix : 1 fr. 25**

« Je me suis proposé, dit l'auteur dans sa première conférence, de vous exposer quelques notions sur les *premiers soins à donner en cas d'accidents subits*. Il va de soi qu'il n'entre pas dans mes intentions de rendre inutile l'assistance du médecin : j'espère, bien au contraire, vous convaincre que dans la plupart des cas, l'intervention de l'homme de l'art est chose indispensable; mais je voudrais vous mettre en état d'être réellement utiles *jusqu'à l'arrivée du médecin*, pour qu'entre temps vous n'ayez à déplorer des dommages irréparables ou même la mort d'un être humain.

« Quand je jette un regard rétrospectif sur ma carrière chirurgicale, force m'est de dire qu'un nombre incalculable de fois j'ai dû constater avec douleur que fort peu de personnes sont à même de donner les soins nécessaires en cas d'accidents subits. Ce manque de connaissances se remarque en premier lieu sur les *champs de bataille*, où il est vrai, des milliers de personnes affluent dans le but de secourir, mais où bien peu savent en quoi consistent les soins convenables. »

« Il en est de même des circonstances de la *vie quotidienne*. Combien de malheureux ne meurent pas tous les ans d'une manière vraiment déplorable, quoique de prompts secours eussent pû les sauver, parce que personne n'était là pour les leur offrir! »

« N'est-ce pas, en effet, une chose terrible que de se trouver en présence d'un accident sérieux, de voir le sang couler à grands flots d'une blessure béante, la mort s'approcher à chaque flot qui jaillit, et de ne pas savoir comment s'y prendre pour écarter le danger imminent? »

22   George CARRÉ, ÉDITEUR, 112, BOUL. ST-GERMAIN, PARIS

A. ÉTERNOD
Professeur à l'Université de Genève

GUIDE TECHNIQUE
DU LABORATOIRE D'HISTOLOGIE NORMALE
ET ÉLÉMENTS D'HISTOLOGIE GÉNÉRALE

Un volume in-12, 250 pages, accompagné de 53 figures. — **Prix : 3 fr. 75**

Ce petit ouvrage n'est pas un manuel complet d'histologie. Ainsi que son titre l'indique c'est essentiellement un « Guide technique de laboratoire. » Sa place n'est donc pas dans une bibliothèque, mais sur la table de recherches et d'expériences. Son rôle, quoique plus modeste, n'en est pas moins d'une grande importance ; car l'enseignement, de théorique qu'il était naguère, tend de nos jours à devenir de plus en plus pratique.

Les études histologiques, et par conséquent les observations au microscope ont acquis actuellement un essor et une importance considérables, tout à fait inconnus de nos prédécesseurs, et cela non seulement au point de vue scientifique pur, mais aussi à celui de l'application pratique de tous les instants. Des notions exactes d'histologie sont devenues absolument indispensables, au médecin comme au naturaliste. Grâce à ces exigences nouvelles, tout naturaliste et tout médecin doivent être doublés d'un bon histologiste, et, par conséquent, d'un bon micrographe. Mieux que cela, le temps est définitivement passé où l'on se bornait avant l'examen à lire fiévreusement un traité quelconque sur la matière ; maintenant, c'est le microscope en main, et par un vrai travail expérimental assidu, que ces notions doivent être acquises sous peine de passer, à juste titre, pour un ignorant.

Dans tout le cours de cet ouvrage, nous avons toujours supposé que l'élève avait lui-même sous les yeux les objets dont il est parlé. Partant de cette idée, nous nous sommes abstenus avec intention de donner des dessins histologiques proprement dits, nous bornant strictement à quelques vignettes indispensables d'appareils et d'instruments. Nous considérons les gravures d'histologie comme dangereuses et même nuisibles pour les débutants. Leur image, le plus souvent schématique, se substitue trop facilement à celles de l'objet qu'elles représentent ; ce sont des portraits infidèles qui demandent à être interprétés et qui ne sont réellement profitables que quand on les a exécutés soi-même. Le dessin scientifique, d'un autre côté, est un exercice éminemment profitable pour apprendre à bien observer ; il y aura donc tout avantage à ce que le jeune élève fasse *ses dessins* lui-même, d'après *ses propres* préparations.

EXNER
Professeur assistant à l'Institut physiologique de Vienne

GUIDE DANS L'EXAMEN MICROSCOPIQUE
DES TISSUS ANIMAUX
TRADUIT DE L'ALLEMAND SUR LA DEUXIÈME ÉDITION (1878)
Par le Docteur SCHIFFERS
Assistant à l'Université de Liège

Grand in-8° avec 7 figures dans le texte. — **Prix : 3 francs**

FÉLIX

De l'assainissement des villes et des habitations au moyen du comburateur hygiénique au gaz. In-8°. . . . . 2 fr. 50

De la destruction des gaz méphitiques. In-8°. . . . . 1 fr. 50

De l'action physiologique et thérapeutique du phosphore dans le traitement curatif de la bronchite chronique, de l'emphysème et de la phtisie pulmonaires. In-8°. . . . . . 4 fr.

Étude clinique sur la fistule à l'anus et son traitement au moyen de la section linéaire. Méthode et procédés nouveaux. In-8°. . . . . 2 fr.

Étude sur les hôpitaux et les maternités. In-8°, 64 pages, avec croquis, plans, devis, etc. . . . . 2 fr.

Des avantages du pansement métallique à feuilles d'étain dans la chirurgie des armées. In-8° de 36 pages. . . . . 1 fr. 50

DON JAIME FERRAN

LE CHOLÉRA

La vaccination cholérique. — Les délégations scientifiques en Espagne

Par le Docteur DUHOURCAU
Médecin aux eaux de Cauterets

Ouvrage orné du portrait du Docteur **D.-J. FERRAN** et d'une planche représentant le *Peronospora Ferrani*

Un volume in-8°, 180 pages. — **Prix : 2 fr. 50**

L'ouvrage que nous présentons au public médical constitue un résumé général et assez impartial des faits et des débats que ceux-ci ont soulevés autour de M. Ferran. M. Duhourcau a été, au début, — comme beaucoup d'ailleurs, — le partisan, l'admirateur de M. Ferran. Il était difficile de ne pas l'être quand on voyait les statistiques. Depuis, on a attaqué les procédés du médecin espagnol : on a trouvé son laboratoire mal installé, — ceci est une critique négligeable : on peut travailler fort bien avec de mauvais outils, dans un mauvais laboratoire; — on lui a refusé la compétence expérimentale en matière de bactériologie, ce qui est plus grave ; on lui a reproché des contradictions, ce qui ne signifie rien : ceux-là seuls qui ne font rien par eux-mêmes sont à peu près assurés de ne pas se contredire ; enfin on a nié l'exactitude des statistiques, — ceci est sérieux, — et l'on a déclaré que l'action du vaccin est incertaine, parfois nuisible, parfois nulle, parfois peut-être favorable. A l'heure qu'il est, entre les critiques mal fondées et les objections sérieuses, entre les partisans et les détracteurs, entre les contradictions, les réponses évasives, les fins de non-recevoir, les visées commerciales, l'on n'y voit rien, l'on ne comprend plus rien. Il faut avouer que l'opinion publique est d'autant plus hostile à M. Ferran qu'elle lui a été d'abord plus favorable. Laissant de côté, en effet, les esprits jaloux et petits qui, à l'annonce d'une grande découverte, — et celle de Ferran avait et a encore pour elle la vraisemblance *a priori* : elle

24 **Georges CARRÉ**, ÉDITEUR, 112, BOUL. ST-GERMAIN, PARIS

ne rentre pas dans la catégorie des faits impossibles, — ne trouvent que des plaisanteries pour arguments, et pour raisons que des négations *a priori*, il est certain que l'annonce de la découverte du vaccin cholérique fit grand bruit.

Le choléra est évidemment une maladie qu'il serait bon de pouvoir guérir; mais, au point de vue humanitaire, il y aurait bien plus grand avantage à savoir guérir — ou prévenir — la fièvre typhoïde. Comparez, en effet, la mortalité causée par le choléra à celle que cause la fièvre typhoïde : en France, le choléra n'est plus rien. Ce n'est pas une raison toutefois pour le dédaigner, et si M. Ferran, ou un autre, découvre réellement un procédé de vaccination anticholérique, il rendra un service signalé, et qui lui sera bien payé.

En somme, M. Duhourcau cite beaucoup de documents utiles, beaucoup de communications, de lettres de revendications : tout cela est fort intéressant ; mais, comme il le dit lui-même, on ne s'y reconnaît plus. Il est impossible de trancher la question d'une façon absolue, scientifique — personne ne s'est donné encore la peine de l'étudier avec tous les développements et toute l'attention qu'elle exige, — mais cela ne tardera pas, il faut l'espérer.

(Revue scientifique.)

DU MÊME AUTEUR

SOUS PRESSE :

LE BACILLE-VIRGULE

SA CULTURE ET SA MORPHOLOGIE

Études de Microbiologie générale

Traduit de l'espagnol par le Docteur DUHOURCAU

Avec une Préface de M. Georges BARRAL

Un beau volume in-8°, orné de nombreux dessins et de 30 photogravures.

Prix : 10 francs

FOELEN

MANUEL POPULAIRE

SUR LES SOINS A DONNER

AUX CHEVAUX, ANES ET MULETS

Employés au travail dans les champs ou dans l'industrie

In-12. 115 pages. — **Prix : 1 franc**

Georges CARRÉ, ÉDITEUR, 112, BOUL. ST-GERMAIN, PARIS — 23

X. FRANCOTTE
Assistant à l'Université de Liège

LA DIPHTÉRIE
CONSIDÉRÉE PRINCIPALEMENT AU POINT DE VUE
DE SES CAUSES, DE SA NATURE, ET DE SON TRAITEMENT
DEUXIÈME ÉDITION

Volume in-8°, 416 pages, avec planche lithographique.

Prix : 8 francs

Ce livre, couronné au concours belge de l'enseignement supérieur, constitue un traité complet, à la fois scientifique et clinique de la diphtérie, où sont condensés et critiqués les nombreux travaux sur la question. Cet ouvrage n'est cependant pas une œuvre d'érudition pure, l'auteur a vu lui-même et a expérimenté.

Multa paucis pourrait être l'épigraphe du livre ; aussi à défaut d'une analyse impossible à réaliser, signalerons-nous çà et là quelques chapitres.

Le premier, Anatomie pathologique, contient l'étude expérimentale des dissolvants des fausses membranes, le résumé des recherches de Jacobi : la pénétration des fausses membranes dans l'épaisseur des tissus où leur végétation pour ainsi dire en dépôt superficiel dépend surtout de la structure des tissus sous-jacents. Cette loi expliquerait les divergences, en apparence contradictoires, des histologistes sur la structure de ces nouvelles formations.

En symptomatologie, l'auteur esquisse le tableau des cinq formes : simple bénigne, — infectieuse, — toxique d'emblée, — maligne, — fruste-chronique, qu'il admet, puis reprend l'analyse de chaque symptôme, le précise, en indique les degrés, détermine la fréquence, fixe la valeur.

Après l'enquête minutieuse et discutée des conditions pathogénétiques de la maladie au chapitre : Étiologie, l'auteur traite de la nature de la diphtérie. Il ne voit dans les théories parasitaires actuelles qu'une renaissance de la pathologie animée du moyen âge. Plus d'un lecteur s'étonnera sans doute de voir ainsi comparer les vues de l'esprit d'autrefois aux expériences d'aujourd'hui. Néanmoins, la plupart des critiques sont fondées en ce qui concerne la diphtérie. L'élément pathogène de la maladie n'est point définitivement connu ; mais Lœffler lui-même, dans la citation que fait M. le docteur Francotte, est loin d'attribuer sans restriction un rôle pathogène à ses bacilles.

Le dernier tiers de l'ouvrage, plus de cent pages, est consacré au traitement qui s'adresse à la maladie elle-même, aux localisations diphtéritiques, aux symptômes et aux complications, qui est enfin diététique et prophylactique.

Ce dernier chapitre termine magistralement une œuvre magistrale, et fait de ce livre un ouvrage de premier ordre, destiné à un nombreux public, puisque toutes les questions délicates que soulève la diphtérie sont là sinon résolues, toujours traitées avec une grande sûreté de jugement.

Nous ne parlerons ni du style toujours clair et concis, souvent imagé, ni de l'exécution matérielle de l'ouvrage enrichi de figures et de courbes thermométriques ; elle fait le plus grand honneur aux presses de l'éditeur.

(Extrait du *Journal des sciences médicales de Lille.*)

26 Georges CARRÉ, ÉDITEUR, 112, BOUL. ST-GERMAIN, PARIS

H. FRITSCH
Professeur d'obstétrique et de gynécologie à l'Université de Breslau

PATHOLOGIE ET TRAITEMENT
DES
AFFECTIONS PUERPÉRALES
OUVRAGE TRADUIT DE L'ALLEMAND
PAR

| **E. LAUWERS** | **E. HERTOGHE** |
| Docteur en médecine à Courtrai | Docteur en médecine à Anvers |

Précédé d'une préface par M. le professeur Eug. HUBERT
Un volume in-16 de 282 pages.

Prix : broché 5 francs. — Cartonné 6 francs

La traduction de ce travail, faite par MM. Ch. Lauwers et Hertoghe, est de tout point remarquable. Nulle part on ne sent l'effort, et le lecteur non prévenu ne peut s'apercevoir qu'il a sous les yeux autre chose que l'original, tant la phrase est concise, claire et sa tournure souvent élégante.

. . . .

Nous ne connaissons pas, dans la littérature française, d'ouvrage analogue, de petit traité résumant, avec les détails nécessaires, les notions théoriques actuellement reçues sur cette grande question de la fièvre puerpérale, et s'arrêtant à toutes les minuties logiques et rationnelles du traitement. C'est cette considération qui nous a engagé a en donner ici une analyse détaillée et plus complète que de coutume. C'est un livre de bonne foi et d'ardente conviction, et l'on est heureux de pouvoir applaudir à des phrases comme celle que nous citons pour finir : « Comme je céderais volontiers tous les succès de mes opérations gynécologiques pour la conviction d'avoir, comme professeur, inculqué à mes élèves des notions sûres d'antisepsie, d'humanité et de fidélité au devoir. »

Dr A. DELASSUS.
(Extrait du *Journal des sciences de Lille.*)

GALLEZ

HISTOIRE
DES
KYSTES DE L'OVAIRE
Envisagée surtout au point de vue du diagnostic et du traitement
Ouvrage couronné par l'Académie royale de médecine de Belgique
Un volume in-4° de 1000 p., et atlas de 24 pl., renfermant 112 figures.

Prix : 9 francs

FRÉDÉRIC GOMEZ
(DE LA MATA)

Membre de l'Académie des Sciences médicales de Victoria

ÉTUDE THÉRAPEUTIQUE

DES

MÉDICAMENTS MODERNES

DEUXIÈME ÉDITION

Traduite de l'Espagnol par le Docteur Alphonse DELÉTREZ

Et précédée d'une préface du Docteur LEFEBVRE

Un volume in-16, 360 pages. — **Prix : 3 francs**

Étudier d'une manière complète les substances médicamenteuses employées ou découvertes récemment mais possédant une valeur scientifique incontestable; les décrire, les analyser, faire connaître leur action physiologique, et en décrire leurs indications rationnelles; indiquer leurs doses et leurs formes pharmaceutiques, tel a été le programme suivi par l'auteur dans ce travail.

Il s'est efforcé de recueillir ce qui a été écrit sur les agents thérapeutiques utiles et contrôlés par des expériences, passant sous silence les médicaments qui, malgré la grande réputation qu'ils s'étaient faite au début, n'ont pas tardé à être rejetés de la matière médicale. Il faut tenir compte en effet d'une part de l'enthousiasme scientifique, de celui qui découvre une nouvelle substance (enthousiasme que l'on conçoit d'ailleurs) et d'autre part du mercantilisme, et du désir de lucre qui ne reculent devant aucun moyen quand il s'agit de vendre certains produits.

Ce que nous avançons est triste à .lire, mais est cependant incontestable, témoin l'énorme quantité toujours croissante de médicaments pompeusement prônés et auxquels on accorde une place dans les publications scientifiques.

Mais le premier enthousiasme tombe bientôt et laisse après lui dans la pratiq   une amère déception qui rappelle bien souvent au médecin cette phrase célèbre « *Il n'y a pas de thérapeutique* » et infiltre ainsi dans l'esprit du praticien le doute et le scepticisme.

Le lecteur trouvera dans cet ouvrage les monographies des substances médicamenteuses, les faits cliniques observés, la série d'expériences et d'études faites par les hommes de science ; avec de telles bases, il pourra agir en connaissance de causes au lit du malade.

La thérapeutique est la partie la plus importante de la médecine ; son étude complète exige une série de connaissances physiques, chimiques et physiologiques qu'on ne peut négliger. Celui qui est un bon thérapeutiste sera un bon praticien ; nous devons toujours avoir à l'esprit que le temps de l'indication peut être très court et que nous devons savoir en profiter, comme le dit Hippocrate.

L. GRELLETY
(DE VICHY)

DES PRÉCAUTIONS HYGIÉNIQUES

A PRENDRE CONTRE LA FIÈVRE TYPHOÏDE

Prix : 0 fr. 75

13

28 Georges CARRÉ, ÉDITEUR, 112, BOUL. ST-GERMAIN, PARIS

GUIBERT

HISTOIRE NATURELLE ET MÉDICALE

DES

NOUVEAUX MÉDICAMENTS

Introduits dans la thérapeutique depuis 1830 jusqu'à nos jours

DEUXIÈME ÉDITION

AUGMENTÉE DES MÉDICAMENTS ADMIS EN THÉRAPEUTIQUE DEPUIS 1865, JUSQU'EN 1874

Par le Docteur HECKEL

Professeur agrégé à la Faculté de Montpellier

Ouvrage couronné (Médaille d'or) par la Société royale des Sciences médicales et naturelles de Bruxelles.

Deux volumes in-8°, 1000 pages (au lieu de 16 francs). — **Prix : 6 francs**

GUIDE DU VACCINATEUR

LES DEUX VACCINS

Prix : 1 franc

C. GUIGNARD

VELPEAU

SA JEUNESSE

Prix : 1 franc

Voilà un petit ouvrage qui est fait assurément pour glorifier le D⟨r⟩ Velpeau, la Touraine, et aussi la médecine, dont on dit pourtant qu'elle perd son honneur tous les jours.

Les sources auxquelles le D⟨r⟩ C. Guignard a puisé ses documents viennent du pays même où Velpeau est né et où il a passé au milieu des cultivateurs les vingt premières années de sa vie. La partie anecdotique de cette excellente notice où l'auteur a bien mis en relief les qualités particulières de l'homme qui, fils d'artisan, a su s'élever au premier rang, est des plus intéressantes.

On ne peut que féliciter le D⟨r⟩ Guignard, sur son œuvre et sur l'opportunité de sa publication qui apporte un concours utile à la souscription pour le monument Bretonneau, Trousseau et Velpeau.

Georges CARRÉ, ÉDITEUR, 112, BOUL. ST-GERMAIN, PARIS   29

GUILLAUME HACK
Professeur à l'Université de Fribourg en Brisgau

AFFECTIONS DU NEZ
DU TRAITEMENT OPÉRATOIRE RADICAL DE CERTAINES FORMES DE
MIGRAINE, ASTHME, FIÈVRE DE FOIN
TRADUIT DE L'ALLEMAND
1 vol. gr. in-8°, de 100 pages

A. HAMON

ÉTUDE SUR LES EAUX POTABLES
ET LE PLOMB
Brochure in-12, 72 pages — **Prix : 1 fr. 50**

L'opuscule de M. Hamont est une véritable monographie où sont réunies les opinions de tous les adversaires de l'emploi du plomb pour le service des eaux alimentaires, et ils sont nombreux. Et ils ont raison. Cet emploi, malheureusement, est une de ces hérésies tellement invétérées qu'on désespère d'en venir à bout. Tous les hygiénistes émoussent leur plume à la combattre et l'on ne peut que féliciter M. Hamon de venir à son tour frapper sur le clou pour l'enfoncer. Puisque la goutte d'eau creuse la pierre peut-être arrivera-t-on un jour à faire comprendre qu'un empoisonnement lent n'en est pas moins un empoisonnement.

DU MÊME AUTEUR
CHRONIQUE DE L'HYGIÈNE EN EUROPE
Brochure in-8° jésus de 56 pages. — **Prix : 1 franc**

Ce travail est une importante revue que M. Hamon a fait de l'état hygiénique des principales cités d'Europe. L'auteur s'étend surtout sur les eaux potables à Paris, Barcelone, Buda-Pesth, Vienne, Prague, Rome, Naples. Les égouts de Paris, de Barcelone, de Prague, de Naples sont étudiés très judicieusement. La brochure se termine par un examen de la vaccination cholérique de Ferran et par une étude sur l'hygiène et l'éducation physique de l'enfance.

HAYOIT

DES ACCIDENTS CÉPHALIQUES SYMPATHIQUES
DE LA DYSPEPSIE
Prix : 1 fr. 25

30   Georges **CARRÉ**, ÉDITEUR, 112, BOUL. ST-GERMAIN, PARIS

HEGER

Étude critique et expérimentale sur l'émigration des globules du sang, envisagée dans ses rapports avec l'inflammation In-8°. **2 fr.** **Recherches sur la circulation du sang dans les poumons.** In-8° avec planches. . . . . **2 fr.**	**Expériences sur la circulation du sang dans les organes isolés.** Introduction à une étude sur les effets toxiques par la méthode des circulations artificielles. In-8°, 70 pages . . . . **2 fr.**

L'ABBÉ A. HOULÈS

ACTION DU CUIVRE SUR L'ECONOMIE
HISTOIRE D'UN VILLAGE
Prix : 0 fr. 75

EUGÈNE HUBERT
Professeur ordinaire à la Faculté de médecine.

COURS D'ACCOUCHEMENTS
Professé à l'Université de Louvain
TROISIÈME ÉDITION
Revue, corrigée et augmentée.

Deux beaux volumes grand in-8° imprimés avec le plus grand luxe.

¡Prix : 23 francs

Le traité d'accouchements du professeur de Louvain est depuis longtemps connu en France. La nouvelle édition que nous annonçons aujourd'hui au public médical a été soigneusement revue par l'auteur, corrigée et partout remise au niveau du progrès.

Le premier volume (618 pages, 104 figures sur bois) traite des fonctions génitales, de la grossesse, de l'accouchement, de la délivrance, des couches et des soins à donner au nouveau-né. Les chapitres le plus particulièrement remaniés sont ceux relatifs aux infections puerpérales, aux difficultés du diagnostic de la grossesse, aux lois de l'accomodation du fœtus.

Le second volume (726 pages, 238 figures sur bois) est consacré à la dystocie et expose les anomalies, les difficultés et les accidents du travail et de la délivrance.

Parmi les questions les plus modifiées, nous signalerons surtout l'amputation utéro ovarique, les hémorrhagies, l'embryotomie, le forceps, etc.

HYGIÈNE

Quatrième Congrès international d'Hygiène et de Démographie à Genève
(*Du 4 au 9 septembre 1882*)
COMPTES RENDUS ET MÉMOIRES

TOME I. — ORGANISATION. — SÉANCES GÉNÉRALES. — PREMIÈRE SECTION. — APPENDICE
TOME II. — DEUXIÈME, TROISIÈME, QUATRIÈME ET CINQUIÈME SECTION

Prix des deux volumes : 20 francs

HYGIÈNE ET ÉDUCATION PHYSIQUE DE LA PREMIÈRE ENFANCE
Prix : 0 fr. 10

HYGIÈNE ET ÉDUCATION PHYSIQUE DE LA DEUXIÈME ENFANCE
(PÉRIODE DE DEUX A SIX ANS)
Prix : 0 fr. 15

JANSSENS

LE SERVICE COMMUNAL

DE LA

DÉSINFECTION A BRUXELLES

Discours prononcé dans la séance de
l'Académie royale de médecine de Belgique, du 2 août 1884.

Brochure in-8° de 16 pages. — **Prix : 1 franc**

JOSEPH JEANDIN
Ancien assistant de clinique médicale à l'Université de Genève

ÉTUDE SUR L'ACTINOMYCOSE
DE L'HOMME ET DES ANIMAUX

Brochure grand in-8°, 150 pages. — **Prix : 3 francs**

La maladie qui fait le sujet de ce travail présente un aspect de nouveauté, sans doute parce qu'elle a passé longtemps méconnue ou ignorée.

Elle n'a pas toujours porté son nom d'aujourd'hui. Les traces conservées par l'histoire ne peuvent être poursuivies au delà de quarante ans en arrière, et les premières que l'on trouve se rapportent à des observations chez l'homme.

Bien isolées et bien rares, dans l'étrangeté de leur caractère, qui avait frappé les observateurs, elles ne trouvèrent pas même une source de publicité.

C'est aux médecins vétérinaires que nous devons la découverte de l'Actinomycose. Certains auteurs ont prétendu avoir déjà dit depuis longtemps ce que d'autres venaient de dire. De là, controverses multiples, parfois assez vives; et quel en a été le résultat?... Assurément quelques erreurs... de sorte que nous ne les passons pas sous silence; il y avait là, en effet, des éléments pour un chapitre spécial.

Quant à la nature de la maladie, nous verrons par les études qui ont été faites à ce sujet que nous pouvons à bon droit la qualifier d'infectieuse.

On l'observe plus fréquemment en Italie et en Allemagne, mais il faut tout de suite ajouter aussi que c'est dans ces deux pays qu'elle est le mieux étudiée et le mieux connue.

Les autres pays n'en sont pas exempts, c'est du moins ce que prouve la bibliographie.

La littérature médicale relative à notre sujet se trouve déjà passablement étendue, et cependant les ouvrages en langue française y tiennent peu de place.

A part le remarquable travail de Firke, assistant à l'université de Liège, les diverses publications que nous avons réunies sont des communications restreintes à un point de vue spécial ou bien des analyses trop résumées pour donner une idée assez exacte des connaissances déjà acquises.

Dans ces circonstances, nous avons essayé de grouper les points principaux relatifs à l'Actinomycose et les plus intéressants pour les médecins. Trop heureux si ces quelques pages sont un peu nouvelles pour quelques-uns.

L. JOLLY
Pharmacien de première classe, officier d'Académie

LES PHOSPHATES

Leurs fonctions chez les êtres vivants, végétaux et animaux

Un fort volume grand in-8° jésus. — **Prix : 20 francs**

Agriculteur, éleveur, médecin, parlent chaque jour de phosphates. Tous reconnaissent que ces agents jouent un rôle considérable chez les êtres vivants. Mais ce rôle, quel est-il? Bien des brochures, bien des opuscules ont été publiés sur cette importante question; mais ils ne visaient qu'un point particulier du problème. Il n'existe pas d'ouvrage envisageant ce sujet dans sa généralité biologique; pas plus en Allemagne qu'en Angleterre.

Le volume dont nous annonçons la récente publication répond donc à un besoin de la science. Nous serions bien surpris s'il n'était pas appelé à faire sensation dans le monde savant, par les théories nouvelles qui y sont exposées, lesquelles s'appuient sur des recherches chimiques, physiologiques et expérimentales poursuivies avec persévérance depuis un grand nombre d'années.

H. JOURNEZ

RAPPORT SUR L'ÉPIDÉMIE

DE

FIÈVRE TYPHOÏDE

Qui a régné dans la garnison de Liège pendant le premier trimestre 1883.

In-8° de 56 pages. — **Prix : 1 fr. 50**

F. KŒNIG

Geheimer Medicinalrath, professeur et directeur de la clinique chirurgicale
de Guttingue

LA TUBERCULOSE DES OS
ET DES ARTICULATIONS
D'APRÈS LES OBSERVATIONS PERSONNELLES DE L'AUTEUR

Traduit de l'allemand par le Docteur Paul LIEBRECHT,
Assistant à l'Université de Liège

Volume grand in-8° avec 18 figures intercalées dans le texte.

Prix : 5 francs

C'est avec un véritable bonheur que nous signalons l'apparition de la traduction française du remarquable travail du professeur Kœnig. Œuvre éminemment personnelle, basée sur une observation minutieuse d'un grand nombre de faits, elle est, comme dit l'auteur dans sa préface, l'exposé de ce *qu'il sait et considère comme vrai* à l'heure actuelle, sur la tuberculose des os et des articulations.

Il nous serait bien difficile d'en donner une analyse exacte et détaillée. Ce livre est de ceux qu'on ne dissèque pas. Il faut le lire et le relire sans cesse pour bien se pénétrer de toutes les idées qu'il renferme et qu'on rencontre pour ainsi dire à chaque page.

Tel est, dans ses grandes lignes, le magnifique traité du professeur Kœnig. Il nous eût été impossible d'en donner une meilleure idée, sans excéder de beaucoup les bornes d'un compte rendu ordinaire. Nous ne pouvons donc qu'en conseiller fortement la lecture, non seulement aux chirurgiens que la question concerne spécialement, mais même à tous les médecins qui s'intéressent à la tuberculose. En terminant, adressons nos plus sincères félicitations au Dr Liebrecht pour sa traduction si claire et si littéraire. C'est un grand service qu'il a rendu aux chirurgiens de langue française, en mettant à leur portée un travail qui occupera une si grande place dans l'histoire de la tuberculose articulaire, nous l'en remercions vivement.

(Extrait du *Journal d'accouchement* de Liège.)   Dr F. FRAIPONT.

KUBORN

Études sur les maladies particulières aux ouvriers mineurs, employés aux exploitations houillères en Belgique. In-4°, 302 pages . . . . **6 fr.**	**Des causes de la mortalité comparée de la première enfance dans les principaux climats de l'Europe.** Rapport présenté au Congrès international d'hygiène et de sauvetage. Grand n-8°, 113 pages. . . . . **4 fr. 50**

34   Georges CARRÉ, ÉDITEUR, 112, BOUL. ST.-GERMAIN, PARIS

S. LAACHE
Médecin du « Rigshospitalet » à Christiania

GUIDE PRATIQUE
DE

L'ANALYSE DES URINES

Traduit de l'allemand par X. FRANCOTTE
Assistant à l'Université de Liège

Un petit volume de 170 pages, avec 23 gravures sur bois. — **Prix : 3 francs**

LAHOUSSE

RECHERCHES EXPÉRIMENTALES
SUR LES

LÉSIONS HISTOLOGIQUES DU REIN
PRODUITES PAR LA CANTHARIDINE

Suivies de considérations sur divers symptômes de l'Albuminurie chez l'homme.

Avec planche lithographiée. **Prix : 2 francs**

DU MÊME AUTEUR

RECHERCHES HISTOLOGIQUES
SUR LA GENÈSE DES GANGLIONS ET DES NERFS SPINAUX

Brochure in-8° de 300 pages et une planche (extrait du *Bulletin de l'Académie de médecine*). — **Prix : 2 francs**

LALIEU

MANUEL D'OXALIMÉTRIE
OU MÉTHODE DE TITRAGES

Fondée sur l'emploi combiné de l'Acide oxalique et du Permanganate de potasse

Applicable à l'essai de substances médicamenteuses alimentaires, etc.

In-12 avec figures. — **Prix : 3 francs**

Georges **CARRÉ**, ÉDITEUR, 112, BOUL. ST-GERMAIN, PARIS   35

ED. LANGLEBERT

TRAITEMENT

DES

MALADIES VÉNÉRIENNES

Conférences recueillies par le Docteur Ph. MARÉCHAL

SUIVIES D'UNE ÉTUDE SUR

L'EMPOISONNEMENT MERCURIEL LENT

Par le Docteur Ph. MARÉCHAL

Un volume in-12. — **Prix : 2 francs**

Sous ce titre, vient de paraître un opuscule qui est appelé à un grand et légitime succès. C'est la publication des conférences faites il y a deux ans par le docteur Edmond Langlebert devant un nombreux public de médecins et d'étudiants et qui ont produit sur tous ceux qui les ont suivies, une si vive impression.

L'ouvrage a surtout pour but de bien déterminer quel doit être le véritable traitement des maladies vénériennes dans les diverses phases de leur évolution. Il n'envisage que le traitement de ces maladies en cinq conférences sur la *Blennorrhagie*, la *Blennorrhée*, le *Chancre simple* et la *Syphilis*.

L'éloge du docteur Langlebert n'est plus à faire : c'est un des maîtres qui, avec Ricord, ont le plus fait pour l'étude et la connaissance de la syphilis.

Les leçons ont été rédigées avec clarté par le docteur Maréchal. Le jeune syphiliographe les a fait suivre d'une étude sur l'*Empoisonnement mercuriel lent*, étude dans laquelle il lutte contre la déplorable tendance de l'époque à administrer le mercure à doses vraiment toxiques. Cette remarquable étude assure à son auteur un plein succès.

LARONDELLE

DE LA

VALEUR RELATIVE DES AMPUTATIONS

ET DES RÉSECTIONS DANS LES TUMEURS BLANCHES

In-8°, 180 pages. — **Prix : 6 francs**

S. LASKOWSKI
Professeur d'Anatomie à la Faculté de Médecine de Genève

L'EMBAUMEMENT

La Conservation des Sujets et les Préparations Anatomiques

Mémoire couronné par l'Académie des Sciences de Caen

Un volume in-8°. — Prix : 4 francs

Sollicité depuis longtemps de livrer à la publicité son procédé d'embaumement et de conservation des sujets et des préparations anatomiques, imparfaitement connu par les articles des journaux et par des communications faites au sein des sociétés savantes, l'auteur s'est décidé à publier dans un travail un peu plus complet les résultats de son expérience et de ses recherches sur la conservation des cadavres et des pièces anatomiques.

Ce travail se compose de trois chapitres :

Dans le premier l'auteur parle des embaumements, anciens et modernes au point de vue critique, c'est-à-dire de la conservation indéfinie.

Dans le second il s'occupe de la conservation des sujets destinés aux dissections, ou de la conservation temporaire.

Le troisième traite de la conservation des pièces anatomiques et anatomo-pathologiques qui doivent figurer dans les musées et dans les collections.

S. LAURA
Professeur Commandeur, membre de l'Académie de Médecine et du Conseil supérieur d'Hygiène de Turin

SOUS PRESSE :

TRAITÉ DE THÉRAPEUTIQUE

ET DE PHARMACODYNAMIE DOSIMÉTRIQUES COMPARÉES

Traduit par E. GRAS
Secrétaire de l'Institut dosimétrique

Ouvrage couronné au Concours de médecine dosimétrique (1885).

MÉDAILLE D'OR ET PRIX DE 1000 FRANCS

CH. LEDRESSEUR

TRAITÉ D'ANATOMIE DESCRIPTIVE

Tome I, viii-422 pages; tome II, viii-588 pages.

Prix : 15 francs. — Relié 18 francs

RÉSUMÉ DU COURS D'ANATOMIE DES RÉGIONS
In-8°. — Prix : 6 francs

LEFEBVRE
Professeur à la Faculté de Médecine de l'Université de Louvain

LE PÈRE, LA MÈRE ET L'ENFANT
TROISIÈME ÉDITION, REVUE ET CORRIGÉE
Un volume in-12, 120 pages. — **Prix : 1 fr. 50**

Le but essentiel du mariage, c'est de transmettre la vie à de nouvelles générations. A quelles conditions verrons-nous sortir des entrailles de la famille de jeunes créatures vigoureuses et saines? L'auteur a cherché à analyser ces conditions. Elles sont nombreuses, mais les plus importantes résident dans les qualités mêmes des parents. La constitution, le tempérament, la santé du nouvel être dépendent avant tout de la constitution, du tempérament, de la santé de ses auteurs. Lorsqu'un jeune homme aspire à l'honneur de perpétuer sa race, il devra surtout tenir compte des points suivants : l'hérédité, c'est-à-dire cette loi du monde vivant en vertu de laquelle les parents transmettent à leurs enfants leurs propres qualités; l'âge de la jeune personne à qui il va joindre ses destinées; les liens de parenté qui peuvent exister entre elle et lui; enfin ses qualités morales. Inutile d'ajouter que la jeune personne a les mêmes considérations à peser de son côté. Telles sont les questions que l'auteur a esquissées dans ce petit volume aussi intéressant qu'utile.

DU MÊME AUTEUR

Louise Lateau de Bois-d'Haine. Sa vie. — Ses extases. — Ses stigmates. 2ᵉ édit. In-12, 395 pages. . **2 fr. 50**

Du Choléra. Origine. — Propagation. — Moyens préservatifs. In-8° de 40 pages. . . . . **1 fr. 25**

F. LEFEBVRE
Professeur ordinaire, membre de l'Académie royale de médecine de Belgique, etc.

T. DEBAISIEUX
Professeur ordinaire, correspondant de l'Académie royale de médecine de Belgique, etc.

COURS DE MÉDECINE OPÉRATOIRE
Professé à l'Université de Louvain

Deux beaux vol. gr. in-8°, formant ensemble 1500 p., accompagnés de nombreuses figures.

Prix : 28 francs les deux volumes

Le Troisième volume est actuellement en préparation

PREMIER VOLUME

CONSIDÉRATIONS GÉNÉRALES. — PANSEMENTS. BANDAGES ET APPAREILS DE FRACTURES. — PETITE CHIRURGIE

Se vend séparément : 10 francs

DEUXIÈME VOLUME

OPÉRATIONS GÉNÉRALES
Se vend séparément : 18 francs

LIEBRECHT

DE L'EXCISION DU GOITRE PARENCHYMATEUX
In-8° de 270 pages. — **Prix : 6 francs**

38 Georges CARRÉ, ÉDITEUR, 112, BOUL. ST.-GERMAIN, PARIS

J. LISTER

CHIRURGIE ANTISEPTIQUE

ET THÉORIE DES GERMES
ŒUVRES RÉUNIES
Traduction du docteur Gustave BORGINON

Un volume in-8°, de 640 pages. — **Prix : 10 francs**

Ce livre n'a pas été composé mais simplement réuni. Le lecteur n'y trouvera donc point un plan d'ensemble. Les publications, écrites par l'auteur en vue de tenir le public médical au courant des progrès incessants de la chirurgie antiseptique se suivent simplement dans l'ordre chronologique. Cet ordre présente ici d'ailleurs de grands avantages. Il permet au lecteur de suivre pas à pas le créateur du système antiseptique dans la voie des découvertes. Ce chemin une fois parcouru laisse dans la mémoire des traces ineffaçables. Presqu'à chaque page on rencontre une innovation; on en comprend toujours, souvent même on en prévoit le motif. Chaque perfectionnement est rattaché à quelques cas chirurgicaux extrêmement intéressants qui sont à la fois des exemples de son application et des preuves de sa valeur. D'autre part, on ne perd jamais de vue le fil conducteur qui a guidé Lister dans la voie nouvelle, la « théorie des germes ». Cette théorie, base du système antiseptique, se trouve exposée avec une grande clarté en maints endroits de ce livre, et si elle avait encore besoin de preuves après les immortelles démonstrations de Pasteur et de Tyndall, elle serait certes irréfutablement démontrée par les expériences si soigneusement, si minutieusement exécutées de Lister.

Au reste, les faits nombreux de la chirurgie antiseptique constituent tous, lorsqu'ils sont bien entendus, des preuves à l'appui de la théorie qui leur sert de base, preuves dont la force démonstrative n'est dépassée par aucune expérience de laboratoire. Aussi, quand on a parcouru toutes ces publications où Lister décrit ses expériences et ses opérations les plus intéressantes, on a rencontré tant de faits qui démontrent la vérité du « principe antiseptique », on est si impressionné par l'accent de conviction qui règne dans ces pages où revers et succès sont relatés par une plume amoureuse de la vérité, qu'on se laisse aisément convaincre de la haute valeur de la méthode nouvelle et de l'exactitude de son principe fondamental, ou que l'on n'attend plus que les résultats de quelques expériences entreprises à l'instar de Lister, pour faire un sincère acte de foi au nouvel Évangile chirurgical.

LIVRE JUBILAIRE

PUBLIÉ PAR
LA SOCIÉTÉ DE MÉDECINE DE GAND

Impression de luxe avec vignettes, culs-de-lampe et 1 planche hors texte. 1885

Un volume in-8° de 419 pages. — **Prix : 15 francs**

SOMMAIRE :

Numismatique médicale belge. *H. Kluyskens.* — De l'emploi thérapeutique des sels de cuivre dans la scrofulose. *N. Du Moulin.* — Nos aliénés. *B. C. Ingels.* — Note sur le traitement du rhumatisme. *G. Jorissenne.* — Sur les éléments morphologiques du manubrium du sternum chez les mammifères. *Paul Albrecht.* — Des avantages du pansement métallique à feuilles d'étain dans la chirurgie des armées. *Jules Félix.* — Angiome simple, lipomatode de l'orbite avec concrétions phlébolithiques. *Van Duyse.* — Fonction nouvelle de la salive. *Léon Fredericq.* — Composition saline du sang et des tissus des animaux marins, *par le même.* — Influence des variations de la composition centésimale de l'air sur l'intensité des échanges respiratoires, *par le même.* — Intoxication mercurielle à la suite d'une seule insufflation de poudre de calomel dans le cul-de-sac conjonctival. *G. Claeys.* — De la réduction de la tête dans les positions occipito-postérieures. *Goddyn.* — Contribution à l'étude de la docimasie pulmonaire. *Ch. de Visscher.* — De la restitution fonctionnelle de l'écorce cérébrale après extirpation. *J.-P. Nuel.* — Colobome temporal de la papille du nerf optique. Contribution à l'étude de la myopie héréditaire, *par le même.* — Description de drogues nouvelles ou peu connues, *J. Mac Leod.* — Contribution à l'étude de la paralysie spinale atrophique aiguë, *Richard Boddaert.* — Note sur une inclusion concentrée dans un œuf de poule. *C. Van Bambeke.* — Sur l'emploi du sublimé corrosif comme antiseptique. *Ed. Dubois*

LOGIE

DAVOS ET LES STATIONS HIVERNALES DU MIDI

(Cannes, Nice, Menton, San-Remo, etc.)

In-8°, 50 pages. — Prix : **2 francs**

ARTHUR LUTZE

MANUEL DE L'HOMÉOPATHIE

Publié et revu par Paul-Arthur LUTZE

DEUXIÈME TIRAGE

Un volume petit in-8°, 320 pages. — **Prix : 5 francs**

Le fait que les doses infiniment petites, impondérables et invisibles, et ainsi d'autant plus raffinées agissent mieux, avec plus de force et plus profondément que les matières premières de ces mêmes médicaments, est pour beaucoup une énigme et une pierre d'achoppement. Mais que l'on songe que le système nerveux malade est aussi plus raffiné et affaibli, et qu'un son, un coup, même le tic-tac d'une montre, occasionne souvent de l'effroi, de la peur et de l'agitation. Cependant, combien les doses homéopathiques les plus petites sont plus fortes que ces simples mouvements de l'air, *de vrais riens pour l'homme en santé, des causes importantes d'aggravation et même de la mort pour des maladies graves*

En guérissant beaucoup de maux sans cela inguérissables, l'homéopathie démontre que chaque maladie a son siège principal et son origine dans le système nerveux. Les médicaments doivent agir sur les nerfs, le fluide impalpable et qui n'a encore jamais pu être perçu par les sens. Ne faut-il donc pas avoir les remèdes les plus fins, semblables aux nerfs et l'homéopathie ne les a-t-elle pas trouvés par son maître? Ces doses infiniment petites en médicaments peuvent seules s'assimiler aux nerfs souffrants et la guérison ne se produit pas là où cette assimilation a lieu; de même la nutrition du corps n'a lieu que par l'assimilation des aliments aux sucs par le moyen des organes digestifs. L'action de la digestion est un rapport aux aliments ce que la dilution élevée de puissance est par rapport aux médicaments.

DU MÊME AUTEUR

PETIT MANUEL DE L'HOMÉOPATHIE

CONTENANT LES NOTIONS ESSENTIELLES SUR CE NOUVEL ART MÉDICAL

Un petit volume de 60 pages. — **Prix : 1 fr. 50**

H. MARIÉ-DAVY

ÉPURATION DES EAUX D'ÉGOUT

PAR LE SOL DE GENNEVILLIERS

Prix : 0 fr. 50

DU MÊME AUTEUR

ASSAINISSEMENT DE PARIS

Système du tout à l'égout; canalisation spéciale des vidanges

Prix : 0 fr. 50

MARMISSE

NÉCROLOGIE MÉDICALE RAISONNÉE

OU RECHERCHES STATISTIQUES ET PATHOLOGIQUES SUR LES DÉCÈS CHEZ LES MÉDECINS

Prix : 1 franc

E. MASOIN

TRAITÉ DE PHYSIOLOGIE

PREMIER FASCICULE

MOUVEMENTS. — PHONATION. — INNERVATION

In-8°. — **Prix : 4 fr. 50**

MELSENS

Emploi thérapeutique de l'am-moniaque, des sels et des composés ou mélanges ammoniacaux complexes dans les affections des organes respiratoires. Broch. in-8°. . . . . **0 fr. 50**	**Sur l'emploi de l'Iodure de po-tassium** pour combattre les affections saturnines mercurielles et les accidents consécutifs de la syphilis. In-8° . . . . **1 fr.**

MERCHIE

MANUEL PRATIQUE

DES

APPAREILS MODELÉS

OU NOUVEAU SYSTÈME DE DÉLIGATION

Pour les Fractures des membres, les Luxations, les Entorses et autres lésions, nécessitant une immobilisation complète et instantanée.

Un gros vol. in-8° de 600 pages orné de planches intercalées dans le texte.

Prix : 8 francs

M.-G. MEYNET

DES LAITS CONDENSÉS

AU POINT DE VUE DE L'ALIMENTATION PUBLIQUE

ET PLUS PARTICULIÈREMENT DE CELLE DES ENFANTS NOUVEAU-NÉS

Prix : 0 fr. 75

Georges CARRÉ, ÉDITEUR, 112, BOUL. ST-GERMAIN, PARIS   41

MEYNNE
Médecin de Régiment, etc.

ÉLÉMENTS DE STATISTIQUE MÉDICALE MILITAIRE

Brochure in-8°, 200 pages. — **Prix : 2 francs**

DU MÊME AUTEUR

Topographie médicale de la Belgique, études de géologie, de climatologie, de statistique et d'hygiène publique. Un volume in-8°, 582 pages et cartes. . . . . **10 fr.**	**Étude d'hygiène publique et sociale et de géographie médicale, appliquées à la Belgique.** Un volume in-8°, 122 pages. . . . . **3 fr.**

CARL MICHEL
(DE COLOGNE)

ÉTUDES CLINIQUES

DU TRAITEMENT

DES

MALADIES DE LA GORGE ET DU LARYNX

Ouvrage revu spécialement par l'auteur pour l'édition française

TRADUIT DE L'ALLEMAND

Par le Docteur CALMETTES

Un volume grand in-8° de 114 pages. — **Prix : 4 francs**

Le *Traité des maladies du nez* de Michel a obtenu dès son apparition un très vif succès, puisqu'il existe aujourd'hui une traduction anglaise et une traduction française, déjà épuisée. Le second volume, concernant le pharynx et le larynx ne le cède en rien au premier ; aussi avons-nous cru devoir en donner également une édition française. L'opinion de la presse était d'ailleurs unanime. Chez nous, la *Revue de chirurgie*, entre autres, disait en terminant son compte rendu très élogieux (10 avril 1881) :

« Cette manière de résumer les faits rend très profitable la lecture du travail de Michel *que* « *nous ne saurions trop recommander à nos compatriotes. Les divers modes de traitement,* « les opérations auxquelles il donne la préférence, sont décrites avec une minutie de détails « qui permet à chacun de les appliquer... » En Allemagne, Rossbach (*Monatschrift für* « *Ohrenh*, 7, 1881) déclare que l'ouvrage renferme des observations pratiques du plus haut intérêt, qu'il est précieux pour l'instruction des jeunes laryngologistes et que les praticiens plus avancés y trouveront la confirmation de leurs observations personnelles.

Ce ne sont pourtant ni l'un ni l'autre des traités, au véritable sens du mot. L'auteur ne dit que ce qu'il a vu, et n'aborde que les points sur lesquels l'expérience lui a fourni des résultats importants ; c'est un diagnostic à discuter, un bon traitement à proposer, une séméiologie à établir. Aussi, aucun ordre apparent ; à côté de la laryngite chronique on trouve un chapitre sur l'enrouement ; mais qu'on oublie un instant ces habitudes d'école et qu'on le lise au fur et à mesure de ses besoins, on sera frappé des véritables trésors cliniques que renferme cet ouvrage, d'une apparente simplicité, mais qui en réalité s'adresse à des praticiens déjà familiarisés avec les difficultés de la pratique spéciale.

Sur notre demande, l'auteur a soigneusement revu et complété son œuvre pour l'édition française, qui par suite diffère sensiblement de l'édition originale.

MIOT

RECHERCHES PHYSIOLOGIQUES
SUR L'INNERVATION DU CŒUR

In-8°, 140 pages. — Prix : 3 francs

DU MÊME AUTEUR

RECHERCHES PHYSIOLOGIQUES
SUR LA FORMATION DES GLOBULES DU SANG

In-4°. — Prix : 3 francs

MŒLLER

DU TRAITEMENT

DES

MALADIES NERVEUSES
PAR L'ÉLECTRICITÉ STATIQUE

In-8°, 31 pages. — Prix : 2 francs

DU MÊME AUTEUR

Du daltonisme au point de vue théorique et pratique. Étude critique des méthodes d'exploration du sens chromatique et rapport à M. le Ministre des travaux publics sur la réforme des employés de chemin de fer, affectés de daltonisme en Suède, Norvège et Danemark. In-8°, 146 pages . . . . 2 fr. 50

Du massage, son action physiologique, sa valeur thérapeutique, spécialement au point de vue du traitement de l'entorse. In-8°, 27 pages. . . . . 1 fr. 50

Le choléra d'après les découvertes modernes. Brochure In-8°. . . . 2 fr.

Georges **CARRÉ**, ÉDITEUR, 112, BOUL. ST.-GERMAIN, PARIS   43

E. MONIN

UN NOUVEAU CHAPITRE DE SÉMÉIOLOGIE

LES ODEURS DU CORPS HUMAIN

Dans l'état de santé et dans l'état de maladie

(OUVRAGE AYANT OBTENU LE PRIX BIENNAL DE LA SOCIÉTÉ DE MÉDECINE PRATIQUE)

DEUXIÈME ÉDITION

Un volume in-12 de 130 pages. — **Prix : 2 francs**

L'accueil si favorable qui a été fait de toutes parts à la première édition de ce travail et la rapidité extraordinaire avec laquelle elle s'est écoulée en France et à l'étranger, témoignent suffisamment de la valeur de l'ouvrage.

L'auteur s'est attaché, dans cette étude, à réhabiliter pleinement le sens de l'odorat, si négligé de nos jours, et à montrer quelle utilité pratique la médecine peut en tirer pour la connaissance des maladies, leur diagnostic, leur pronostic et leur traitement. C'est un chapitre entièrement neuf et bien original à ajouter à tous les traités médicaux. Le sujet intéresse tous ceux qui ont à cœur les progrès de l'art de guérir.

DU MÊME AUTEUR

Traitement du diabète. Brochure in-8°, 68 pages. . . . .   **2 fr.**
La propreté de l'individu et de la maison. Troisième édit. **1 25**
Obésité et maigreur. Essai d'hygiène pratique. **0 75**

NORLANDER & MARTIN

MANUEL

DE

GYMNASTIQUE RATIONNELLE SUEDOISE

A l'usage des Écoles primaires, des Écoles moyennes,
des Athénées, des Écoles normales, de l'Armée et de la Marine

PUBLIÉ D'APRÈS LES MEILLEURES SOURCES

In-8°, VIII-242 pages, 3 planches et 294 figures intercalées dans le texte.

Prix : 5 francs

NYSSENS

TRAITEMENT SPÉCIFIQUE DE LA DYSENTERIE

32 pages. — **Prix : 1fr. 50**

14

44 Georges CARRÉ, ÉDITEUR, 112, BOUL. ST-GERMAIN, PARIS

M.-J. OERTEL
Professeur à l'Université de Munich

TRAITEMENT DE L'OBÉSITÉ
ET DES TROUBLES DE LA CIRCULATION

(AFFAIBLISSEMENT DU CŒUR, COMPENSATION INSUFFISANTE DANS LES LÉSIONS VALVULAIRES
CŒUR GRAS, TROUBLES DE LA CIRCULATION PULMONAIRE, ETC.)

TRADUIT SUR LA TROISIÈME ÉDITION
Par le Docteur L. CALMETTES

Un volume in-8°, 192 pages avec tracés et tableaux. — **Prix : 7 fr. 50**

Cet ouvrage fait partie de l'Encyclopédique thérapeutique de Ziemssen, complément de sa grande Encyclopédie médicale, arrivée aujourd'hui à sa troisième édition.

Bien que compris dans une œuvre de compilation, il constitue un travail absolument original et dû en entier aux recherches de son auteur. Cette thérapeutique toute nouvelle est, du reste, aujourd'hui appliquée par nombre de médecins qui ont confirmé les résultats obtenus, et la guérison du Chancelier de l'empire, obtenue par le Dr Schweninger, élève d'Œrtel, à l'aide de cette méthode, lui a donné une grande notoriété extra-médicale.

Par la traduction de ce livre qui, en quinze mois, a eu trois éditions, nous avons voulu fournir à nos confrères de la langue française le moyen de contrôler et d'appliquer les principes du professeur de Munich.

D'OLIVEIRA CASTRO
DE PORTO (Portugal)

ÉLÉMENTS DE THÉRAPEUTIQUE
ET DE CLINIQUE DOSIMÉTRIQUES

Traduits du Portugais par E. GRAS
Secrétaire de l'Institut dosimétrique

Un volume in-8°, 470 pages. — **Prix : 8 francs**

Ce livre comble une lacune dans la littérature médicale, car c'est le premier traité complet et méthodique de la thérapeutique clinique dosimétrique. Après avoir rapidement exposé la doctrine et les règles de la nouvelle École dosimétrique, le savant portugais passe en revue les diverses maladies, dans leur ordre alphabétique, résumant à propos de chacune d'elles les indications thérapeutiques qu'elles présentent et les moyens de remplir ces indications avec l'alcaloïdathérapie. Les médecins y trouveront donc réunis des matériaux dispersés soit dans les nombreuses œuvres du docteur Burggraeve, soit dans les douze premières années de son Journal. Ce livre a obtenu au concours de médecine dosimétrique, *le grand prix Burggraeve* : c'est donc, en quelque sorte, l'exposition autorisée de la méthode du savant professeur de Gand.

F.-J. ORTH
Professeur

LE TRÉSOR MÉDICAL DES FAMILLES

OU

TRAITEMENT FACILE, RAPIDE ET SÛR

PAR L'HOMÉOPATHIE

DES MALADIES LES PLUS ORDINAIRES

D'après les meilleurs ouvrages connus jusqu'à ce jour

Brochure in-8°, 90 pages. — **Prix : 1 fr. 50**

Il y a bientôt près d'un siècle que l'homéopathie a pris naissance et que, peu à peu, elle s'est répandue sur toutes les parties du globe. Malgré cela, la plupart des mortels n'ont pas encore su profiter de ses bienfaits; les uns ignorant tout à fait l'existence d'un système de médecine qui guérit plus rapidement, plus sûrement et avec beaucoup moins de douleurs et de dépenses les maladies auxquelles l'humanité est sujette; d'autres parce qu'ils n'ont pas l'occasion de profiter de ses bienfaits, vu que le praticien leur manque, et encore d'autres qui, par une sotte antipathie ou par une antipathie systématique, ne veulent pas utiliser ses avantages.

Nous n'avons pas besoin ici de faire l'apologie de l'homéopathie pour ceux qui la connaissent; nous tenons simplement à ramener un grand nombre de personnes dans le giron de cette bonne et si utile doctrine de notre maître et leur en faire faire connaissance par la pratique de ses principes et par l'application des médicaments sur les malades.

Notre livre est divisé en trois parties : la première nous parle de l'essence de l'homéopathie, des signes par lesquels on apprend à connaître la maladie, du choix à faire parmi les médicaments, de la manière de prendre les médicaments, du régime à suivre pendant le traitement.

La deuxième partie fait la description et l'énumération des principaux symptômes qu'a produits le médicament quand il a été expérimenté sur l'homme bien portant, et que, par conséquent, administré en petite dose, il guérit sur l'homme malade, qui ressent les mêmes symptômes; à la suite de ces symptômes, nous décrivons par déduction les principales maladies qui sont à traiter par ce médicament.

Dans la troisième partie, nous indiquons, avec le nom de chaque maladie, les différents médicaments qui sont à employer, tout en ajoutant après le nom de chacun d'eux les qualités qu'il doit posséder, le caractère qu'il doit avoir pour être employé dans tel ou tel cas.

46   Georges CARRÉ, ÉDITEUR, 112, BOUL. ST.-GERMAIN, PARIS

J.-A. PEETERS

Médecin-inspecteur de la Colonie d'aliénés de Gheel,
Membre et ancien Président de la Société de médecine mentale de Belgique,
Membre honoraire de l'Association médico-psychologique de Londres
et de la société psychiatrique Néerlandaise,
Membre associé étranger de la Société médico-psychologique de Paris,
Membre correspondant de la Société médico-légale de New-York.

L'ALCOOL

PHYSIOLOGIE, PATHOLOGIE, MÉDECINE LÉGALE

Un volume in-8°, de 416 pages. — **Prix : 10 francs**

Au milieu de l'infinité d'articles, de brochures, d'ouvrages plus ou moins étendus, qui ont été consacrés à l'étude des effets de l'alcool, le besoin se faisait sentir d'une publication réunissant et résumant l'ensemble des résultats acquis à la science. Cette lacune, M. le D' Peeters s'est efforcé de la remplir dans le présent ouvrage auquel l'Académie royale de médecine de Belgique a accordé une distinction, et que le rapporteur du concours relatif à l'alcoolisme regardait comme *une bonne*, comme *une excellente monographie*.

En général les monographies, traitant d'un point spécial, sont destinées à un cercle de lecteurs très limité, à la catégorie des spécialistes; il ne peut en être ainsi pour une monographie de l'alcool. L'étude de l'influence de l'alcool intéresse l'anatomiste, le physiologiste, le médecin, le chirurgien, l'aliéniste, le moraliste, l'homme de loi; ce qui rend d'ailleurs l'ouvrage que nous publions particulièrement utile, c'est que, par exemple, l'examen de la physiologie de l'alcool ravive et consolide toutes les notions physiologiques antérieurement acquises. La même remarque peut s'appliquer, d'une manière plus restreinte, il est vrai, à la pathologie et à la chirurgie. L'aliénation mentale produite par l'alcool a été traitée avec un soin, auquel le rapporteur de l'Académie a rendu hommage; enfin, sur la question de la médecine légale, l'auteur a réuni des données très complètes, qui pourront servir de guide au médecin légiste, au ministère public et à l'avocat.

DU MÊME AUTEUR

GHEEL ET LE PATRONAGE FAMILIAL

LETTRES MÉDICALES

Volume grand in-8° de 250 pages. — Prix : 1 fr. 50

PETIT

VINGT-CINQ ANNÉES DE PRATIQUE CHIRURGICALE

TRAITEMENT

DES AFFECTIONS CHIRURGICALES

Que l'on rencontre le plus fréquemment dans les centres industriels.

Prix : 2 fr. 50

PHILIPPART

DES ÉMISSIONS SANGUINES

DANS LE TRAITEMENT DES MALADIES AIGUËS

Suivi du rapport dont il a été l'objet à l'Académie royale de médecine
de Belgique dans la séance du 27 janvier 1883

In-8°. — Prix : **2 francs**

DE PIETRA SANTA

TRICHINE ET TRICHINOSE

AUX ÉTATS-UNIS

Prix : **1 franc**

DU MÊME AUTEUR

LES HOSPICES MARINS. — LES ÉCOLES DE RACHITIQUES

Prix : **1 fr. 25**

QUIVOGNE

DE LA CHLOROFORMISATION

SES INCONVÉNIENTS, SES DANGERS

MÉTHODES POUR LES PRÉVENIR

Brochure in-8°, 65 pages. — Prix : **2 francs**

H. RICHALD

PETIT GUIDE AUX EAUX

DÉDIÉ AUX GENS DU MONDE

QUATRIÈME ÉDITION

Brochure in-16, 56 pages. — Prix : **1 fr. 50**

48   Georges CARRÉ, ÉDITEUR, 112, BOUL. ST-GERMAIN, PARIS

ROME

HYGIÈNE
NOTICE SUR L'ALCOOL
Sa provenance, sa nature, son utilité, son action et ses effets
In-8°, 38 pages. — Prix : 0 fr. 50

ROMMELAERE

Du diagnostic du cancer. In-8°, 93 pages. . . . . 3 fr.

Recherches sur l'origine de l'urée. In-8°, 107 pages. . . 2 fr.

De la déformation des globules rouges du sang. In-8°, 48 pages avec 4 planches. . . . . . . 2 fr.

Étude sur Van Helmont. In-4° de 272 pages. . . . . 6 fr.

De l'empoisonnement par le phosphore. In-8°, 80 pages. 2 fr.

De l'empoisonnement par le phosphore et de son traitement par l'essence de térébenthine de France. In-8°, 47 pages. . . . . 2 fr.

De l'atélectasie pulmonaire. In-8° . . . . 4 fr.

De l'accélération cardiaque extrême. Contribution à l'étude des névroses de la motilité cardiaque. 48 pages . . . . 1 fr.

De la mensuration de la nutrition organique. Première partie : *Azoturie et chlorurie.* 60 p. 1 fr.

SCHEUER

TRAITÉ DES EAUX DE SPA
Promenades et distractions.
Vertus et mode d'emploi des eaux et des bains.
Hygiène des malades.
Indications et conduite du traitement.
DEUXIÈME ÉDITION REVUE ET CONSIDÉRABLEMENT AUGMENTÉE
In-12, VI-328 pages et gravures. — Prix : 4 francs

DU MÊME AUTEUR

UN CHAPITRE DE CHIRURGIE CONSERVATRICE
Pour le traitement des fractures compliquées et d'autres lésions graves des membres inférieurs.
In-8°, avec 3 gravures. — Prix : 3 francs

CARL SCHROEDER
(DE BERLIN)

MALADIES
DES
ORGANES GÉNITAUX DE LA FEMME
OUVRAGE TRADUIT DE L'ALLEMAND SUR LA SIXIÈME ÉDITION

PAR

E. LAUWERS
Docteur à Courtrai

E. HERTOGHE
Docteur à Anvers

Précédé d'une préface par M. le professeur Eug. HUBERT

Un volume grand in-8°, de 580 pages. 189 figures dans le texte.

Prix : 15 francs

La gynécologie n'avait pas encore participé au grand mouvement qui s'était opéré dans les sciences médicales pendant plusieurs années ; elle semblait rester de beaucoup en retard, du moins, en France ; et si, à l'étranger, quelques pas hardis avaient été faits dans cette voie, si un certain nombre d'ouvrages y voyaient le jour, et faisaient sortir de la routine cette branche de la médecine, la France en était déshéritée ; seuls les médecins connaissant les langues étrangères pouvaient se tenir au courant des réformes opérées et des nouvelles théories. Mais ce vide vient d'être comblé par la traduction d'une série d'œuvres remarquables des grands praticiens qui, à l'étranger, jouissent d'une réputation incontestable. L'un des plus remarquables, à tous les points de vue, est certainement le *Traité des organes génitaux de la femme*, par le Professeur Schroeder (de Berlin), que viennent de mettre à notre portée deux praticiens distingués doublés de traducteurs fidèles et élégants, MM. Lauwers et Hertoghe. Il offre un exposé clair et concis de l'étiologie, anatomie pathologique, diagnostic, pronostic et traitement de chaque affection ; l'anatomie pathologique et le traitement occupent, avec raison, la plus grande place. Après avoir montré les processus morbides qui amènent telle ou telle affection, l'auteur discute les modes de traitement pour s'arrêter à celui qui a donné les meilleurs résultats.

Schroeder examine d'abord les différentes méthodes d'exploration ; il en fait un exposé très clair, en s'appuyant principalement sur l'exploration bi-manuelle. Ce chapitre a une grande importance, et développe surtout les avantages du *cathétérisme* fait avec précaution, et en s'entourant de tous les soins antiseptiques.

Passant en revue les différentes *atrésies* et leurs conséquences, l'*hématométrie* et l'*hématocolpos*, il les regarde comme justiciables d'un même traitement : la *ponction*, à siège variable, suivant la localisation de la sténose.

Il consacre un chapitre important aux *métrites* ; mais l'exposé et le traitement de l'*endométrite* jettent un jour nouveau sur la thérapeutique de cette affection. Pour lui, le traitement souverain est le *raclage*, ou la destruction de la muqueuse, accompagnée d'injections iodées, qui, pratiquée avec toute l'antisepsie désirable, amène une guérison rapide, en diminuant les chances de récidive. Dans tous les *engorgements*, il voit, dans les caustiques, comme l'acide pyroligneux et l'acide phénique, un traitement absolument indiqué.

Dans les affections plus sérieuses, comme le *prolapsus* considérable de l'utérus, les *myomes*, le *cancer du col ou du corps*, il met au-dessus de tout l'ablation totale de l'utérus pour prévenir toute récidive dans le cas où l'ablation partielle et le raclage ne mettraient pas dans une sécurité absolue. Il étudie surtout longuement cette question des *myomes* utérins si fréquents, puisque, d'après la statistique qu'il dresse, de quarante à cinquante ans, cinquante et une pour cent de femmes en seraient affectées ; aussi était-il nécessaire d'insister

50 Georges CARRÉ, ÉDITEUR, 112, BOUL. ST.-GERMAIN, PARIS

sur un point aussi intéressant de la pathologie de l'utérus. Parmi les traitements médicaux, le seul auquel il assigne une certaine action est le seigle ergoté, qui n'est pourtant pas sans amener parfois des complications fâcheuses, tandis que la *myomotomie* par la parotomie intra-pariétale, procédé auquel il donne la préférence, lui a donné des résultats remarquables et sans grands dangers, relativement aux autres modes d'extirpation. Dans les cas de cancer, il préfère à tous les autres le procédé de l'ablation par le vagin, et, à l'appui de ses assertions, il cite des statistiques des plus convaincantes tirées de sa pratique.

Puis, passant aux maladies des annexes et, en particulier, des ovaires, il consacre un long chapitre aux *kystes ovariens* et à leur traitement opératoire, l'ovariotomie, dont il trace les règles et les indications de mains de maître, assignant aux ponctions palliatives une action peu constante et de courte durée. On voit dans tout cet ouvrage le fruit d'une expérience éprouvée, surtout lorsqu'il expose les maladies des *ovaires*, la *péri* et *paramétrite*, l'*hématocèle* et les affections des organes génitaux externes. Il donne, en regard, les statistiques de succès et d'insuccès, autrement dit l'actif et le passif de chaque procédé de traitement, ce qui le conduit de la façon la plus nette aux déductions les plus sûres. Mais à chaque ligne, on voit que s'il fait jouer un grand rôle au procédé opératoire, celui qu'il attribue à l'*antisepsie* n'est pas moins grand, puisque c'est elle qui permet d'exécuter, avec de grandes chances de succès, des opérations pendant longtemps réputées comme dangereuses.

Dans tout ce volume, brillant par la clarté et la précision, apparaît le talent du praticien, qui occupe une place si considérable dans l'histoire de la gynécologie contemporaine; aussi nous ne saurions que lui prédire un légitime succès, tout en remerciant M. Manceaux, ainsi que le jeune et intelligent éditeur, G. Carré, de la bonne inspiration qu'ils ont eue en mettant sous les yeux du public médical français un *Traité de Gynécologie* qui ne tardera pas à devenir classique.

(Gazette de Gynécologie.)

J. SEMMELINK

Ancien médecin principal de l'armée des Indes orientales néerlandaises.

HISTOIRE DU CHOLÉRA

AUX INDES ORIENTALES AVANT 1817

Un volume in-8°, 170 pages, avec carte. — Prix : 3 fr. 50

Voici les termes dans lesquels l'auteur expose l'idée et le but de l'ouvrage que nous présentons au public médical :

« Il y a quelques années, peu de mois avant notre départ de Java, nous avions pris la résolution d'écrire l'histoire du choléra asiatique aux Indes néerlandaises. A cet effet nous avions réuni bon nombre de matériaux. Nous avions la ferme conviction que le choléra asiatique avait régné de temps immémorial aux Indes anglaises; qu'en 1817 il sortit pour la première fois de son foyer habituel, pour se propager d'abord dans l'Asie méridionale et, quelques années plus tard, dans les autres parties du monde.

« Comme la plupart des colonies anglaises dans l'Inde cisgangétique avaient appartenu aux Hollandais, nous crûmes nécessaire de mentionner dans l'introduction d'une histoire du choléra asiatique aux Indes néerlandaises quelques exemples de l'apparition épidémique de cette maladie pendant les siècles précédents. En remontant aux sources, nous nous aperçûmes bientôt que certains faits, relatés par des auteurs en renom, ne prouvaient pas du tout l'existence du choléra asiatique aux Indes; pour nous il n'y avait pas de preuves convaincantes.

« Cette première étude nous suggéra l'idée d'examiner par ordre chronologique tous les rapports sur le choléra que nous pourrions découvrir, et de les soumettre à une critique impartiale. »

Georges CARRÉ, ÉDITEUR, 112, BOUL. ST.-GERMAIN, PARIS 51

PAUL SNYERS
Assilant à l'Université de Liège

PATHOLOGIE
DES
NÉPHRITES CHRONIQUES

(Mémoire couronné au Concours de l'Enseignement supérieur des années 1883-1885)

Un volume in-8°, 256 pages, avec figures dans le texte.

Prix : 6 francs

L'étude des néphrites chroniques, déjà très vaste par elle-même, soulève d'importantes questions, dont plusieurs figurent parmi les grands problèmes de la pathologie: telles sont l'albuminurie, l'hydropisie, l'urémie, etc.

Dans le but de donner un caractère original à son travail, l'auteur a entrepris des recherches de pathologie expérimentale, de clinique et d'anatomie pathologique.

En présence du délai qui lui était rigoureusement fixé par le Concours, il a pensé que le principal intérêt de cette étude résiderait bien plus dans l'examen approfondi et la critique expérimentale des questions les plus discutées que dans un long et stérile exposé de faits dont l'intérêt scientifique n'est que secondaire.

Aussi s'est-il efforcé de traiter, avec tous les développements que la question paraissait comporter, les chapitres concernant la pathologie des lésions, l'albuminurie, l'hydropisie, l'urémie, etc.

Les *figures* qui accompagnent l'ouvrage ont toutes été dessinées d'après les préparations microscopiques de l'auteur et se rapportent, les unes à la néphrite humaine, les autres à la néphrite expérimentale. Les premières proviennent d'individus dont il a toujours suivi la maladie et souvent dirigé le traitement; les autres proviennent des animaux qui ont servi à ses expériences.

STAPPAERTS

EXAMEN DU SYSTÈME DE S. HAHNEMANN

LE SPIRITUALISME ET LE MATÉRIALISME
EN MÉDECINE

In-8°. — Prix : 4 francs

52 Georges CARRÉ, ÉDITEUR, 112, BOUL. ST.-GERMAIN, PARIS

STIÉNON

ÉTUDE

sur

LA STRUCTURE DU NÉVROME

(Extrait des *Annales de l'Université de Bruxelles*)

In-8°, 24 pages avec 2 planches. — **Prix : 1 franc**

DU MÊME AUTEUR

ACTION PHYSIOLOGIQUE DE LA QUININE

SUR LA CIRCULATION DU SANG

Expériences faites au Laboratoire de physiologie de l'Université de Bruxelles.

Volume in-8° de LVIII-99 pages et 13 planches. — **Prix : 4 francs**

TALBERT

Ancien Inspecteur de la direction municipale des nourrices de la ville de Paris

---

LE LIVRE DE LA MÈRE

HYGIÈNE ET MALADIES DE LA PREMIÈRE ENFANCE

Un joli volume in-12, 150 pages, avec couverture illustrée. . . . . . . **1 fr. 50**
Il a été tiré 30 exemplaires numérotés sur papier Japon. . . . . . . **5 fr.**

Sous ce titre, M. le D' Talbert vient de publier un livre aussi intéressant qu'utile, dans lequel il passe en revue l'hygiène et les maladies de la première enfance. Après avoir parlé du régime à suivre par la mère avant la naissance de l'enfant, l'auteur énumère successivement les soins à donner au nouveau-né, l'allaitement, le sevrage, la toilette de l'enfant, ses premiers pas, ses promenades, son éducation première. La seconde partie est consacrée aux maladies de la première enfance et au traitement à suivre en l'absence du médecin. Ce livre, écrit d'un style clair et familier, sera fort utile aux jeunes mères soucieuses de la santé de leurs chers babys.

(Revue de la mode.)

DU MÊME AUTEUR

L'ALLAITEMENT MATERNEL

Conseils aux mères de familles

Un volume in-12, 60 pages. — **Prix : 1 fr. 25**

Georges CARRÉ, ÉDITEUR, 112, BOUL. ST.-GERMAIN, PARIS 53

CH. TERRIER

ÉTUDES SUR LES ÉGOUTS
DE LONDRES, DE PARIS ET DE BRUXELLES
Prix : 1 fr. 25

BARON DE THÉRÉSOPOLIS

DE L'ANTAGONISME DE LA MORPHINE
ET DES ALCALOIDES SOLANÉES VIREUSES
Prix : 0 fr. 50

THIRIAR

De la pleurésie purulente chez les enfants, considérée surtout au point de vue de son traitement par la thoracentèse et les injections iodées, après anesthésie par le chloral. In-8°, 87 pages. . . . . 2 fr.

De l'ovariotomie antiseptique, considérée surtout au point de vue du traitement du pédicule et de la plaie abdominale, ainsi que de l'étude physiologique et pathologique des accidents dus aux lésions nerveuses. In-8°, 300 pages. . . . . 6 fr.

Étude sur le traitement des plaies et des arcades palmaires, In-8°. . . . . 2 fr.

TIRIFAHY

KYSTES OVARIQUES MULTILOCULAIRES
OVARIOTOMIE ANTISEPTIQUE
SUTURE PÉRITONÉALE INDÉPENDANTE
REFOULEMENT DU PÉDICULE DANS L'ABDOMEN
Prix : 2 fr. 50

54 Georges CARRÉ, éditeur, 112, boul. St.-Germain, paris

TITECA

Médecin de régiment de 2ᵉ classe, Rédacteur principal des *Archives
médicales belges*, Chevalier de l'ordre de Léopold

ÉTUDE

sur

LA PRATIQUE DE LA VACCINE

CE QU'ELLE EST; CE QU'ELLE DEVRAIT ÊTRE

In 8°, 100 pages. — **Prix : 2 fr 50**

Il ne suffit pas de vacciner, il faut « bien vacciner ». Tel est le cri d'alarme ou plutôt de ralliement jeté par l'auteur au sein de l'Académie royale de médecine, où il a trouvé un très favorable écho.

De nos jours, dit M. Titeca, la vaccine n'est, dans bien des cas, qu'une opération illusoire faite avec un vaccin hypothétique.

Les conséquences d'un pareil état de choses sont faciles à prévoir : des sujets vaccinés ou revaccinés depuis peu de temps tombent victimes de la variole ; et ces défaillances, assurément regrettables, sont grossies à plaisir par les anti-vaccinateurs, dans le but de discréditer aux yeux du public l'immortelle découverte de Jenner.

S'il ne s'agissait ici que d'une simple compétition de principes, on pourrait ne pas s'en émouvoir ; mais c'est la santé publique qui est en jeu, menacée par notre indifférence ou notre incurie! Debout donc, vaccinateurs, et préparons les armes pour le combat.

Pour mettre sûrement à l'abri de la variole, combien faut-il d'insertions vaccinales et comment faut-il les pratiquer? Suffit-il d'une seule pustule ou bien en faut-il plusieurs, et, dans ce cas, à quel chiffre convient-il de s'arrêter? A quel vaccin faut-il accorder la préférence? Appelé à se prononcer, à un moment donné, sur l'opportunité d'une revaccination, sur quoi le praticien se guidera-t-il pour émettre son avis? Quelle est, à ce point de vue, la signification du nombre des cicatrices vaccinales antérieures et de l'époque de l'acte vaccinatoire précédent? Quelle est, d'autre part, la valeur des stigmates de la variole? Toutes ces questions et bien d'autres, à la solution desquelles on trouvera les tableaux statistiques les plus concluants, sont traitées dans le mémoire du docteur Titeca avec tous les développements qu'elles comportent.

Chose vraiment surprenante, la vaccine, cette opération banale à force d'être courante, a été laissée jusqu'ici à l'arbitraire de quiconque la pratique. Voulant mettre celle-ci définitivement à l'abri de la critique par la correction de la technique, l'auteur rencontre successivement les divers cas qui peuvent se présenter, dans la vaccination et dans la revaccination, et trace pour chacun d'eux des règles fixes et invariables. C'est la pratique de *raison* mise en présence de la pratique de *routine*.

Enfin, conformément à un désir exprimé par la commission de l'Académie royale de médecine, le mémoire dont nous venons de donner un aperçu, a été enrichi d'une *instruction pratique*, claire et concise, véritable formulaire du vaccinateur.

« Ce livre, dit la commission, est appelé à exercer une influence considérable, nous voudrions le voir aux mains de tous les médecins. » Ce vœu, sanctionné par l'Académie, ne peut rester stérile; le public médical tiendra à honneur de le réaliser.

Conrad TOMMASI-CRUDELI

LA PRÉSERVATION DE L'HOMME
DANS LES PAYS A MALARIA
Prix : 0 fr. 50

A. TRIPIER

ÉLECTROLOGIE MÉDICALE
PRÉCIS THÉRAPEUTIQUE
ET INSTRUMENTAL
TROISIÈME ÉDITION
Augmentée d'un catalogue raisonné du matériel instrumental
Par A. GAIFFE

Un volume in-8° avec de nombreuses gravures. — Prix : 3 francs

L'électrothérapie a, jusqu'ici, fourni surtout matière à des mémoires d'un objectif circonscrit. Cette observation s'adresse, non seulement aux monographies, mais aux traités les plus étendus ; on n'y voit aborder que quelques points de la matière, alors que nombre de questions n'y sont qu'indiquées, et que des chapitres importants y sont tout à fait omis. On pourrait reprocher aux auteurs de ces traités de n'y avoir envisagé que quelques applications étroites de la spécialité thérapeutique la plus vaste assurément qui soit aujourd'hui.

Ce défaut ne saurait être reproché au précis que nous avons sous les yeux, le plus abrégé peut-être, le plus complet à coup sûr, des livres traitant des applications de l'électricité à l'art de guérir ; son cadre est à la fois le plus large et le plus rempli. Dans quelques publications antérieures justement appréciées, nous avions vu l'auteur s'essayer à présenter un tableau d'ensemble des acquisitions électrothérapiques ; mais il n'était arrivé à en esquisser les grands traits qu'en restant dans les généralités du sujet. Ici l'adoption d'un plan spécial lui a permis de rester bref sans sacrifier à l'exposé des aperçus généraux les indications pratiques et les détails précis.

Deux chapitres consacrés, l'un au *Matériel instrumental*, l'autre aux *Procédés opératoires*, embrassent toute la partie théorique, servant en quelque sorte d'introduction au résumé chimique. Une sorte d'avant-propos, précédant chacun d'eux, en indique la portée générale et l'esprit. Pareille précaution est prise en tête du troisième chapitre, consacré à la *Thérapeutique*. Celui-ci, toutefois, n'est plus dogmatique, mais essentiellement pratique : c'est sous forme de dictionnaire qu'y sont présentées ensemble les indications de thérapeutique générale, la thérapeutique des affections en particulier, celle des symptômes, les indications opératoires générales, et celles propres à chaque région.

Bien que le souci d'une extrême concision, de la concision du catéchisme, semble avoir partout préoccupé l'auteur, certains articles ont la saveur de notes originales. Nous citerons notamment les articles *accouchements, chimicaustie, maladies mentales, paralysies, révulsion, galvanisation, voltaïsation*.

56 Georges CARRÉ, ÉDITEUR, 112, BOUL. ST.-GERMAIN, PARIS

Grâce à l'ordre adopté, les recherches, — car il s'agit ici d'un livre à surtout consulter, — sont faciles. Nul d'ailleurs n'était mieux préparé que le docteur Tripier à résumer avec ordre et méthode une matière dont aucune des parties n'était restée étrangère à ses recherches à donner une vue d'ensemble d'une spécialité à l'édification de laquelle il a largement contribué.

Un catalogue raisonné du matériel électrothérapique, par M. A. Gaiffe, termine le volume. On y trouve, sur nombre d'instruments, des notices détaillées auxquelles il est souvent renvoyé dans la partie consacrée à la description du matériel instrumental.

(*Revue internationale de l'Electricité et de ses applications.*)

DU MÊME AUTEUR

L'électricité et le choléra, — genèse, propagation, traitement. **0 f. 50**

La thérapeutique des hypertrophies prostatiques, In-8° **1 f.**

Une nouvelle classe des topiques intra-utérins pour les tumeurs fibreuses. In-8° **1 fr.**

Galvano-caustique et électro-lyse, partie chirurgicale de la galvanisation. Quelques applications nouvelles. In-8° . . . . **1 fr.**

La cautérisation tubulaire **0 50**

Application de l'électricité à la médecine et à la chirurgie. 3 édition, In-8°, 88 pages. . . . **2 fr.**

Lésions de forme et de situation de l'utérus; leurs rapports avec les affections nerveuses de la femme et leur traitement. 2e édition grand in-8°, 100 pages avec fig. **3 fr.**

L'électricité en médecine. **1 fr.**

DE TROELTSCH

ANATOMIE DE L'OREILLE

APPLIQUÉE A LA PRATIQUE ET A L'ÉTUDE DES MALADIES DE L'ORGANE AUDITIF

In-12, 172 pages. — **Prix : 2 fr. 50**

VAN DEN CORPUT

APERÇU DE MATIÈRE MÉDICALE

ET DE THÉRAPEUTIQUE BRÉSILIENNES

In-8°, 55 pages. — **Prix : 2 francs**

DU MÊME AUTEUR

Des fécules et des substances propres à les remplacer au point de vue de l'alimentation et des applications techniques. Rapport présenté à M. le Ministre de l'Intérieur, au nom de la commission du concours institué par arrêté royal du 25 octobre 1855. Un volume in-4°. . . . . **3 fr.**

Histoire naturelle et médicale de la trichine. Recherches sur l'ancienneté de la maladie produite par cet entozoaire; symptômes, diagnostic et traitement de la trichinose; mesures pour prévenir son développement. In 8°, 42 pages avec gravures. . . . . **2 fr.**

Georges CARRÉ, ÉDITEUR, 112, BOUL. ST.-GERMAIN, PARIS 57.

E. VAN ERMENGEM
Secrétaire-adjoint de la Société Belge de Microscopie

RECHERCHES

sur

LE MICROBE DU CHOLÉRA ASIATIQUE

Rapport présenté à M. le Ministre de l'Intérieur, le 3 novembre 1884

*Augmenté de nombreuses notes et orné de 12 planches photo-typiques,
reproduisant 24 microphotographies originales.*

Un volume grand in-8° de 350 pages. — **Prix : 15 francs**

L'auteur expose dans ce mémoire les résultats de ses recherches faites à Marseille et dans son laboratoire privé, au sujet du microbe découvert chez les cholériques par le Dr Koch de Berlin. Il décrit avec soin les formes variées et l'aspect microscopique de cette nouvelle espèce dont la recherche est d'une si grande importance pour le diagnostic des cas suspects et pour l'application des mesures prophylactiques. Grâce à la reproduction de nombreuses microphotographies exécutées par l'auteur, les caractères morphologiques du microbe, à ses divers stades de développement, pourront être plus facilement reconnus et retrouvés dans les produits pathologiques. L'aspect des cultures du bacille-virgule dans les différents milieux est longuement décrit, de même que les résultats d'inoculations faites à divers animaux avec les produits de ces cultures.

L'auteur discute aussi les principales objections qui ont été élevées contre la spécificité du microbe de Koch et réfute, par des observations personnelles, les faits avancés par MM. Lewis, Finckler et Prior, Emmerich, etc. Un long chapitre est consacré aux conséquences doctrinales et pratiques de la découverte du parasite cholérigène; les indications prophylactiques très importantes qui en résultent sont complétées par des recherches qui font connaître la dose active et le mode d'emploi des *désinfectants* les plus utiles en temps d'épidémie.

DU MÊME AUTEUR

CONTRIBUTION A L'ÉTUDE DU MICROBE DU CHOLÉRA ASIATIQUE

Recherches sur un microorganisme découvert par
MM. FINKLER et PRIOR dans le choléra sporadique.

In-8°, 37 pages et 4 photographies. — **Prix : 3 francs**

VAN KEMPEN

ANATOMIE DESCRIPTIVE

TROISIÈME ÉDITION PUBLIÉE
Par CH. LEDRESSEUR

Deux volumes in-8°, xvi-1010 pages.

Prix : broché 15 francs. — Relié 18 francs

58 Georges CARRÉ, ÉDITEUR, 112, BOUL. ST.-GERMAIN, PARIS

C. VAN LAIR
Professeur à l'Université de Liège

LES NÉVRALGIES
LEURS FORMES ET LEUR TRAITEMENT
Deuxième édition entièrement refondue et considérablement augmentée.
Un volume grand in-8°, 350 pages, avec gravures dans le texte.
Prix : 8 francs

Il n'existe encore actuellement en France aucun ouvrage complet sur les *névralgies* considérées au point de vue de la pathogénie, de la symptomatologie et de la thérapeutique *générales*. En publiant notre première édition — depuis longtemps épuisée — nous avions essayé de répondre à ce desideratum de la bibliographie médicale. Depuis lors, un travail de même genre a été accompli en Angleterre par *Anstie*. Son livre, accueilli avec la plus grande faveur par le public médical de son pays possédait à la fois les qualités et les faiblesses qui distinguent généralement la littérature médicale anglaise. C'est ainsi qu'à côté de faits extrêmement intéressants et soigneusement observés, on y rencontre des interprétations hasardeuses et des théories excentriques. L'ouvrage d'Anstie, au surplus, n'a jamais été traduit et ce n'est même qu'avec la plus grande difficulté que l'on peut parvenir à se procurer actuellement l'original.

On pourrait à la rigueur trouver une partie des documents relatifs à la pathologie générale des névralgies dans les articles « *Névralgies* » des bons dictionnaires de médecine, dans certains volumes des grands Traités de pathologie spéciale publiés en France et à l'étranger, dans quelques chapitres de la *Symptomatologie de Spring* et enfin dans quelques thèses récentes dont plusieurs présentent un véritable mérite. Mais ces documents ne s'y trouvent point rassemblés comme il conviendrait, ou bien ils sont tout à fait insuffisants.

VAN LAIR & MASIUS

DE LA MICROCYTHÉMIE
In 8°, 101 pages. — Prix : 2 francs

VAN RENTERGHEM
DE GOES (Zélande)

COMPENDIUM DE MÉDECINE DOSIMÉTRIQUE
OU
Matière médicale, Pharmaceutique, Pharmacodynamique, Clinique
Grand Prix du Concours de l'Institut libre de médecine dosimétrique de Paris
Un volume grand in-8°, de 950 pages. — Prix : 10 francs

Cet ouvrage renferme l'histoire complète de tous les alcaloïdes, qui sont, on le sait, les médicaments de prédilection de l'École dosimétrique. Pour cette étude, à la fois chimique, pharmacodynamique et clinique, l'auteur ne s'est pas contenté de consulter les mémoires originaux publiés en France, en Allemagne, en Italie, etc., mais il a expérimenté sur lui-même leur action, de manière à faire œuvre personnelle. En même temps que les alcaloïdes et avec le même soin sont traités les agents minéraux, arséniates, benzoates, salicylates, phosphures, hypophosphites, etc., en un mot, tous les médicaments simples. L'auteur a obtenu le grand prix du concours de médecine dosimétrique (médaille d'or et 2,000 fr.); mais comme il conserve toujours son indépendance et qu'il se montre éclectique avant tout, son livre ne s'adresse pas seulement aux médecins dosimètres, mais bien à tous les médecins soucieux de se tenir au courant des nouvelles études pharmacodynamiques.

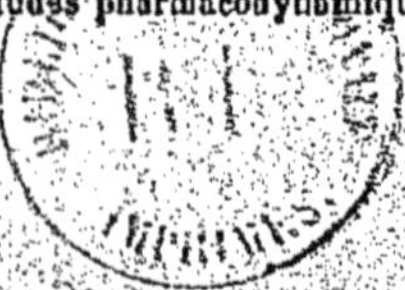

BIBLIOTHEQUE NATIONALE DE FRANCE
3 7511 0017 5404

www.ingramcontent.com/pod-product-compliance
Ingram Content Group UK Ltd.
Pitfield, Milton Keynes, MK11 3LW, UK
UKHW020152130726
13696UKWH00002B/478

9 782013 562683